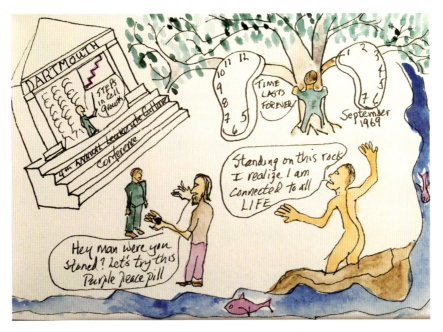

My transformation from isolated scientist to humanitarian

▲ 口絵① ［本書xiiページ参照］

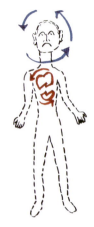 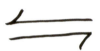 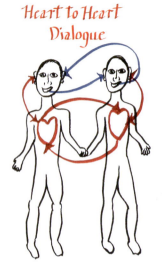

▲ 口絵② ［本書 xv・174 ページ参照］

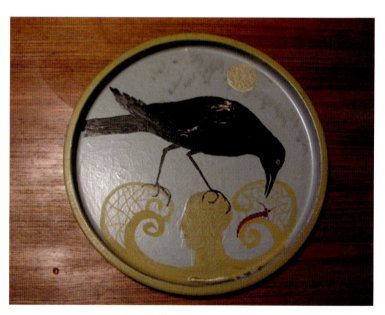

▲ 口絵③ ［本書 29 ページ参照］

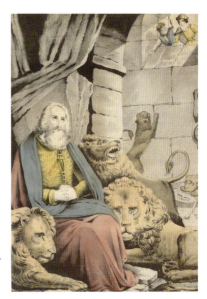

口絵④ ▶

[本書 60 ページ参照]

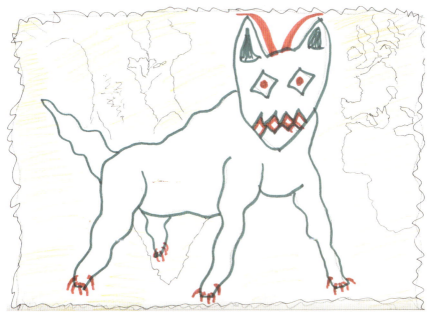

▲ 口絵⑤ [本書 65・77 ページ参照]

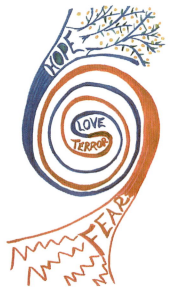

◀ 口絵⑥
［本書 73・152 ページ参照］

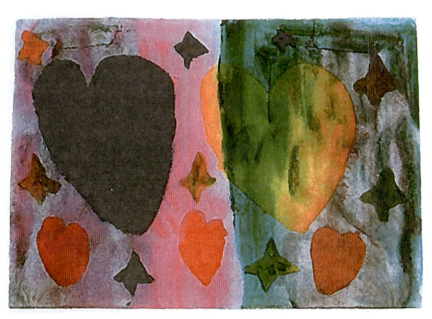

▲ 口絵⑦ ［本書 116 ページ参照］

Self-Destroying Spiral of Fear and Death

◀ 口絵⑧
［本書 145 ページ参照］

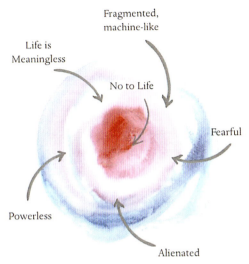

Self-Building Spiral of Life and Hope

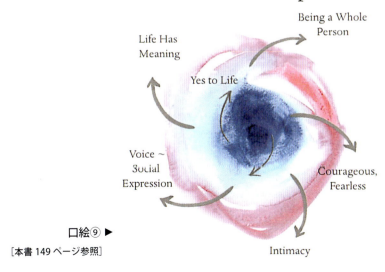

口絵⑨ ▶
［本書 149 ページ参照］

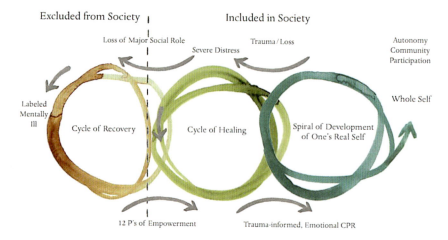

▲ 口絵⑩ ［本書 156 ページ参照］

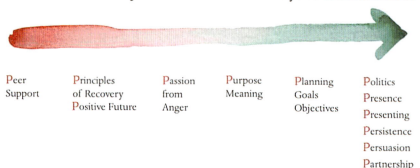

▲ 口絵⑪ ［本書 189 ページ参照］

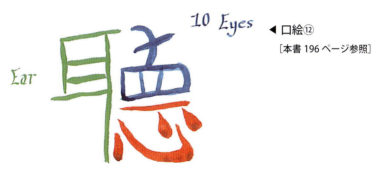

◀ 口絵⑫
[本書 196 ページ参照]

ting

Ting is the traditional Chinese symbol meaning to listen. The symbol consists of several parts: an ear, ten eyes, and one heart.

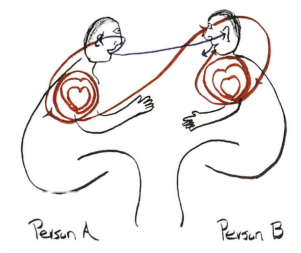

口絵⑬ ▶
[本書 197 ページ参照]

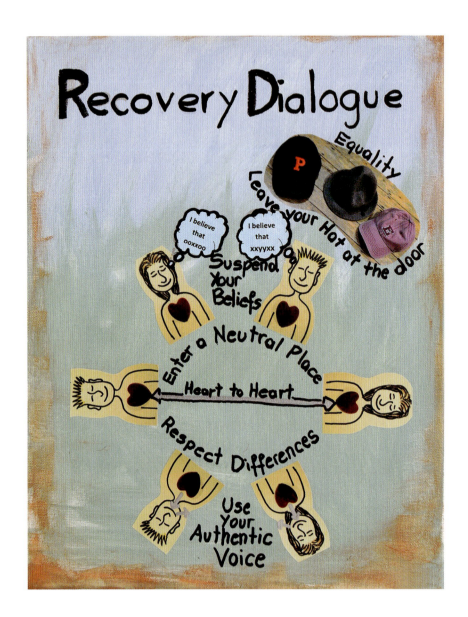

▲ 口絵⑭ ［本書 222 ページ参照］

希望の
対話的リカバリー

心に生きづらさをもつ人たちの蘇生法

Daniel Fisher
ダニエル・フィッシャー

松田博幸=訳

heartbeats of hope
The Empowerment Way to Recover Your Life

明石書店

生と呼ばれる遍歴において私をインスパイアし、サポートしてくれた、妻のティッシュ（Tish）、娘のローレン（Lauren）とケイトリン（Caitlin）、親族、友人たち、協力者たちに、愛情をこめて、この本を捧げる。

Heartbeats of Hope
The Empowerment Way to Recover Your Life

© Copyright 2016 Daniel Fisher
All rights reserved.

私たち抜きで私たちのことを決めるな：日本のみなさんへ

　私は、この本が、日本中で、みなさんの心に響き、エネルギーと希望の鼓　動をもたらすことを夢見ている。私は、メンタルヘルスの問題の悲観主義やスティグマに抵抗するためにこの本を書いた。私は、他の人たちからの、あるいは、自分自身からの愛に価値はないと感じていた不幸な若者だった。自分自身を際限なく罰していた。かたくなに自らのすべての情動を内面に抑え込んでいた。私は、神経化学的な研究を通して幸せを探究していた。そして、冷たく打算的にそういった研究に没頭することで、生を生き生きとさせる温かく愛に満ちた接触が私から奪われてしまった。私は、自らの世界に深く引きこもり、統合失調症というラベルを貼られた。教科書やガールフレンドによれば、私はけっしてリカバーすることはないということだった。しかし、私は、生に帰還するための希望の火花を見つけ出した。友人、家族、セラピスト、ピアは助けにはなったが、生を迎え入れる決心は私がしなければならなかった。そして、生を拒絶するのではなく迎え入れる理由を他の人たちが発見できるよう、私は自らの人生を捧げるようになった。精神科医、そして、アドボケイト〔訳注：権利の主張・実現（アドボカシー）をする人〕としての役割を通して、私はそういったミッションを遂行した。私は、トレーニングとアドボカシーのためのセンターであるナショナル・エンパワメント・センター（National Empowerment Center）の立ち上げに関わった。

　この10年の間に、私は大きな発見をし、それは私の生をさらに豊かなものにした。その間、私は、エモーショナルCPR（Emotional CPR: eCPR）と呼ばれる共感的なコミュニケーションのトレーニングを発展させてきた。この教育的な方法が国際的に展開されたことで私の気持ちは高まり、もはや死を恐れな

i

くなった。私は75歳であるが、私の仲間たちが私たちのメッセージを運び続けるだろうと確信している。それは、eCPRを通して私たちはより幸せなコミュニティを築くことができるのだというメッセージであり、そういったことは、自らの心の自然な能力に注意を向けて心が他の人たちの心に愛情深く響くようにすることで可能となるのだというメッセージである。eCPRのCは、心と心のレベルで、共感をもって「つながること」(Connecting) を表す。Pはエンパワメント（emPowerment）を表す。私たちは、人びとが、パワーの源である、自分自身の情動的な「声」を見つけ出すことができるようにする。Rは蘇生 (Revitalization) を表す。実際、2日間のトレーニングを通して、人びとは新たなエネルギーと希望を感じるようになっている。

　合衆国の精神保健システムにおける、ここ30年間での最も重要な肯定的変化は、精神疾患というラベルを貼られた人たちによるアドボカシーによるものであった。私たちは、誰よりも、システムや社会を修復したいと強く思っている。なぜなら、私たちはシステムによる大きなトラウマを体験してきたからである。私たち、精神疾患というラベルを貼られた人たちは、コミュニティにおける十全で意味ある生というリカバリーの目標を推し進めてきた。専門職者も家族もそういったことが可能だとは思わなかった。私たちのアドボカシーは、私たちの基本的な価値、「私たち抜きで私たちのことを決めるな」を反映している。心と心との理解や共感をめぐる私たちの運動は世界に平和をもたらしているが、それは、そういった運動が私たちの集合的な苦しみから生じているからだと私は思っている。

ダニエル・フィッシャー

1997年に南アフリカ政府が出した『社会福祉に関する白書』(White Paper on Social Welfare) はウ・ブ・ン・ト・ゥ (ubuntu) を以下のように公式に認めている。

> お互いのよりよい生に向けておこなうケアの原理……そして、相互サポートのたましい。……それぞれの個人の人間性は他者との結びつきを通して最もよく表現される。そして、他者の人間性は、本人の人間性を他者が認識することを通して表現される。ウブントゥが意味するのは、人びとが人びとであるのは他の人たちを通してなのだということである。また、それは、個人の幸福と社会の幸福をうながすことにおいて、すべての市民の権利と責任の両方を認めている。

目　次

私たち抜きで私たちのことを決めるな：日本のみなさんへ　　i
各章の要約　　vii
語についての説明　　x
はじめに　　xiii

第1部　私の生をリカバーする 1

第1章　他者のために存在する 3
第2章　自分自身の声を見つけ出す 28
第3章　他者と調和して自らの生を生きる 75

第2部　エンパワメントを通した生のリカバリー 95

第4章　私の生のリカバリーを通して私が学んだこと 99
第5章　生をリカバーするためのエンパワメントの過程 131

第3部　情動的対話を通した生のリカバリー 163

第6章　生の対話的リカバリーとは何か？ 164
第7章　自らの声を見つけ出す 183

第 8 章　エンパワーする対話をエモーショナル CPR を通して学ぶ...............191
第 9 章　リカバリーの対話を通した文化変容...218
第 10 章　オープン・ダイアローグを通して生のリカバリーをうながす.....227
第 11 章　コミュニティ・ライフのリカバリーに関する私の考え.................261

謝　辞　275
付　録　276
文　献　299
訳者あとがき　303
訳　注　306

希望の鼓動(ハートビーツ)

ときおり　私は恐怖を感じる
暗くて　冷たくて　孤独だ
私の心は拍動を失い
木々の葉は落ち
死の冷淡な息が
首元を冷やす。
もうどうしようもない。
目の前にあるのは崖だけだ
生はとざされた。
しかし　微笑み
ふれあい
抱擁が
火を灯し
忘れ去られていた残り火に
息を吹きかけ
温かみを取り戻し
心の流れを復活させ
怖れの発作を追い払う
希望の鼓動(ハートビーツ)で。

各章の要約

[第1部]

・第1章
　24歳までの私の人生が描かれる。私はこの時期を「ものまね鳥」の時期と呼んでいるが、その頃、私は、1つの固定された形の現実があると信じていた。それは、権威のある人たちによって構築されたモノローグであり、私はそれに従おうと努力していた。

・第2章
　24歳から30歳までの、私の人生が大きく変わった時期が探究される。私はこの時期をオオガラスの時期と呼んでいる。この頃、私は、自分自身のかけがえのない独自の「声」を見つけ出し、世界との対話を始めた。精神病というラベルを貼られる極度の情動的状態の時期を何度も体験した。そういったことは、私が自らの深い「自己」を統合するのを助けた。

・第3章
　私の生は大きなアオサギのように飛翔するようになる。自らの「声」を用いて他の人たちの多様なものの見方と協働することで、私はコミュニティにおける十全な生をリカバーするようになる。そうすることによって、私は複数の「声」の調和以上のものを達成した。

[第 2 部]

・第 4 章
　私が、コミュニティにおいて自らの生をリカバーすることを通して学んだすべての教えの要約である。

・第 5 章
　私の「自己」の発達についての現時点での考えをまとめる。また、疾患の医学モデルへのオルタナティブとして、ナショナル・エンパワメント・センターの「リカバリー、癒し、発達のエンパワメント・パラダイム」を説明する。

[第 3 部]

・第 6 章
　ピアによって発展させられたリカバリーのビジョンを、臨床家によって発展させられたオープン・ダイアローグと総合（synthesis）させることを提案する。私は、リカバリーとオープン・ダイアローグとのこの総合を生の対話的リカバリーと呼ぶ。

・第 7 章
　それぞれのピアが自らの「声」を見つけ出すことの重要性を論じる。そして、ピアが、自らの「声」を取り戻してコミュニティの他の人たちやコミュニティの外の人たちと情熱的な対話ができるようになるための資源を提供する。

・第 8 章
　ピアが設計したトレーニング・プログラムであるエモーショナル CPR（eCPR）は、情動的なクライシスを体験している人を、診断名のラベルや強制治療を用いずにどのようにサポートすればよいのかをすべての人に教えるものである。

・第 9 章

　リカバリーの対話を紹介する。それは、ピアとサービス提供者が対話の原則を用いて、リカバリーの実践を昔ながらの精神保健システムの文化に織り込むことができる一連のミーティングである。

・第 10 章

　オープン・ダイアローグの起源と実践に焦点をあてる。私がそれをマサチューセッツ州での自分自身の治療実践においてどのように用いているのか、例を示す。

・第 11 章

　生のリカバリーについて私が理解していることを要約する。私は、メンタルヘルスの課題を体験しているすべての人が、自らが選択したコミュニティにおいて意味ある生を生きることができるときが来るのを期待する。

語についての説明

　私が**コミュニティ**（community）という場合、施設（institution）の外での自由な生を意味する。

　コンシューマー（consumer）は、現にサービスを受けている人たちである。**精神医療サバイバー**（psychiatric survivor）は、システムの外におり、自分はシステムを生きのびたと感じている人たちである。**元患者**（ex-patient）は、昔から使われていた語であり、私たちはもはや患者ではないということを示していた。今、私たちのなかには、自分たちのことを、**リカバリーの当事者体験をもつ人たち**（persons with lived experience of recovery）と呼ぶ人たちもいる。しかし、全体的に、私たちは、人びと（people）と呼ばれるのを好む。ほかのみんなと同じように。

〔本訳書では、コンシューマーとサバイバーを並列させて論じている部分を除いて、コンシューマー、コンシューマー／サバイバーを当事者と訳した。〕

　ピア（peer）という語は、メンタルヘルスの病気をもつという体験を共有する人を意味するが、それに加えてシステムのなかでサポートを提供する人を意味することが多い。**ピアアドボケイト**（peer advocate）や**ピアサポーター**（peer supporter）と呼ばれることもある。

　私は大文字の S で始まる Self を用いるが、それは、本当の Self を、小文字の s で始まる self——偽りの自己——と区別するためである。〔偽りの自己という語は〕R. D. レインの著書『引き裂かれた自己』（The Divided Self）で用いられて

いるものである。〔**本訳書では Self を「自己」とし、self を自己として、「　」の有無で区別する。**〕

　自分は本当は何者なのかを表す、かけがえのない独自の表現を指すとき、Voice というように語の頭を大文字で示す。私は、大文字の V で始まる Voice を本当の「自己」の表現だと考えている。私はこの本が私の Voice の表現であることを望んでいる。〔**本訳書では Voice を「声」とし、voice を声として、「　」の有無で区別する。**〕

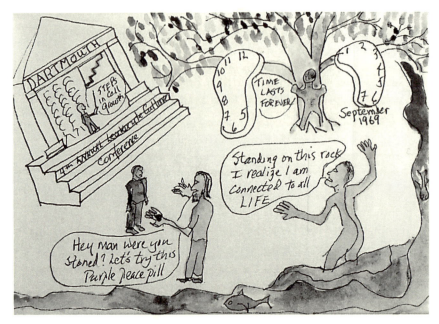

孤立した科学者からヒューマニストへの私の変容

訳注：左上＝ダートマス大学での第4回白血球培養会議年次大会。「細胞成長における段階」についての発表がおこなわれている。右上＝「時間は永遠に続く」1969年9月。左下＝「ねえ、クスリやってたの？ この紫色のクスリをやってみようよ」 右下＝「この岩の上に立っていると、私は、自分がすべての生命につながっているのを感じる」 ［口絵①］

はじめに

　なぜ私はこの本を書いたのか？　最初は、精神保健システムが統合失調症としてラベルづけするものから私がリカバーした[1]ということを示したかった。この本を書くことで、統合失調症や他の深刻な診断名のラベルを貼られた人たちに希望を与えたかった。しかし、書き進むうちに、そして、生きているうちにわかってきたのは、「メンタルヘルスの病気」とされるものからのリカバリーにおいて私や他の人たちが学んだ教えが、すべての人にとって、より十全でより意味ある生を営む助けになるということだった。ラベルや症状を通して生を描くのではなく、生の普遍的な面を強調したい。深刻な情動的（emotional）状態からのリカバリーの本質をとらえるのに大切なことは、そういった状態が、精神疾患ではなく、成長や発達のための重要な機会であるということを理解することである。

　私は、言葉を超えた、存在の次元があることを見つけ出した。それは生の炎だ。私たちの存在の火花が消えかかっているとき、それが再び燃え上がるには他者が不可欠である。若かった頃、私は言葉と思考が生の最も重要な側面だと考えていた。「我思う、ゆえに我あり」が私の哲学だった。人びとは、私が深い思考に到達するための単なる手段でしかなかった。しかし、幸運なことに、私は崩壊（ブレイクダウン）し、自分を包み込んでいた繭をブレイクスルーすることができた。今、私にわかるのは、自分が生き方についてあべこべの考えをもっていたということである。私はこう言うべきだったのだ。「我あり、ゆえに我思う」　そして、「我つながる、ゆえに我あり」。

　24歳から30歳までの間に、私は、3度、生きるのをやめた。呼吸はしていたが、最も深い「自己」が私の存在のスイッチを「私は生きたいのかもしれな

い」から「ノー、私は生きたくない」へと切り替えた。今も思い出すのは、自らの内にある、生の最後の残り火を探し出し、それを消そうとしていたことだ。私の生はすべての意味を失っていた。私は本当の意味では生きておらず、生き続ける意志を失っていた。積極的に自らの生を断つことはなかったが、生の外向きのしるしをすべてやめていた。話すのをやめ、食べるのをやめ、動くのをやめていた。権威者たちはそれを緊張型統合失調症と呼ぶ。私はそれをこう呼ぶ。生きる意志を失い内部に深く引きこもっているので、粘り強い人のみが私を見つけ出してくれるような状態、と。

　この本は、私が、生に「ノー」と言うことから、生に「イエス」と言うことへ、どのように変わっていったのかについてのものである。私の鼓動（ハートビーツ）——私の情動の鼓動（ハートビーツ）、私の生の鼓動（ハートビーツ）——の言語を学ぶことで私はリカバーした。私たちに生の怖ろしい空間を切り抜けさせてくれるのは私たちの鼓動（ハートビーツ）なのだ。今、私はそう信じている。〔頭で〕考えれば考えるほど、私の心は私に語りかけるのをやめてしまった。最近、友人がそういったことをとてもうまく言った。「私たちの言葉や思考はじゃま物になるかもしれないが、私たちの心は流れていく」

　小さい頃、ひとりぼっちでいることの恐怖を体験したことを思い出す。脳裏に焼きついているのは、10歳のときに2か月間のキャンプに行くために列車に乗せられたときの記憶だ。両親が私を列車に乗せたが、2人は私に切符をもたせていないことに急に気づいた。2人は「すぐ戻ってくるから」と叫びながら切符売り場に走っていった。しかし、列車は2人が戻る前にボルティモア駅を出てしまった。私はパニックに陥った。「切符をもたずに列車に乗ってしまった。どうしよう？　きっと、車掌さんは、目の前を通り過ぎる草むらに僕を放り出すだろう」　自分がキャンプ参加者専用の車両に乗っており、そこに乗っているカウンセラーが切符のことをちゃんとしてくれるなど、私にはわからなかった。両親にさよならを言えなかったことがどのように自らの生に支障を生じさせたのか、あとになってわかった。生涯を通して、愛を失うことは深刻な苦しみへの引き金になっていた。

　次の絵はこの本のテーマを説明している［口絵②］。24歳のとき、妻が去っていき、私は打ちひしがれていた。私は自分だけの世界、モノローグの世界に引きこもっていた。私の心は壊れ、私は自分が消えていくように感じていた。

はじめに

訳注：左上＝モノローグに閉じ込められている。右上＝心と心の対話。中央＝トラウマ／喪失体験、つながり、エンパワメント、蘇生。

　しかしその後、重要な結びつきを通して、右側の人たちのように、心、そして、意識／精神[2)]のレベルで他者や自分自身との情動的対話をすることができた。こういった情動的対話は私のリカバリーや命の成長に不可欠だった。

　私にとって、リカバリーとは、結びつきに対して自らを開くこと、他者に対する愛と深い驚きに開かれていること、「自己」に対して開かれていること、そういったことに関することである。私がショックを受けたのは、私がそういった現実に目覚めているのに、周囲の世界は危険な道を一直線に突き進んでいるようだということだ。私が親密で愛のある結びつきの重要性を見つけ出しているのに、私たちの社会は、情動的な苦しみが非人間的で化学的アンバランス[3)]によるものだと確信するようになってきている。私たちの多くが、希望とリカバリーについての個人的な体験をわかちあう重要な力を見つけ出してきたのに、社会は心理的な痛みへの第一の救済として薬に焦点をあててきた。私たちは、情動的な苦しみが他者や自分自身とのつながりの喪失から生じていることを学んでいるのに、社会は私たちの苦しみが疾患であると確信している。トーマス・サズ（Thomas Szasz）博士が56年前に書いたように、精神疾患は存在

xv

しえないのだ。私たちの意識／精神は構造ではなく過程であり、また、他者とのつながりを拠りどころにしている。私たちの意識／精神は真の私と真のあなたとの間の対話によって育まれるのである。私たちの意識／精神は脳の物質的な面に単純に還元することはできない。過程というのは、一般的な意味でいうところの疾患ではありえない。私たちの意識／精神を分子に還元する行為は殺人的であり、そして、トラウマ的である。こういった還元は人間をロボット的な物体に変えてしまい、私たちを殺してしまう。

多くの人たちは、私が精神病の情動的、社会的な次元を強調するのは私が薬に反対しているからなのだと考えているが、それは間違っている。私は薬に反対しているのではなく、薬に対する人間的なオルタナティブ[4]に賛成しているのだ。実際、私は精神科専門医であり、他のアプローチだけではリカバリーをうながすことができない場合、精神科治療薬を処方している。私は、可能な限り少ない量を、必要だと思われる最短の期間のみ、出すようにしている。自分が薬を処方している本人やそのサポーターによく言うのは、薬というのは、本人が、つながったり、癒えたり、自らの生をリカバーさせたりする潜在的な力にアクセスする際の支えになるだけなのだということである。私は、本人に、自分自身のリカバリーにおける積極的な参加者であって欲しいとつねに思っている。

個人的なことで言うと、私のリカバリーの最中に、人びとの手が私に届かなかったり、私が自分自身に手を届かせることができなかったことがあった。それらのとき、私に出されたメジャー・トランキライザーが助けになったというのはあるかもしれない。しかし、退院の数か月後以降はそれをのみ続けることはなく、必要なときのみのむようになった。私は40年以上すべての精神科治療薬をやめている。精神病の時期を何度も体験したあとに薬なしで十全な生活ができるようになることについて私は例外ではない。オランダのヴンデリンク（Wunderink）博士による最近の研究が明らかにしたのは、統合失調症だと診断されることは生涯にわたって薬をのまないといけないことを意味するのではないということだ。その研究によれば、抗精神病薬をやめた人たちのグループは、7年間にわたって薬をのみ続けた人たちのグループよりもよりリカバーしていた。

はじめに

　手遅れにならないうちに世界がこういった現実に対して目を覚ますべきときが来ている。メンタルヘルスのために人と人との間の資源が必要とされており、また、効果があるのだということを訴えるべきときだ。私たちの社会が薬漬けにされて痛みを感じることができなくなる前に私たちは行動を起こさないといけない。そういった痛みは、私たちの社会が、行動を起こし人びとに手を届かせるために体験しないといけないものである。私たち、苦しんでいる人たちは、自分たちを情動的に有害な社会における情動的なカナリアだと思っている。炭坑夫は炭坑に入る際にカナリアを連れていくが、それは、カナリアが有毒なガスにさらされたときに警告を発するという単純で素朴なメカニズムを応用している。現代の世界が有害で非人間的なものになって危険が生じているとき、私たちは社会の情動的なカナリアとして行動するのである。ソーントン・ワイルダー（Thornton Wilder）の戯曲『わが町』（Our Town）のエミリー（Emily）のようになることを避けないといけない。墓場の視点から[5]自らの短かった人生を眺めて、エミリーはこう言う。「人生はあまりにも速く過ぎてしまう。お互いの顔を見る時間もない」

　私が統合失調症だと診断されたものからリカバーできたのは幸運だった。しかし、実際には、他の多くの人たちもリカバーしてきた。私の遍歴（journey）は、自分自身への、そして、社会への贈り物だと思っている。一生続くと思われていた「精神疾患」からリカバーした私たちは、軽蔑された被追放者としてではなく、資源として見られるべきである。国によっては、私たちはシャーマンと呼ばれ、排除されたり無視されるのではなく、人びとを助ける者として価値が置かれている。

　つねにリカバリーへの希望があるということを知っておいたほうがよい。また、同様に、人がどのように扱われるのかがリカバリーに大きな影響を与えるということも知っておいたほうがよい。権力の地位にある多くの人たちが、人びとに向かって、統合失調症や他の深刻な情動的疾患だと診断された人には希望はないのだと教え込もうとしている。私はそれに激しい怒りを感じる。そういったペテン師たちはしばしば私腹を肥やしている。なぜならその人たちの教えは現状を永続させるからである。個人の遺伝的要因が人間の行動の主要な原因であるという考えがよく述べられるが、それは、人びとは生における自らの

状況を変えることはできないのだという危険な仮説を広める。こういった考えを主張する人たちは、リカバーした私たちを拒絶している。また、こういった差別、そして運命の予言は、私たちの社会が資源を充実させてメンタルヘルスの問題の背後にある社会的原因に取り組むのを妨げている。

　私の本は、自己受容と自己理解を通した、リカバリーをめぐる私自身の遍歴（たび）の物語から始まる。リカバリーがどのようなものなのかについて私の見解を論じ、人びとはリカバーできるというさらなるエビデンスを用いて補足する。そして、「リカバリーのエンパワメント・パラダイム」を含め、リカバリーがどのように生じるのかについての考えを述べる。最後に、エモーショナル CPR（eCPR）を通して日常生活にリカバリーのアプローチを採り入れる方法を提案する。

*

　2009 年 12 月、私はスザンヌ（Suzanne）から電子メールを受け取った。彼女は息子をその 1 年半前に亡くしていた。その電子メールのなかで、彼女は、オルタナティブとして癒しのセンターをぜひ立ち上げたいのだということを書いていた。彼女は、センターを立ち上げて、ナショナル・エンパワメント・センター（National Empowerment Center）が提唱しているリカバリーのエンパワメント・パラダイムが若い人たちによる精神病からのリカバリーを助けることができるということを証明したいと思っていた。「私には希望はたくさんありますが、確信がありません」と彼女は書いていた。「私は情熱とビジョンをもっていますが、それでも無力です。私は、息子を狂気で亡くした、深く傷ついた母親ですが、現状を変えたいと心の底から思っています。ですから、私は、今や深刻な情動的苦しみを体験している人たちに対する治療を全面的に変えるときなのだというあなたの主張に賛同します」

　彼女の手紙に心が動かされた。私は返信した。「あなたの情熱は道を照らすでしょう。私は悲しみと激しい怒りとともにあなたの電子メールを読みました。あなたが息子さんを亡くされたことにとても心が痛んでいます。私は病院のなかでたましい（spirit）[6]が砕かれるような体験をしましたが、変革に対する私の情熱はあなたのような人たちから得た夢によって支えられています。私たち

はじめに

には、病院に対するオルタナティブ、絶望に対するオルタナティブ、薬のみのアプローチに対するオルタナティブが絶対に必要です」　数年後、私はマサチューセッツ州におけるそのようなオルタナティブの立ち上げに関わった。そういったオルタナティブは「ピアラン・レスパイト」と呼ばれている。ピアラン・レスパイトは、当事者体験をもつ人たちによって運営される小規模で家庭的な場であり、精神科への入院に代わるオルタナティブを提供している。

　才能があり芸術家肌だった、スザンヌの息子、ジェイク（Jake）は深刻なメンタルヘルスの問題をもっていたが、ホームレスになり、カリフォルニア州のサンタバーバラで線路を横切っているときにアムトラックの列車にはねられて亡くなった。スザンヌとジェイクの物語は私の心を打ち、そういったことが、30年間に私が書いたものをこの本でまとめ上げる動機となった。スザンヌは、私たちの対話を〔この本を作る〕動機とすることに賛成してくれた。スザンヌは、人びとが狂気からリカバーでき、また、しているのだということを人びとに知らせることは重要だと考えていた。彼女は言った。「私は、この本がすばらしい希望の家になるだろうというビジョンをもっています」

　ジェイクのことを思うと涙が出てくる。私は、スザンヌの感動的なTED[7]トークを観た。彼女は、そのなかで、メンタルヘルスの問題についての嘘を終わらせるよう訴えていた。彼女は、ジェイクが笑っている写真、成長していく写真、生活している写真、何かを創っている写真、そして、彼の希望が奪われた写真を見せていた。私は耳を傾けながら、自分が統合失調症だと診断されたときの絶望の気持ち、メジャー・トランキライザーをのんでいたときの死んだような感覚を思い出していた。また、私は、妹のラーク（Lark）が自分自身のメンタルヘルスの問題で生涯苦しんでいたのを思い出した。私の悲しみはゆっくりと情熱的な激しい怒りに置き換えられていった。どうしてそんなに多くの人たちが間違っているのか？　どうして専門家はそんなに間違った指導をされているのか？

*

　私は、若い頃、自らの情動を抑えつけていた。情動が純粋な思考を妨げると信じていた。また、争いたくないので自らの情動を表現するのを怖れていた。

今は、自らの情動を大切にしている。ジェイクの話を聞き、激しい怒りを感じることは、私にとって重要である。泣くと、私は、自らの意識／精神と自らの身体の一体性、自らの過去と自らの現在の一体性、自らの痛みと自らの喜びの一体性を感じる。涙は私に全人性と生命力を感じさせてくれる。涙は私をジェイク、スザンヌ、ラークにつなげてくれる。

　今朝、私は『オーバー・ザ・レインボウ』（Over the Rainbow）を歌い、なぜこの歌が私にとって重要なのかを感じた。この歌を歌うと、私の妹が鳥になって痛みから解き放たれて飛び立っていくのが見えた。彼女の傍らでは、ジェイクが、彼の痛みから、そして、いまだ地上にいる、魂（soul）を失った膨大な数の人たちが体験している痛みから、解き放たれて飛び立っていくのが見えた。かつてラークは魂を失った人たちが「この疲れ果ててじめじめした世界をさまよっている」と書いていた。これを書いている今、涙が頬を伝わっている。私は最愛の妹を癒そうとして必死だったのを覚えている。私は自責の念にかられてしまうが、それは、私はリカバーできたのに彼女はリカバーできなかったからだ。私が精神病の深みへと進んでいった1つの理由は、彼女のために活路を開きたかったからであるように思われる。私が初めて入院したのはジョンズ・ホプキンス大学病院（Johns Hopkins Hospital）だったが、そのときのことを思い出す。私は保護室の壁を見ていた。壁に絵が描かれてあった。私はそれをじっくりと見て私の妹がそれを書いたのだと確信した。彼女は私より先にそこに入院していたからだ（実際には、彼女は私よりも先に入院していたが、それは他の病院だった）。

　私はこの本を希望についてのものにしたい。私たちの生が粉々にされているような状況において、私たちは希望の船を造るのだ。そういった希望のたましいは、私が呼び起こすあらゆる言葉において湧き起こっている。エミリー・ディキンソン（Emily Dickinson）の詩に出てくる、激しい嵐のなかの希望の鳥がそうである。

　　希望には羽根がある
　　それは魂のなかのとまり木にとまる
　　そして歌詞のない調べを歌う
　　けっして　やめることなく

ディキンソンは、希望は魂に住まい、そして、止むことのない歌詞のない調べを歌うとしている。羽根があるというのは翼のイメージだ。希望は、はばたいて私たちの魂を自由へと運んでいく鳥のようなものだ。歌うというのは、私たち自身の「声」をもつことの重要性を思い起こさせる。歌うことをやめないというのは、暗黒の時代であってもあきらめないことの重要性を示している。同様のテーマは神秘主義者のマイスター・エックハルト（Meister Eckhart）によって共有されている。「魂はそのなかに何かをもっている。けっして消えることのない、言葉（redelicheit）の火花（funklein）……魂の火花である。それは空間や時間によって影響を受けることはない」

　希望はリカバリーに不可欠だとよく言われるが、きちんとは理解されていない。希望がなければリカバリーは始まらない、あるいは、進まない。希望がなければ生はありえない。だが、何が希望をもたらすのか？　希望が不足しているとき、私たちはそれを他者から借りないといけない。でも、どうすればそれが実現するのか？　スザンヌの悲しみに満ちた叫びは希望を求めていた。もし彼女やジェイクが、人びとは統合失調症からリカバーできるのだということを知っていたならば、彼は生きていたかもしれない。絶望は自殺の最も深刻なリスクであるとされている。彼女や他の人たちが私に言った。私がリカバリーについての自分自身の物語を語ることが重要である理由は、それが希望を与えるからだと。私の物語は、人びとはリカバーしないという神話に対抗するものだとその人たちは言う。この本がたとえ1人の人であっても希望を与えるのであれば、私にはそれを書く理由があるのだ。

　以前、私は講演のために日本を訪れた。看護学の教授がはるばる沖縄から東京[8]まで私の話を聞きにやって来た。何が彼女を来させたのか彼女に尋ねたところ、彼女は言った。「これまで、私が読んだ教科書には、人びとは統合失調症や他の深刻な精神的な苦しみからリカバーすることはできないと書かれているだけでした。でも、ウェッブサイトであなたのリカバリーの物語を読みました。それは私に新たな希望を与えてくれました。あなたがあなたのリカバリーについて語るのを直に聞きたいのです。そして、希望を心にとめて、私が教えている学生たちにもち帰りたいのです」

　統合失調症からの私のリカバリーは、私のたましい、私の「声」、私の生は

生きる価値があるのだという感覚、それらの発展によってうながされてきた。この本を書きながら、私は、自分に向けられた次のような否定的な声に打ち勝とうとしている。「おまえにはできない。おまえが提供できるような自分独自のものなどない。答えはすでに書かれている」 私はマーティン・ルーサー・キング・ジュニア（Martin Luther King Jr.）の言葉によって励まされている。

　　　生を否定しようと迫ってくる勢力には、生のパワーである勇気をもって抵抗しなければならないが、生のパワーは生の曖昧さにもかかわらず自らを肯定するものである。私たちが絶望の山から希望の石を切り出すのを可能にする創造的な意志を行使することが求められている。

　この本があなたの心に希望をもたらし、そして、あなたが希望の石を切り出すのを可能にするのを私は望んでいる。そうなれば、あなたも私のように希望の鼓動（ハートビート）を聞くだろう。

私たちが人間性のわかちあいを体験するとき、リカバリーはすべての人にとって可能なものとなる

　リカバリーは、メンタルヘルスの大きな問題をもつと診断された少数の人たちのみがおこなうことではない。リカバーした私たちは伝統的な精神保健システムに対するオルタナティブの運動を築いてきたが、それは、私たちが関わっている、コミュニティ全体にわたる問題にシステムが焦点をあてていないからである。オーストラリアの人たちが言うように、「私のコミュニティが健康でなければ、私は健康でいることができない。そして、私が健康でなければ、私のコミュニティは健康であることができない」。

　今日、私たちの精神保健システムは人の症状を取り除くことに焦点をあてている。しかし、それは、私たちすべてが共有する深い人間的な傷を人びとが癒す助けにはなっていない。この意味で、精神保健システムというのは、社会の深い問題を問い直すのではなく、単に社会の症状を扱っているだけである。オキュパイ運動（2011年～現在）はそういった深い問題に光をあててきた。産業的な考え方や機械的な考え方はさまざまなやり方で私たちを植民地化してきた。

はじめに

　私たちの生は、私たち自身ではなく、企業に属している。私たちは機械とコンピューターのマトリックスのなかにいるのだ。だから、私たちはみんな自分自身の生を占有し、植民地化された存在様式を捨て去る必要があるのだ。こういった経済的、政治的な勢力の分析はこの本の範囲を超えているが、私が論じる主要な諸テーマにおいてそれらは反映されている。

　この本のテーマは以下の通りである。

- 私たちの自然な欲求は、周囲の人たちと心と心のレベルでつながり、コミュニティにおいて十全な生を生きている全人的な人（whole human being）になることである。
- 全人的な人になるというこの自然な欲求がトラウマによって妨げられるとき、私たちは苦しみを体験し、それが精神疾患の症状として解釈される。実は、この苦しみは、より十全な人間になろうとする企てなのである。
- 現在の精神保健システムは、人びとを非人間化し、希望と権利を奪うことによって、リカバリーを妨げている。薬が過度に使用され、心に根差した結びつきはあまり用いられない。
- すべての人が自らの人間性をリカバーできるという希望はつねにある。
- 苦しみを体験している人が心と心のつながりを他者と作るとき、その人は自分自身の心とつながることができ、人間性をリカバーできる。
- 私たちは、自らの最も深い「自己」との情動的対話ができているときに、苦しみを体験しているもう一人の人の最も深い「自己」に手を届かせることができる。
- 情動的対話は、生のリカバリーについて自分自身の当事者体験をもっている人たちによって、最もよりよくおこなわれる。
- 人間性のリカバリーは、愛と相互尊重という価値を共有する人たちのコミュニティにおいて最もよりよくおこなわれる。
- 愛と相互尊重は人間性をリカバーするのに必要なものであるが、そのような愛と相互尊重を共有することを基礎として、その上に経済的、教育的、社会的構造を創り出す必要がある。

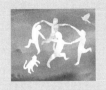

第 1 部

私の生をリカバーする

　人間性を見つけ出す私の遍歴(たび)は 3 つの段階にわたって繰り広げられた。
　私の生の第 1 段階は 24 歳までの時期で、私はものまね鳥のように生きていた。私は、世界の単一のバージョン、つまり、私のモノローグのなかで眠っていた。それは、権威のある人たちが私に与えた、世界についてのナラティブだった。私は、私であることが難しいと感じていた。自分自身を信頼していなかった。自分がどんな人間になるべきなのかについて家族の期待を実現する必要があった。情動的欲求は二次的なものだった。私の家族は医師の家系であり、私はその 6 代目になることになっていた。私は父から「立派な少年」(The Golden Boy) というニックネームを与えられていた。私は 24 歳までに外的な成功を収めていた。結婚して、生化学の博士号を得た。しかし、内面では空虚さを感じていた。自分自身の声をもっていなかったし、自己の感覚ももっていなかった。
　24 歳から 30 歳までの私の生の第 2 段階において、私は、エドガー・アラン・ポー (Edgar Allen Poe) のオオガラスのように憂鬱だった。私は、自分を取り囲むずいぶん異なった世界との対話を通して目覚めつつあった。私の妻が去っていった日、人生が変わるような体験が始まった。私は惨憺たる状態にあり、自らの生はもう生きるに値しないと感じていた。オオガラスのように、失った愛を嘆いていた。ただ、それはつらいことではあったが、彼女が去ったことを今は感謝している。なぜなら、彼女は、そうすることで、

心に根差した私の「声」を見つけるよう、また、ものまね鳥をやめるよう、仕向けてくれたからだ。私は統合失調症の診断を受けた。そして、自分が作り上げてきた仮面をブレイクスルーした。私は、自らの生をリカバーするために、自らの本当の「自己」を覆っているものを取り除いて、ブレイクスルーしなければならなかった。

　30歳から現在に至る、私の遍歴の第3段階において、私は、自らの心に根差した「自己」を発展させており、深い情動的なレベルで生きる愛情深い人であろうとしている。この段階において、私は自分をアオサギだと思っている。私は人類という群れの一部であり、世界と調和して率直に生きている。意味ある愛と仕事を見つけ出した時期だ。怖れから愛へと向かう、私の遍歴の物語だ。私は、自分の内外のさまざまな声や、現実についてのさまざまな解釈を統合しつつある。

第 1 章

他者のために存在する

　私はメリーランド州のタウソンで生まれ、テラス・デールという通りで暮らしていた。家は、幹線道路であるヨーク・ロードを見下ろす丘の上にあった。9 歳上の姉、サリー（Sally）と 4 歳年上の兄、サンディ（Sandy）とそこで暮らしていた。父は医師だった。父が子どもたちの面倒を見ていた。その家についての私の記憶は楽しいものである。私は自分たちがコミュニティの一部だと感じていたし、私たちの家族は幸せそうだった。

　私が 1 歳のときに死にかけるという、家族の物語があった。子どもだったので詳しいことはわからなかったが、重要なことなので、年齢が上になると、出会う子どもたちみんなにこの出来事について話していた。私の首のところの傷跡を見せて、赤ん坊の頃、非常に重篤な肺炎にかかったことを話していた。私は死にかけたが、私の父が私の喉を切開して息ができるようにしてくれたので命を取りとめたと話していた。

　しかし、実はこの話は別々の 2 つの話が混じり合ったものだということがわかった。私自身の話と先祖の話である。現実はこうだった。私が 1 歳のとき、クループ[9]を患い、入院しないといけなかった。私は息ができなくなり、小児科医は気管切開を施した。肺炎も起こし、私は酸素テントに入れられた。こういったことが起こった 1944 年当時、医師は、感染症と戦うのにペニシリンを 1 日に 1,000 単位使うだけだった。その頃、私の父は、ペニシリンの効果を高めるために、ジョンズ・ホプキンス大学病院で研究者のチームと仕事をしていた。彼の研究が明らかにしたのは、動物は、当時使われていた量の 10 倍のペニシリンに耐えることができるということだった。そこで、彼は私のペニシリンの量を 10,000 単位まで増やすよう勧めた。そして、私はよくなった。そ

第1部　私の生をリカバーする

れ以来、私の母は、彼が研究のために夕食の時間に帰ってこないことについて言い争いをしなくなった。だから、本当に私の父は私の命を救ったのだ。ただし、気管切開を施すことによってではなく、研究によって。

　気管切開に関する物語はその70年前に起こった。私の曾祖父、フランク・ルモイン（Frank LeMoyne）も医師だった。彼には、6歳の娘、マネット（Manette）がいたが、ジフテリアに罹った。彼は自宅で彼女に気管切開をおこなった。なぜなら、彼女のジフテリアが気管を塞いでいたからである。物語はこうだった。マネットに気管切開をおこないながら、彼は泣いていた。彼女は彼の涙を拭いて、こう言った。「ねえ、ねえ、おとうさん。わたし、だいじょうぶだよ」　彼女はこの言葉を発したあと、まもなく亡くなった。ルモイン家はとくに私の人生に大きな影響を与えている。なぜなら、私の曾祖父のうちの2人、フランクとジョン（John）がルモイン家の兄弟だった（私の両親は、またいとこだった）。

　私は、強い自立心をもっていたに違いない。私の母によれば、私が2歳のとき、私は突然ヨーク・ロードに飛び出し、彼女はとても怖かったとのことである。トラックの運転手は車を止め、私を拾い上げて、私を前庭に戻したらしい。もう1つの劇的な瞬間は、夜、ヨーク・ロードで、私の母と姉が乗っていた自動車に路面電車が追突したというものであった。ケガはひどくなかったが、ショックは続いた。

　3歳のとき、私たちは、ラクストンという上流階級向けの街にある赤レンガの小さな家に引っ越した。その家は、父の小柄ないとこ、マック・フィッシャー（Mac Fisher）が建てたものだった。私たちが初めてドアを通ったとき、6フィート3インチ〔＝約1.9メートル〕の父は言った。「すてきな小さな家だね。小さなマックにとっては」　子ども時代のこの頃、母は、自分自身についての、あるいは、私についての質問をよくしていた。私が深い真理を探り続けている理由はこういったことにあるのかもしれない。父は自らの子ども時代の物語を私にしてくれた。そして、私がジョンズ・ホプキンス大学病院での回診についていったとき、父は自分がどのように患者たちに関わっているのかを私に見せてくれた。

　私はギルマン・スクール（Gilman School）に通うようになり、そこで居場所の感覚と連続性の感覚をもった。のちに知ったのだが、その学校は私の曾祖父の

第 1 章　他者のために存在する

フィッシャー（Fisher）によってその 50 年前に創立されたものであった。そこで 12 年を過ごした。その間、学校やそれ以外のところで体験したことは、ときに抑圧的なこともあったが、私が大きな内なる強さを育てる助けになったと思う。私は、最も暗い時期でも自らの内に頼れる部分があるとつねに感じてきた。こういった、「自己」の感覚は、幼かったころ、気遣ってくれる両親や支持的なコミュニティによって育てられてきたことの結果だと思う。

　私は家庭では調停者だった。ときに、苦痛に満ちた喧嘩、言い争い、涙が家のなかにあった。兄は姉と喧嘩し、兄は私と喧嘩し、母と父はお金のことをめぐって言い争っていた。私は心のなかで思っていた。「みんなを困らせないようにしよう。みんなすでにとても困っている。自分はおとなしくして、分別をわきまえて、助けになろう」　私は、人びとが仲良くやっていけるようにする方法をいつも探していた。

　ラクストンという小さな街が私の故郷になった。40 年代の終わりから 50 年代の初めにかけて、人びととつながり、所属の感覚をもっていたことを懐かしく思い出す。コミュニティの集まりでクリスマス・キャロルを歌っていたのを覚えている。私たちは、毎日、郵便局に郵便物を取りにいっていたが、郵便局長のポッツ（Potts）婦人が私たちに街の最新のニュースやうわさ話を吹き込んでいた。彼女の息子はガソリンスタンドを経営し、近隣の人たちは雑貨屋を経営していた。牛乳配達人は日用品と楽しい話を配達していた。交換手を通して電話をかける際に交換手に時刻や天気予報を尋ねることもできたようだった。私は、父の家族を通して所属の感覚をもった。ラクストンにはフィッシャー家の人たちが多くおり、その人たちは医師、技師、法律家としてコミュニティの発展に貢献していた。私の父は私の英雄だったし、今でもそうである。

　高祖父であるフランシス・ジュリアス・ルモイン（Francis Julius LeMoyne）の人生はさらなる刺激となった。彼は、抑圧された人たちや困っている人たちの勇敢なアドボケイトとして知られていた。医師であり、奴隷制度廃止論者だった。ペンシルベニア州ワシントンの家は地下鉄道（Underground Railroad）[10] の活動にも使われていた。奴隷制度の終結を国に請願する 1837 年の文書が私の手もとにあるが、当時の地元の著名な人たちとともに彼の署名が見られる。医師であった彼の父、そして、法律家であった義理の父は、フランス革命の行き過ぎから

5

逃れて1790年にフランスから移ってきた。その人たちはオハイオ州のガリポリスに住むことになった。

　母に対する私の距離は非常に近かった——おそらく近すぎた。彼女がチェック柄のツイード製のスーツを着ていて、私が彼女の膝の上に座っていたのをはっきりと思い出すことができる。彼女は私を強く抱いて、言った。「あなたは私のかわいい坊やよ。これからもずっと」　私は彼女の髪を櫛でといて、真ん中からていねいにわけていた。ヨーク・ロードでの路面電車との交通事故による傷があることも気づいていた。私の最も楽しかった記憶の1つは、私の4回目の誕生日の朝のものだ。私は両親の寝室に走って入り、ベッドに飛び込んだ。両親はプレゼントをベッドのカバーの下に隠していたのだが、それらの1つは赤い消防車だった。そのすぐあと、私は座ってパステルで肖像画を描いてもらった。その肖像画は、彼女がその64年後に亡くなるまで母の寝室に掛けられていた。絵のなかで、私は、消防車をもって、満足そうに微笑んでいるように見えた。

　私は、生まれつき、物静かで、恥ずかしがり屋で、敏感な少年だった。私のお気に入りの本はマンロー・リーフ（Munro Leaf）の『フェルディナンドの物語』（The Story of Ferdinand）〔邦題『はなのすきなうし』〕だった。物語はこのように始まる。「むかしむかし、スペインに小さな雄牛がいて、名前をフェルディナンドといいました。いっしょに暮しているほかの雄牛はみんな走ったり、ジャンプしたり、頭をぶつけあっていました。でも、フェルディナンドはそうではありませんでした。彼は静かにすわって花のにおいをかいでいるのが好きでした」　フェルディナンドは成長し、とても強くなった。しかし、相変わらず、お気に入りであるコルクガシの木の下で花の匂いをかいでいるのが好きだった。彼の母は、他の若い雄牛と頭をぶつけ合わないと孤独なままだと心配をした。しかし、彼は、ひとりでいて花の匂いをかいでいるほうが幸せなのだと言った。ある日、人間たちが闘牛に出る雄牛を選んでいるとき、彼は蜂に刺され〔て暴れ〕た。彼は闘牛場に引っ張り出された。彼は闘うのを拒み、元の場所に送り返され、コルクガシの木の下に座って日々を過ごした。私は自分自身をフェルディナンドと重ね合わせた。私は、赤ちゃんの人形をもっていたが、食事をあげたり服を着せるのが好きだった——しかし、のちに私はレスリングの選手に

第 1 章　他者のために存在する

なった。自らの内でなんという葛藤が生じていたのだと、ようやく今になってそう思う。

　私の 4 回目の誕生日の 3 か月後に妹のラークが生まれ、私は、母の関心を急に喪失するという体験をした。どんな子どもにとっても、次のきょうだいが生まれたという状況に順応するのは大変である。そして、私の場合、ラークの誕生のあとの母の様子が喪失をさらに苦しいものにした。当時、母は、診断はされなかったが、深刻な産後うつ病になっていったようだった。それどころか、その後 20 年間、彼女はうつの状態に留まり続けた。彼女は、4 人目の子どもをもった**体験**（最初の子どもが生まれてから 14 年後にラークが生まれた）を、溺れることにたとえていた。また、彼女は自らの日記のなかで、私に対してどれだけ心を痛めているのかを書いていた。「ダンの地位が落ちていくのを見るのがつらい」

　私がラークに対して愛憎関係をもっても不思議ではなかった。結局、彼女の誕生が母の関心を奪ったのだ。しかし、一方で、孤独に満ちた家のなかで彼女は仲間になってくれた。とくに当時、家は孤独感に満ちていた。なぜなら、サリーとサンディはできる限り家から離れて時間を過ごそうとしていたからだ。サリーは高校生で、友だちのところに行くことが多かったし、サンディは可能な限り地元のガソリンスタンドで時間を過ごしていた。

　ラークは、導きを求めて、私を大いに頼りにしているようだった。そして、私たちは、私たちのメイドであるマリリン（Marilyn）から大きなサポートを得ていた。マリリンと彼女の姉妹たちが、それぞれ、さまざまなときに、母親がするような世話をしてくれた。ラークは最も敏感な子どもだった。私が不機嫌な表情をするだけで彼女は簡単に泣いた。幼少期のラークは並外れた才能をもったアーティストであり、動物の感覚を紙の上にとらえる神秘的な能力をもっていた。さらに言うと、母がラークの絵をもてはやしたので、私は、けっして彼女にはかなわないと思い、絵を描くことをまったくやめてしまった。

　基礎的なことで私の学びが遅れていることがあった。幼稚園に行っているとき、たいていの他の子どもたちが、アルファベットと呼ばれるものを知っているということを発見して怖ろしくなった。家に帰ったとき、私は泣いていた。叫びながら母の寝室に駆け込んだ。「ぼくはアルファベットを知らないんだ！

7

第1部　私の生をリカバーする

クラスの他の子はみんな知ってるよ！　今からじゃ間に合わないよ！」　すぐに、母は私を座らせてアルファベットを教えてくれた。

　1年生のときは大変だった。私は自分がいたクラスに入るには年齢が低かったが、学校の管理者たちは、テストの結果がよかったのでキンダーガーテン[11]に行く必要がないと言った。他のたいていの子どもたちはキンダーガーテンに行っており、私は仲間外れにされている感じがした。また、私は、1年生のときの担任教師が好きではなかった。彼女は厳しくて冷たかった。本読みは私にとって謎だった。まず、彼女は、どうやって音読をするのかをやってみせた。私は理解し、実行した。しかし、彼女が「じゃあ、目を使って読みなさい」と言ったとき、私は、これまで何を使って読んでいたのだろう、と不思議に思った。黙読というやり方は、長い間、私を困らせたが、その教師は私の困難に対してあまり寛容ではなく、私は治療的な読書をさせられた。さらによくなかったのは、その教師は給食の監視役でもあった。私は、食堂で出されるたいていの給食が嫌いだった。とくに、フィッシュケーキ[12]が。私は、フィッシュケーキをひそかに膝の上のナプキンに滑り込ませて、給食が終わったとき、階段の隅に捨てていた。ある日、監視役は私がフィッシュケーキを食べていなかったのを見ていた。彼女は私を見下ろした。「あなたはあなたの給食を食べないといけません。あなたが食べるまで私は立ってます」　私は、ぞっとするような味の物体を口のなかに無理やり入れて、噛み始めた。しかし、気がついたら、私はそれをプレートの上に吐き出していた。彼女はそれを食べろとは言わなかったが、この出来事の隅から隅まで嫌な思い出となっている。

　ギルマン・スクールは、フィッシャー家の歴史に満ちていて、学年を重ねるごとにフィッシャー家の遺産に気づくようになっていった。私の父の祖父は、安全な牧歌的環境を創り出して自らの孫たちをボルティモアの街から遠ざけようとしてこの学校を創立した。学校の一等賞の賞品は「フィッシャー・メダル」だった。忌々しいフィッシュケーキとの惨めな出会いをしていた暗くて不気味な食堂は「フィッシャー食堂」と名づけられていた。私はそこにいるのが好きではなかったし、何々をしなさいと言ってくる人たちが嫌だったが、転校することを求めるなど考えもしなかった。私は忠実な息子であり、家族が作った計画やギルマン・スクールに従っていたのだ。

8

しかしながら、私は書き方を学ぶことができてうれしかった。また、算数がとても好きだった。はっきりとしていたし、答えを得ることができた。はっきりと思い出せるのは、ある日、紙の右上に日付を書いたことだ。私は 1949 年と書いて、心のなかで思った。「ぼくはこの日をずっと覚えているだろう。これで日付がわかるし、それが何を意味するのかもわかる」　混乱しているように思える世界のなかで、学ぶことは心地よいことだった。しかしながら、私は自らの手書きの文字の筆跡が嫌だった。そして、友だちのスキルがとてもうらやましかった。私が、母に、クラスの友だちは自分よりずっと字が上手なのだと言ったとき、私の字はすばらしくて、かけがえのない私だけのものだと母は言ってくれた。それで気を取り直したが、私の字はひどいままで、そのことが私に医師であるための「資格」を与えてくれた。

　私は、スポーツや学業で優秀な結果を出し、一番であるよう、駆り立てられていた。振り返れば、私は、家庭では欠けていると感じていた関心を得ようとして、そのようにしていたのだと思う。私は 3 年生のときの担任教師に恋をした。彼女は私を気に入っているようだった。私が書いたアライグマについての物語を優れた例としてクラスの前で読んでくれた。彼女は、私の物語にはとても心が込められていると言ってくれた。ある日、私は、私が結婚できる歳になるまで結婚しないで欲しいと彼女に乞うた。すると彼女はやさしく言った。「私と結婚したいと思ってくれてありがとう。あなたは、大きくなったら、いつの日か、結婚する女の人を見つけるわ」　彼女が結婚したのかどうかは知らない。4 年生のとき、私より成績がよかった少年がいた。成績がよいのには何かあるに違いないと確信し、私は彼のすべての行動を見ていた。彼はお祈りのときに背中で手を組んでおり、私はそれが彼の成功の秘密だと結論づけた。毎朝、私は、入念に、背中で手を組んでいる彼のまねをしていた。しかし、何週間かしてそれをやめた。テストの成績はあいかわらずそのライバルほどにはよくならないことがわかったからだ。

　学年ごとの終わりに、母はある行事を見るのを怖れていた。「運動会」だ。運動会のクライマックスは徒競走だった。最初の 3 年間、私は幸せだった。なぜなら私は勝利を収めていたからである。しかし、4 年生になったとき、フレディ（Freddie）という名前の少年が私たちのクラスに加わった。彼は本当に速

くて、それ以降、すべての徒競走において勝利を収めていた。私はみじめな敗者で、負けるたびに泣いていた。

　もう1つの大きなフラストレーションは身長によるものだった。少年にとって背が低いことはトラウマになりうることだが、私はずっと背が低いままだった。私は「エビ漁船」といった傷つくニックネームを与えられた。クラス写真は、私の背が低いことを思い出させる苦痛なものだった。私は、最も背の低い3人の生徒のうちの1人で、いつも一番前の列に並んでいた。しかしながら、レスリングは、私が優れた結果を出すことのできるものだった。なぜなら、大きさに応じて相手が組み合わせられるからだった。また、レスリングは、攻撃的な感情を解放するチャンスを与えてくれた。そういった感情は、大きな少年が私を叩きのめすのではないかという怖れからくるものであり、私が押し殺してきたものだった。しかし、私を最も頻繁にいじめていたのは兄のサンディだった。彼は体育や学業で優れた結果を出すことができず、父を落胆させていた。とくに野球は父にとってとても重要だった。彼は大学で代表選手としてプレーしたことがあり、息子に同じことを望んでいた。サンディは野球のボールを投げることができなかったが、私にはできた。私は本当に子どもだったので、そのことをしつこく繰り返して言っていた。すると、父は私に関心を寄せた。そういったことはサンディに深い憤りをもたらした。彼はそれを爆発させて私の胃の部分を激しく殴り、私は息ができなかった。大きくなってから、彼をつかんで背中を床に押さえつけることで仕返しをした。

　私が10歳のとき、レスリングの私のコーチでもある教師がいた。当時、私のお気に入りのシャツはカーキ色で、腕のところに青色と金色のストライプの伍長の階級章が縫いつけられていた。質問をするのに彼の机のところに行くと、いつでも彼は腕を私に巻きつけて、手をズボンのお尻のところに置くのだった。それは奇妙なことに思えたが、彼は優しそうだというよい印象を私はもっていた。ある週末、彼は、私たちのクラスの授業を彼の家族の農場でおこなった。彼は小川にいるさまざまな昆虫を見せてくれ、私たちにおいしいチョコレートケーキをくれた。学校で、彼は私を5年生の建物の地下室に連れていくようになった。そこは暗くて、「地下牢」と呼ばれていた。そこに連れていかれていたことは、私の心のなかでいまだに暗闇に包まれたままであるが、思い出すの

第 1 章　他者のために存在する

は、彼が私にズボンを下ろすよう求めたことである。ある種の密事が続けられた。彼は、誰にも言ってはいけないと私に言った。幸いなことに、翌年、私の友人が母親に、その教師が彼を「地下牢」に連れていって自分に密事をおこなっていることを話した。調査の結果、その教師は精神科病院に入れられ、のちに街を去っていった。私の恥の感覚は非常に大きかったに違いなかった。なぜなら、私が母にそのことを話したのは長年経ってからだったからだ。不幸なことに彼女の反応はこうだった。「そんなに深刻じゃなかったのね。そうじゃなかったら、私たちに話していたはずよ」　私は彼女に話そうという気持ちになれなかったのだ。私は両親にはほとんど話さなかった。長い年月が経ってから、私の情動的発達の中断や精神病を、私が 10 歳のときに生じたトラウマと結びつけることができた。セラピー、「城の夢」（後述する）、瞑想、そういったことから、このトラウマの影響についての私の理解が進んでいった。

　大体同じ頃、私の父がハンチントン病を発症した。1950 年代において、ハンチントン病は非常に恐ろしい疾患だと考えられており、誰もそれについて語らなかった。彼の母と祖母、両方がハンチントン病をもっていた。病気が明らかになったとき、彼は 52 歳くらいだった。私は 10 歳だった。勇敢にも彼は 67 歳まで診察をおこなっていた。その時点で彼は自動車の運転ができなくなっていたので、患者たちが自宅に来ていた。そういったことについて彼が何か言っていたという記憶はない。彼が 75 歳のとき、彼はナーシングホームに入所した。彼は歩く能力を失っており、食事の際には補助が必要だった。彼は、なぜ入所したのか尋ねられたとき、自分はハンチントン病の「軽症のケース」だと言った。私は大きくなって、私のきょうだいと私がハンチントン病になる確率は 50 パーセントだということを自覚するようになった。

　父が病気の症状と黙って闘っていたとき、母と私との間の距離は再び近くなった。彼女は終わりのないモノローグにはまっていたが、それは「答えは何？」という問いで始まっていた。問いは何なのか、彼女に尋ねることができればよかったと思っている。私が主に思い出すのは、彼女が、キリスト（Christ）への信仰を失っていると説明していたことだ。彼女は米国聖公会員として育てられてきたが、その教義には裏切られたとはっきり感じていた。彼女は言っていた。「もしキリストが神的だったなら、彼は苦しまなかったでしょう。私にとって

11

第1部　私の生をリカバーする

もっと重要なのは、彼は人間だ、なぜなら、彼は苦しんだからだ、と考えることなの。そのほうが、彼は神的だったと考えるよりも、私にとって意味があるの。だから私はユニテリアンになりたいの。なぜなら、あの人たちは、私たちが神的ではないのと同じように、キリストも神的ではないと考えているわ。だから、彼が成し遂げたことはすべて、私たちも成し遂げることができるの」
　今私が思うのは、彼女がキリストに対する信頼を失ったことは、私の父がハンチントン病を発症して彼女が彼を頼ることができなくなったことと関係していたのだということである。

　土曜日ごとに、私は父と特別な時間をもっていた。彼は私をジョンズ・ホプキンス大学病院に連れていき、私は彼の回診についていった。私たちは、足音を壁に響かせながら、輝く大理石の床を大股でつかつかと歩いていた。初めのうち、私は混乱していた。彼は自らの椅子を患者のベッドサイドにもってきて、一見したところ患者本人の健康と関係がないような事柄について非常に一般的な会話を始めるのだった。「ご家族に会われましたか？　ここに来る前、仕事のほうはどんな様子でしたか？」と彼は尋ねていた。会話の間、彼は自らの手をやさしく患者の手に置いて、脈を感じていた。子どもの頃の私の目から見て、彼がそれぞれの患者と過ごす時間は終わりがないように感じたが、どの患者と接するときも彼が気づかいの気持ちや関心をもっていることがはっきりとわかった。何時間もかかるこういった回診のあと、私たちは通りを渡ってリーズ・ファーマシー（Reed's Pharmacy）に行き、私はいつも決まって、アイスクリームの乗ったルートビア[13]を注文していた。

　美しくて聡明で創造的な、私の妹、ラークが生涯にわたる自己懲罰を始めたのは彼女が8歳のときだった。彼女は食べることを拒み、拒食的になったので、ワシントン D.C. にある子ども病院（Children's Hospital）に6か月間入院しないといけなくなった。幸いなことに、彼女は子ども専門の分析家の援助を受けることになった。徐々に彼女は再び食べるようになり、母は医師をキリストのようだと感じていた。彼は私がどんな様子なのか尋ねたが、母は私が完璧に正常だと答えた。予言するかのように彼は言った。「正常そうに見える子どもに気をつけたほうがいいですよ。のちになって問題をもつかもしれないから」　私たちは誰もそういった言葉を聞きたくなかった。トラウマがラークの拒食に関係

第 1 章　他者のために存在する

しているようだったが、私たちはみんな、彼女の問題は脳のなかの化学的アンバランスによるのだと感じていた。そういった問題は化学的アンバランスによって引き起こされるのだという考えを私たちの家族が信じていたのは、私たちの家族には医師の伝統が強固にあったからであり、私たちがトラウマを探したくなかったからだと私は思う。その時期以降、彼女はあまり幸せそうには見えなかった。

　そういったさまざまなトラウマを通して、私はアダルト・チルドレンにならざるをえなかった。私は、自らの発達のなかで抜け落ちている部分を埋める機会を得ることがなかった。なぜなら、私はとても真面目でしっかりしている必要があったからだ。結果的に、私の声は私自身のものではなくなった。学校では、私は、よい成績を得るのに役に立つ声を使った。家庭では、家族がうまく機能するのに役に立つ声を使った。だから、私は、過去を振り返るときに、自分をものまね鳥にたとえるのだ。私は、どこにも、心に根差した「声」を発達させる機会をもっていなかった。自分が本当は誰なのか、私にはわかっていなかった。

　私が 16 歳で高校生だったとき、はじめて深く恋に落ちた。私はマーリーン（Marlene）に恋をしたのだが、それは、1 つには、私は魅力的だと彼女が言ったからだった。彼女と一緒にいるのが楽しかった。私たちはドライブインシアターに行き、自動車の窓が曇るほど情熱的に抱き合い、キスをした。私たちは宗教について白熱した議論をすることがあったが、私は彼女といるのが好きだった。彼女は厳格なカトリックの家庭の育ちだったが、私は、ユニテリアン派のほうがもっと道理にかなっているのだと彼女を説得しようとしていた。私は、彼女がどんなふうに神を信じているのか理解できなかったのだ。このことは彼女を苦しめた。また、彼女は首を抱かれるのが嫌だった。彼女が言うには、そういったことは一緒に寝ることにつながることであり、結婚するまでは控えておくべきだと母親から言われたとのことであった。彼女は自動車の運転を練習していた。私は、彼女に、フレンチ・キスをしてくれたら、私の父の灰色のボクスホール[14)]を運転してもいいと言った。彼女は受け入れた。しぶしぶであったが。そして、春のある日、私たちが自動車で彼女の家に戻ったとき、私は高校のダンスパーティに行かないかと彼女を誘った。

第1部　私の生をリカバーする

「友だち同士なら、行ってもいいわ」と彼女は言った。

私は信じられないほど動揺した。「友だち同士？　友だち同士って、どういうことなの？」

「私たちは近くなりすぎたの。身を引きたいの」

青天の霹靂だった。気を失いかけた。絶望的な気持ちになった。こんなことはありえない。彼女は誤解しているに違いない。その夜、なぜ彼女が身を引きたいのか、彼女に問い続けた。彼女が私に言ったのは、私たちは、こんなに深い関係になるには若すぎたのだということだった。私は激しく泣いた。私がひどく泣くので私のことが本当に心配だったとのちに彼女は言っていた。そういうことがあったあと、私は心のなかで思った。「もう誰ともあんなに近い関係にはならない」

彼女は私と高校のダンスパーティに行ってくれた。しかし、私たちは冷え切っていた。ダンスはほとんどしなかった。ダンスのあと、みんなは群れをなし、アルコール濃度の高いビールをのみまくった。それが私に深酒を教えてくれた。その夜の情動的な痛みを麻痺させてくれるのがありがたかった。飲酒は学校生活や家庭生活での厳しい規律訓練からのありがたい休息だった。その夏は、若い人が社交界にデビューするためのパーティも多く開かれた。ボルティモアの良家出身でWASP（白人でアングロ・サクソンでプロテスタント）の少年ということで、私は多くの招待を受けた。シャンパンがのみ放題で、今にして思えば家に無事たどり着いたのが驚きだったような夜もあった。

私は、自らの感情をコントロールする方法として理性に頼っていた。私は自らの感情をよきWASP的伝統のなかに隠していた。私は合理的な青年だった。私の心は私に話しかけるのをやめてしまった。そんなものは要らなかった。痛みを生じさせるだけだと思った。

自分がどの大学に入るのかを考える時期が来たとき、考える余地はなかった。私は、家族の伝統を実行するよう念入りに仕込まれていたのだ。私は6代目のプリンストン大学出身者になることになっていた。大学の名前の入ったTシャツを着たり、大学の同窓会に出席したり、自分はそんなふうになるのだと思っていた。ギルマン・スクールはプリンストン大学に生徒を送り込む学校だった。50人の私のクラスメイトのうち10人がプリンストン大学に入った。私は高校

第 1 章　他者のために存在する

の最終学年の 10 月に面接を受け、その先に懲戒処分を受けないという条件で早期に合格が決定した。なんとバカげたことなのか！　つねに私はそのようなお行儀のよい青年だったのだ。

　そして、数週間後、私は留置場のなかで入試担当専門職員の言葉を思い出していた。すべてはハロウィーンのいたずらから始まった。私たちはたくさんの腐った卵で武装していた。夜になると、私たちは、自動車に乗ったり走ったりして高級住宅街であるローランド・パークを駆け抜けた。自動車のうちの 1 台が誰かの家の芝生に乗り上げた。私は後輩のあとについて歩道を走っていたが、誰かが私の腕を引っ張り、いかめしい声が命じた。「君、その卵を放しなさい」

　恐怖とともに振り返ると、警察官の顔が見えた。彼は、私と、私以外の 7 人の生徒をパトカーに連れていった。私たちは警察署に連れていかれたが、それは、少年たちのうちの 1 人が、ロッカーの取っ手から作った手製のメリケンサックで「武装」していたからだった。その少年はのちに言った。「重要人物になりたかっただけなんだ」　彼は留置場で一夜を過ごし、残りの者は、息子たちに怒った親たちによって引き取られていった。私たちが学年の残りの期間を観察期間として過ごしたあと、私たちの記録は抹消され、私はプリンストン大学に入ることをゆるされた。実のところ、私たちは、羽目を外して多少の悪評は得ていたのだ。

　振り返ってみれば、私には、大学に行きながら自宅を離れて暮らすのに必要とされる日常的責任を受け入れる準備ができていなかった。私は進学校に通っていたが、イギリスの伝統的な学校がモデルにされていた。それは学業には適していたが、自己表現や情動的つながりには適していなかった。7 年生から 12 年生までの間、ほとんど生徒全員が WASP であるギルマン・カントリー・デイ・スクール・フォー・ボーイズ（Gilman Country Day School for Boys）では、ジャケット、ネクタイ、長ズボンを着用しないといけなかった。私はあまり買い物に行かなかったので、服は母に選んでもらっていた。10 年生が始まった時、靴が個人的表現の 1 つの方法となった。母が選んだ靴を受け入れるのではなく、私は、デザートブーツやスエードのサドルシューズといった、友人たちの間で流行っているものを買い始めた。髪に関しては、散髪屋で短くカットしてもらい、自分で左側で分けていた。10 代前半の頃は、女の子たちをワクワクさせると

思われていた過酸化水素やブリルクリーム 15) を試していた。

　恥ずかしながら白状すれば、私たちには衣類を洗濯するメイドがいた。彼女は私の衣類にアイロンをかけて、それを畳んで、片づけていた。だから、大学に入った時、私が衣類について無茶苦茶だったのも不思議ではない。進学校の堅苦しい枠から解放されて、手近にあるものであれば何でも着ていた。洗濯物を、畳むことなく、あるいは、皺くちゃになるのを気にせず、タンスのなかに詰め込むという私の習慣にルームメイトは仰天していた。対照的に、彼はすべてのシャツにアイロンをかけ、畳んでいた。ある日、彼は、私が不幸に違いないと言った。

　「なぜそう思うの？」と防衛的になりながら私は尋ねた。

　「君が服をタンスに詰め込む様子は君の不幸を映し出していると思うんだ」と彼は答えた。「それと、みんな僕に尋ねるんだ。『君のルームメイト、大丈夫なの？　彼はいつもひどく怒っているみたいだよ』」

　私はそれらのコメントに怒り、来年は衣類に関して自分と同じくらい頓着しないルームメイトを見つけることにした。

　私はのちに生のリカバリーを体験するが、その大きな部分は、愛するようになることと愛されることを受け入れるようになることを含んでいた。私は、近しい関係になること、そして、そのあと恋人を失うことを怖れていた。深く関わらなければ誰かを失ってもさほど苦しまなくてすむと思っていた。また、近しい関係になることを危険だとも感じていた。感情をより激しく体験するだろうし、それが怖かった。それと、もう1つ怖れたのは、情動的に近しい関係になって自分自身を主張することができなくなることだった。私は、たとえガールフレンドの望みに賛成できない場合でも、自分はその望みを実行する必要があると思っていた。こういった怖れが実際の例として現れたのが、大学のときのジョイス (Joyce) との関係だった。夏、私は、社交界にデビューするためのパーティで彼女に出会った。私が自分はプリンストン大学に行っていると言ったのを彼女が耳にしたのだ。

　「そんなにすごいことじゃないわよ。私はヴァッサー (Vassar) 大学に行くの」彼女はテーブルの向こう側から言葉を挟んだ。

　私は彼女の勇気をほめて、彼女をダンスに誘った。その夏、私たちはかなり

近しい関係になった。私たちには私たちの歌があった。トミー・ロウ（Tommy Roe）の『シェイラ』（Sheila）〔邦題『可愛いシェイラ』〕だった。しかし、徐々に、私を惹きつけた彼女の特徴——彼女の率直さ——が私を混乱させ始めた。彼女は私よりも決断を素早くできることがわかった。なぜなら、彼女はより近い距離で自らの情動と接していたからである。もう1つわかったのは、彼女は怒ると、それを表現して終わらせることができるということだった。一方、私は自らの怒りを抑えていた。私がそれを外に出せば、それは八つ当たりとして表現された。たとえば、私たちが将来もつかもしれない家族について想像をめぐらせて話し合っていると、彼女は、私たちの子どもたちがどこの教会に行くのか計画を立て始めた。それは子どもたちが彼女のプロテスタント教会に行く計画だった。しかし、私はユニテリアンとして育てられてきたので、同意できなかった。私たちはそれまで結婚について話し合ったことなどなかったにもかかわらず、最初のうち、私は彼女の計画に従っていた。しかし、内心では腹を立てていた。私がとうとう自らの意見を表現したとき、私は怒り狂い、彼女はショックを受けた。私の怒りは何日間もくすぶっていた。

　私がジョイスとのこういった関係に留まり続けたのは、1つには彼女の母親のことがあったからだと思う。ジョイスの母はすばらしい人で、私が家庭では得ることのなかった、私自身への貴重な洞察を私に与えてくれた。ジョイスが大学に入学し、学年の最初に彼女の両親が彼女を大学に連れていくとき、私はついていった。なぜだかわからなかったが、それは情動的な道中だった。私は、その前年、大学に行くことをめぐる自分自身の情動を制圧し、感じないようにした。帰りの道中、私はリッキー・ネルソン（Ricky Nelson）の歌、『ロンリー・ティーンエイジャー』（Lonely Teenager）を歌い始めた。ジョイスの母は、なんと悲しい歌なのだとコメントし、私が悲しみを感じているのかもしれないと言った。私は悲しみを感じたり、孤独を感じていることを自覚していなかったので、彼女のコメントに驚いたのを覚えている。でも、私は〔孤独を感じていることに〕気づき、本当に歌が悲しく響いたのだと思った。また、彼女が気づいてくれたことに感動した。そういった体験は私にとって新しいものだった。

　おそらく、ジョイスに関する私の最も大きなトラウマは私が大学2年生のときに生じた。プリンストン大学での非常に重要な社交的行事は「ビッ

カー」[16)]だった。それはどのイーティング・クラブに所属するのかを決定する一種の勧誘活動だった。イーティング・クラブはプリンストン大学版の男子大学生社交組織で、他のところのものと違うのはより気取っているという点だけだ。15のクラブが社会的な序列に沿って並べられていた。プリンストン大学では、ある者の社会的地位はその者がどのクラブに所属しているのかに関係づけられていた。社会的階層のトップにあったのはアイヴィー・クラブであり、私の多くの親族がそこに所属した。高い地位にあるイーティング・クラブに招かれるためには、すばらしい部屋、すばらしいルームメイト、すばらしい人格をもっている必要があった。私は3つのカテゴリー全部においてダメだった。ビッカーの初日、すべてのクラブが評価チームをその者の部屋に派遣して、彼を、そして、ビッカー仲間としての彼の可能性を査定するのだ。日が進むと、その者に関心をもたなくなったクラブは人を送ってこなくなる。3日目には、私たちの部屋にはほとんど使者が来なくなり、来続けている人たちのなかにトップの階層のクラブからの人はいなかった。私はジョイスに状況を報告し続けていたが、彼女はパニックになり始めた。エリートクラブに所属しているかどうかで測られるのは本人の名誉だけでなく、ガールフレンドの名誉もなのだ。その週の終わりの時点で、私は、底辺層のいくつかのクラブに誘われただけだった。それらは底辺から数えて5つ目までのグループだった。私は比較的受け身だったし、その上、私の友人たちもたいてい同じ結果だった。しかし、ジョイスは激怒し、私がもっとよいクラブに入れるように請願をすべきだと主張した。また、私は、おじから、もっとよいクラブを目指すべきだと圧力を加えられていた。そういうことで、屈辱的なことではあったが、よいクラブに入れてもらえるための請願書を回して署名を集めた。そして、私は自分が求めていたクラブに入ることができた。しかし、運動にはモヤモヤしたものが立ち込めていた。より下位のクラブに行くことになっていた友人たちは、私がその人たちを切り捨てたと感じ、私と絶交した。私は、ガールフレンドと家族を喜ばせるために、よいクラブに入ることを請願した。私は自分自身の「自己」をもっていないと感じることがたくさんあったが、こういったこともその1つだった。私は自分が何者なのかわかっていなかった。私はカメレオンのようだった。

　ジョイスと私はさらに1年間ずるずると過ごしたが、私の心は恋愛関係には

なかった。私がそれをひどい形で終わらせたのは、彼女の両親と過ごしているバケーションの最中だった。私たちはベランダにいた。月夜だった。ジョイスは結婚について話し始め、彼女は私たちは結婚すべきだと思っていた。私ははめられたと感じていた。私は恋愛関係にいたくなかった。まして結婚関係には。私は、何の前触れもなく突然立ち上がり、彼女とはやっていけないと言った。そういったことになるということを彼女には知らせなかったので、彼女は仰天した。それは本当に怖ろしい時間と場だった。彼女の父の反応は私にさらにショックを与えた。それまで、彼は、自分がどれほど私のことをすばらしいと思っているのかをいつも話していたし、彼の友人たちに私のことを自慢していた。しかしながら、彼は、そのとき、それは当然だと言った。彼は、私たちはお互いにふさわしくないと言った。なぜなら、私は、何代にもわたる専門職階級の家族の出身であり、彼の家族はようやく最近になって低い管理職階級にたどり着いた程度だから、とのことだった。自動車で3時間かけて帰宅したが、それは、長い、沈黙の、苦痛に満ちた時間だった。私が、自分はどのように感じているのかをわかり、それについて話し合うことさえできていれば、その破局は情動的な大津波にはならなかっただろう。

　私は愛を両側から見たのだ。振り返って今思い起こすのは、ジョニ・ミッチェル（Joni Mitchell）の歌、『ボース・サイズ・ナウ』（Both Sides Now）〔邦題『青春の光と影』〕とそのリフレイン「本当に私には愛がまったくわからない」だ。

　おおよそ同じ頃、私は自らのキャリアの計画を立てていた。18歳のとき、私は精神疾患についてもっと発見したいのだと父に言った。彼は、私がシーモア・ケティ（Seymour Kety）博士を訪ねるのを勧めた。私は、国立精神保健研究所（National Institute of Mental Health: NIMH）で彼に会うためにベセスダまで車を走らせた。大きくて堂々としたレンガ造りの建物がいくつかあり、ケティ博士は、臨床科学研究室（Laboratory of Clinical Science）の長だった。彼の複数の著書、権威ある地位、灰色の髪が私を惹きつけた。1962年当時、彼は科学の大指導者だった。その10年前に彼はNIMHの研究室を立ち上げていた。私は彼の魅力のとりこになった。私は医学校に行くことを考えていたが、新しいフロンティアは神経化学だと彼は私に説いた。

「神経化学は未来の領域なんだ。君は医学校の課程を修了するために時間を浪

費するべきではない。君は神経化学で博士号を取るべきだ。そしたら、君もNIMHに来て、私の研究室で仕事ができるよ」と彼は言った。

　誰がそんな重要人物の勧めをはねのけることができたのか？　私にはできなかった。私は研究者になって妹の情動的な苦しみを治したかった。父のハンチントン病を治したかった。家族を治す医師になりたかった。どっちみち、私の世代の誰かが医師にならないといけなかったのだ。いつも医師がいた。私の父、私のおじ、私の祖父、私の曾祖父など、6代にわたってみんな医師だった。私にはほとんど選択肢はないように思われた。私がすべき唯一の選択は、自分がどんな種類の医師になるのかだった。私は研究室に通って家族の人たちの具合の悪いところを発見し、その人たちを治したかった！　それと、自分が次の10年間に何をすればよいのかがわかり、とてもほっとしたというのもあった。

　プリンストン大学に戻り、私は急きょ神経化学を専攻することを決めた。しかしながら、私は研究室に向いているという訳ではなかった。実験は混乱することが多かったし、私は、作業をする際に、手際がよかったり整然と物事を進めることができる訳ではけっしてなかった。両肩に伝統の重みを感じながら私が確信するようになったのは、自分が世界という機械の歯車なのだということだった。私たちはすべて歯車であり化学物質だった。私の大きな目標は宇宙——とりわけ脳という宇宙——の法則を発見することだった。そうして、私は、そのような所定の法則に従って、自らの生をコントロールしたり修復できると考えるようになった。振り返ってみると、私は世界を私の外にあるものとして体験していた。世界は、体験によってではなく、道具によって発見されるべき何かであった。私は生の表層を漂っていた。物知りで雄弁ではあったが、誰かに対して情動的に近しくなるということはなかった。妹のラークには、私がそういった人工的な状態にあることがわかっていた。

　1963年のある日、彼女は私を引き寄せて言った。「ボブ・ディラン（Bob Dylan）のこの歌を聴くべきよ。お兄ちゃんのことを歌ってるわ」

　彼は『やせた男のバラード』(Ballad of a Thin Man)〔邦題『やせっぽちのバラッド』〕を歌っていた。彼がきしむような声で荒く言葉を生み出すと、生の震えが私のなかを駆け巡ろうとするのを感じた。とくに「何かが起こっているけど、あんたにはそれが何かわからないよね。ジョーンズさん？」という彼の言葉は私に

向けて語られているように感じた。

　1963 年 11 月 22 日、私はこの国の他の人たちとトラウマをわかちあった。1963 年に生きていた人たちのほぼすべてが、その日どこにいたのかを覚えている。私は、「文学における宗教的観念」の授業が終わり、教室を出ていこうとしていた。そのとき、ケネディ大統領が撃たれたという知らせを学生たちが叫んでいるのを聞いた。そんなことはありえないように思われたが、実際に起こったのだ。若くて、人びとをインスパイアしている大統領がどうして亡くならないといけないのか？　まもなく、気分が悪くなり、吐きそうになった。次の日、私は、事実を受け入れることができず、呆然として、医務室で過ごしていた。数日後、感謝祭のため、私はラークとモインおじ（Uncle Moyne）とともに祖母の家に行った。おじは、葬儀以来、ずっと喪服を着たままだった。彼は、中・高校に在学中、そして、プリンストン大学の 1 年生のとき、ケネディとルームメイトだった。彼らは親友同士だった。

　その次の年、私のシニア・リサーチ・アドバイザーのアーサー・パーディー（Arthur Pardee）博士は、私に、もっと注意深くなれとずっと言い続けた。彼は、私の研究室に来るといつも、ガラス器具を作業台の端から遠ざけて、「研究室でのたいていの事故は、ガラス器具が作業台の端に近すぎるから起こるのだよ」と言っていた。彼は私にビクビクしていた。しかし、自らの家族を治したいというモチベーションが、私に研究室での作業を成し遂げさせた。大学のルームメイトは、「君は研究の世界に行くようなタイプの人じゃないよ。君は人間に関心をもちすぎているみたいだから」と言って私に警告を与えようとした。それに対して、私は、「人は本気でやれば何でもできるんだよ」と答えた。彼が正しいことはわかっていたが、私は、自分がしたいことは重要ではなく、重要な人たちから私がするべきだと言われたことをすることのほうが重要だと感じていた。研究をすることで、私は父の不幸の生化学的基礎を発見できると確信していた。その夏は、プリンストン大学で、卒業研究として始めた研究を完成させ、発表できる研究をなんとか自らのものにすることができた。私はカリフォルニア大学バークレー校（University of California at Berkeley）〔の大学院〕とウィスコンシン大学（University of Wisconsin）〔の大学院〕に合格した。私はウィスコンシン大学を選んだ。なぜなら、バークレーのほうはラディカルすぎると思ったからだ。

第 1 部　私の生をリカバーする

　その夏の終わり、母、父、ラークとともに、デラウェア州のリホボスビーチで何日間かを過ごしたが、そこで私たちはよい時間をもつことができた。そして、私が去ろうとしているとき、ラークと母が激しく泣き、私は途方に暮れた。父はいつものように平然としていた。私は、これが家族で一緒に過ごす最後のバケーションになるとはまったく思わなかった。しかし、彼女らはそうだと強く感じていた。のちになって、彼女たちは自分たちが本当に私を失うと感じていたのだということがわかった。

　私は、はるかな中西部に向かった。自動車を運転しながら、私は彼女たちの涙を不思議に思い続けていた。私は自分ひとりでやっていたので、どれだけ彼女たちが私に愛着をもっているのか、長い年月がたつまでわからなかった。私は、まず、ロングアイランドのコールド・スプリング・ハーバーに向かい、パーディー博士のいるところで、私の研究に関する発表をおこなった。聴衆のなかには、フランシス・クリック（Francis Crick）とともにDNAの構造を発見したジェイムズ・D・ワトソン（James D. Watson）もおり、私は怖れおののいていた。その後、私は、生活に必要なすべての物を詰め込んだフォルクスワーゲンのビートルに潜り込み、ウィスコンシン州のマディソンに 24 時間かけて直行した。そこでは新しい教育、すなわち政治的教育が私を待っていた。

　私は、同じ世代の多くの子どもたちと同じように、1960 年代後半の壁にぶつかった。私たちは 1950 年代の『ビーバーにおまかせ』（Leave it to Beaver）〔邦題『ビーバーちゃん』〕[17] 的生活を送ってきた。私たちは管理され、産業化されていた。テレビは完璧な家族のモデルを提供していた。何をすべきかを最もよく知っているのは父親だという家族だ（母親は王座の背後に潜む権力者なのだが）。すべての問題は技術で解決できると私たちは教えられた。私たちは、「化学によるよりよい生活」というデュポン社 [18] のスローガンを信じ、ピケットフェンス [19] のある持ち家で暮らすというアメリカン・ドリームをすべての家族が達成できると信じていた。ベビー・ブーマーはこの夢――あるいは悪夢――の只中に生まれた。私は第二次世界大戦中に生まれた。だから、私は、テレビが浸透する前の生活についていくらかは覚えている。私たちの家族が最初にテレビを手に入れたのは 1953 年のことだった。私のヒッピー生活の絶頂期、私が 27 歳の頃、19 歳の若い女性が私の世代をうらやましいと言っていたのを思い

出す。彼女によれば、60年代の学生運動で生活がひっくり返る前に生活がどんなふうだったのか、私たちは少なくともそれを知る機会をもっていたとのことだった。たしかに彼女の言うとおりだ。私はベビー・ブーマーよりも年長である。でも、自分はその人たちと同じだと私は思っている。たとえば、25歳のとき、私は初めてメスカリン[20]に手を出した。

　私がフォルクスワーゲンをマディソンに走らせた1965年、私の両親のステレオタイプ化された世界や、東海岸のWASPとしての私の生活は滑り落ち始めた。私の自己は機械的になっていたが、その内部では新しい意識の種が中西部の土壌に根を下ろしていった。私の真の「自己」に近い、新しい私が、私の以前の自己の亀裂から姿を現しはじめていた。

　マディソンは、私が到着した頃、すでに政治活動で沸いていた。協同組合式レストランのグリーン・ランタン（Green Lantern）は、プリンストン大学のイーティング・クラブとはまったく異なるということがわかった。ウエイターはおらず、メンバーが、調理を除くすべての仕事をしていた。120人のメンバーが、週に6日間のランチと夕食のために、1週間あたり7ドル50セントを払っていた。夕食のあと、ラディカルな学生リーダーたちが、アメリカ帝国主義の悪と、ベトナム戦争を終結させる必要があることについて講演をしていた。その人たちは、次のデモのためにどこに集まればよいのかを伝えていた。最初、私はその人たちの分析に抵抗していた。私はまだ政府の信奉者だった。しかし、その人たちは私の確信に大きな亀裂を生じさせていった。

　ある日、友人のローレン（Loren）が言った。「まさか君はウォーレン委員会報告書を信じてないだろうね？　あれが隠蔽工作だっていうことは知ってるよね」

　私はその主張にひどく混乱させられた。そんなはずがあるものか。しかし、彼は情熱的だったし、情報をたくさんもっていた。私にとって、ケネディ大統領を失うことは家族の一員を失うようなものだった。ローレンは続けた。「僕は弁護士のマーク・レーン（Mark Lane）と仕事をしてたんだけど、僕たちはウォーレン委員会報告書が隠蔽工作だということを発見したんだ。証拠を見れば、共謀があったということ、そして、単独の狙撃者だけの仕業ではなかったということがわかるんだ」　彼はマーク・レーンの本、『急ぎすぎた判決』（Rush to

Judgement)〔邦題『ケネディ暗殺の謎：オズワルド弁護人の反証』〕を引用した。私は聴き、話し、読み、考え、そして、彼が正しいという結論に至った。そして、私は自分自身に問いかけた。「政府がケネディの暗殺について嘘をついていたということなら、政府は他にどんなことについて嘘をついてきたのか？」　ローレンはその問いに対する答えをもっていた。彼は私に尋ねた。「君は、なぜ僕たちがベトナムで戦争をしているのだと思う？」　私は、標準的な、政府の回答を述べた。「共産主義と戦うために僕たちはベトナムにいるんだ。もしベトナムが陥落すれば、東南アジアのすべての国が共産主義になってしまうだろう」

　彼は首を横に振った。「違う。僕たちがベトナムにいるのは経済的な利益を守るためなんだ。企業が自分たちの原材料を必要としてるんだ」　話を聴いているうちに、私には、良家のお坊ちゃん的自己の固い確信が割れていく音が聞こえてきた。私は、闇雲に信じることから、闇雲に疑うことへと移っていった。自分は誰を、あるいは、何を信じればよいのだろうと思った。

　私は変わる必要があるという忠告はほかにもあった。ある知り合いは私をそばに引き寄せて、私の人間関係の作り方を心配していると言った。彼女によれば、私は表面的には愛想がよいが、彼女や他の人たちは、私が人びとを情動的に近寄らせることがけっしてないことに気づいているとのことだった。彼女の言葉はピンときたし、痛かった。なぜなら、心の底では彼女が正しいことがわかっていたからだ。私が自分自身をどれだけ注意深く守っているのか、彼女は気づいていたのだ。生まれてからこの方、22年間、このきっちりと構築された存在様式──あるいは不在の様式──が、しっかりと、そして、情動を極力排除したやり方で、私を動かしてきたのだ。

　大学院の1年目の冬、私はサラ（Sarah）に出会った。彼女は、私に欠けている類の感情を表現しているようだった。私たちは親しくなった。とくに、私が彼女の味方になって、彼女の父親に反対したり、ベトナムでの戦争に反対しているときに。サラは、生に対する私の科学的なアプローチが不快だった。私は、寂しさと、自分は誰かと関わりをもっているべきだという気持ちに押されて、彼女と一緒にいたのだと思う。23歳になってすぐ、私は彼女と結婚した。なぜなら、人は一緒に寝たら結婚するべきだという古臭い考えを私がもっていたからだ。また、自分は結婚に適した年齢だとも考えていた。私は、相変わらず、

プログラムか学校の宿題のように自らの生を営もうとしていた。私は権威のある人たちに、自分がするべき正しいことは何なのかを尋ね、自分がそれをどのように感じているのかには関係なく、その人たちの計画を実行していた。私には、生化学者になり、結婚するというプログラムが組み込まれていたのだ。彼女は結婚したいとはあまり思っていなかったが、私は彼女を説得した。結婚式の日、私の兄が不安はないのかと私に尋ねた。「まったくないよ」と、私は自信たっぷりに答えた。結婚するということを、追試験を受ける程度のこととしてしか感じていなかったのだ。

　実は、その頃、私はほとんど何も感じていなかった。私は感情をあまりにも怖れていたので感じることができなかった。感情が働かなかった。その上、ある夜、私は目を覚まして、「僕が欲しいのは事実なんだ！　厳しくて冷たい事実なんだ！」と叫び、妻は仰天した。私の非感情的アプローチは、彼女の気持ちを冷やし、私とのつながりを断ち切った。私は親密な関係をもたず、ますます長い時間を研究室で過ごしていた。家に帰ると、私は非難された。彼女は、シャワーを浴びたあとは忘れずにシャワーカーテンを閉めておくように、あるいは、テーブルにパン屑を残したままにしないように私に求めた。私は、彼女が毎晩同じ料理を作ることに不平を言った。

　マディソンでの私の3年間は、私の旧い自己と新しい「自己」との間の格闘の3年間だった。私の旧い自己は、ジェラルド・ミュラー博士（Gerald Mueller）の指導の下で、細胞成長の謎を解明しようと忠実に化学物質を測定し続けていた。私は父のハンチントン病と妹の拒食を治すためのスキルと知識を開発しようとしていた。しかし、ひっくり返りつつある世界のなかで、私の新しい「自己」はそういったキャリアの重要性を疑問視するようになっていった。

　私は3年間でミュラー博士の研究室を出ることにした。とても多くの大学院生が7年も8年もそこから出られずに留まっているのを見たからだ。私は、ベトナムに送られるのを避けたかったので、まず公衆衛生サービスで仕事をしなければならなかった。そして、NIMHを任地にすることは可能だった。そこで、私はNIMHのケティ博士に手紙を書いた。返信があったが、それはジャック・デュレル（Jack Durell）博士からの手紙だった。彼が私に知らせてくれたのは、ケティ博士はNIMHを去ったこと、しかし、私はNIMHに来てデュレル博士

と仕事ができるということだった。ケティ博士が私に指南してくれてから6年後、私はNIMHに戻ることになった。

　デュレル博士は、これまで私が慣れ親しんできた人たちよりも、人当たりのよい人だった。彼は粋なスーツに身を包み、研究者のようには見えなかったし、そういった雰囲気もなかった。彼は精神科医だったが、私に言った。「君は私とうまく仕事をやっていけるだろう。そして、キャリアをさらに積み重ねることができるだろう。なぜなら、私はこの領域では高い評価を受けているから。今、私は研究を統括してるけど、精神科病院も開くつもりなんだ」 私はそういったことに疑問をもち、自分はほんものの研究者を見つける必要があると思った。そこで、私はNIMHの案内板のところに行き、シーモア・カウフマン（Seymour Kaufman）博士の名前を見つけた。私は、彼がアミノ酸合成の生化学に重要な貢献をしたというのを思い出した。彼は重要な補因子を発見し、それはpterinと名づけられた。この化合物について文献を読んだことはあったが、発音されるのを聞いたことはなかった。私は彼の研究室に行ったが、彼の外見はとても印象的だった。彼はシニアサイエンティストだったが、いまだに白衣を着ており、それは汚れていた。彼がまだ研究室で仕事をしていることは明らかだった。私はすばらしいものまね鳥だったので、私が彼の仕事に惹きつけられたという話を彼は聞きたいに違いないと思った。それで、私は彼に、pterinがチロシン生合成に必要とされることを見出したのはなんとすばらしい発見なのかと彼に伝えた。私はpterinを発音するとき、pを音にして発音した。

　彼は私の間違いを正した。「テリンのことでしょ」とpを音にせずその語を発音した。
「はい、私が言いたかったのはそれです」
　私は自分がデュレル博士に会ったことを話した。しかし、私が彼にがっかりしたことは話せなかった。
「うん、ジャックは知ってるよ。彼は私の友人なんだ。私がうつになると、彼はいつも、テレビを観るように言うんだ」
　私は自らの教育的背景について話した。
「プリンストン大学に行くということで君はよいスタートを切ったと思うけど、ウィスコンシン大学についてはどうなのかなと思う」

彼はちょっと地位にこだわりすぎるところがあるようだったが、私が彼の研究室で仕事ができるかどうか尋ねたところ、彼は同意してくれた。

私は、博士論文の口頭試問のためにマディソンに戻った。

第2章

自分自身の声を見つけ出す

　1968年9月、私が博士論文の口頭試問を終えたその日は、私の人生のなかで最も幸せな日々の1つになるはずだった。私は24歳で生化学の博士号を取ったのだ。私が充分な研究成果をあげ合格したことを5人のシニアサイエンティストが告げ、私は部屋から飛び跳ねて出たことをはっきりと覚えている。私が研究室に走って入ると、みんなが喝采を送ってくれた。私は妻に電話をかけた。彼女は、私たちの住居を見つけるため、3週間前にワシントンD.C.に発っていた。「聞いてくれる、サラ！　博士論文の口頭試問に合格したんだ」
　沈黙のあと、彼女は石のような冷たさで「すばらしいわね」とだけ言った。私の心は沈んだ。
　何かがとても間違っているというのはわかっていた。次の日は一日中、冷淡だったサラの声から気を逸らせながら、お別れを言ったり、荷造りをして自分自身を忙しさに追い込もうとした。ナショナル空港（National Airport）に到着すると、私は、すべてが大丈夫であって欲しいと思いながら、駆け寄ってサラを抱いた。しかし、彼女のよそよそしく、人間味がなく、物質的な反応は、そうではないということを私に教えてくれた。
　「私たちは話をしないといけないわね」が彼女の決定的な言葉だった。
　その夜、食事のとき、彼女は爆弾を落とした。私たちの結婚生活は終わり、去りたいと彼女は思っていた。私は自らの世界が崩れるのを感じた。彼女が私から去りたい理由を説明して欲しいと私は彼女に求めた。彼女は、生に対する私の冷たくて科学的なアプローチを挙げた。今思い返すと、誰が彼女を非難できるのか？　しかし、そのとき、私は彼女を激しく非難した。
　サラが去り、私の旧い自己が分裂した。私は24歳で、博士号を手にし、夢

第2章　自分自身の声を見つけ出す

にまで見た NIMH での仕事を始めようとしていた。しかし、私は、〔ポーの詩、『大鴉』に出てくる〕「もうけっしてない」[21]という言葉を思い出しながら、ポーのオオガラスの影の下でうつ伏せになって床に倒れていた。私の妹、ラークは皿の上に『大鴉』(The Raven) を見事に描いていた [口絵③]。

　　そして　大鴉は　飛ぶこともなく　静かに座り続ける
　　私の部屋のドアの上方の　青白いアテネの胸像の上に
　　その眼は　悪魔の夢見る眼
　　ランプの灯りが　大鴉の影を床にうつしだす
　　床で揺らめくその影から　私の魂が抜けだすことは
　　もうけっしてない！（nevermore!）

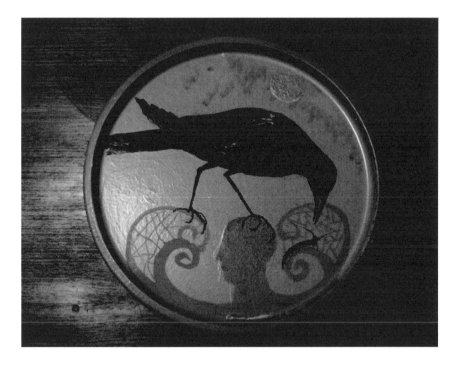

　ポーの別の作品、『メールシュトレームに呑まれて』(The Descent into the Maelstrom)[22]という物語は当時の私の気持ちを表している。そのなかで、漁師

第1部　私の生をリカバーする

は巨大な渦巻き、メールシュトレームに呑み込まれ、サバイバルをめぐる幻想的な物語を語る。私は、小さい頃、トンネルにとらわれてしまうという怖れをもっていた。そして、のちには螺旋のことで頭がいっぱいになった。私は螺旋の外向きの回転に焦点をあてようとしたが、ある友人によって、螺旋は死を暗示しているのだということを確信させられた。私は、トンネルと内向きに回転する螺旋の組み合わせを、自分を呑み込む渦巻きのように感じるようになっていった。混乱している何年間かの間は、自分が絶望感と絶望の大渦巻きに呑み込まれていくように感じていた。最初の下方への回転は解放的なものだった。というより、義務による私の魂への支配を打ち破るためには、それを体験しないといけなかったのだろう。ポーの物語において、大渦巻きへの落下は、漁師が死の怖れと直面することを表していたのだろうと思う。とりわけ印象的なのは、彼が大渦巻きの底で虹を見るということである。彼はそれを時間と永遠性との間の架け橋だと呼ぶ。虹と架け橋というテーマは私の人生のあとの方で登場することになる。

　サラが出ていった数日後、私は次のように書いた。

　　私が自らの本質に注意を向けるようになってから、多くの貴重な時間が過ぎた。かつて、私は感覚と行動の世界から孤立していてとても不安だった。セックスは大きな悩みだった。かつて、私は情動と理性の問題を深く考えていた。私がはっきりと覚えているのは、1962年6月にプラトン（Plato）を読んだあとの最初の感想の1つだ。そのとき、私は非常に筋の通ったやり方で情動よりも理性を選んだ。私は、私の母が同じように選んでいたことに気づいた。時が過ぎ、6年後の今、私は、自分が防衛的で、自らの情動に支配権を渡すのが怖かったのだと思っている。それは、おそらく、本当の私であることが怖かったからなのだと思う。かつて、私は、自分自身として文章を書くのではなく、あたかも自分がすばらしい物書きであるかのように文章を書いていた。気取った態度に満ちていた。今、自分自身に対する探究が始まった。私は何者なのか。成功の年月を送ってきたが、私はどこに立っていたのか？　私自身の大部分は隠されたままであるように私は感じる。

　　現在の私の状態に私を導いた最近の出来事を簡潔に振り返ろう。私はそれらの出来事を大切だと思っている。なぜなら、それらが私の人間性を充分に掘り起こしたので、私

は心底からのこういった反応を得ることができたからだ。

　そして、私は、その夏、妻との関係がどれだけひどくなっていたのかを書いた。次のような振り返りである。

　　おそらく、彼女は、私が怒ることができないことに混乱していたのではないか？　おそらく、もっと深い部分では、結局、結婚したことに混乱していたのではないか？　魔法は終わり、もうさほど私を愛していないのだと、彼女は言っていた。彼女はときおり私を愛するだけだった。事態をさらに悪くしたのは、私が彼女をまだ愛していたことだった。私は夫婦のためのカウンセリングを受けることを提案したが、彼女は笑っただけだった。長い夏がずるずると過ぎていった。どちらも心から話すことはなかった。なぜなら、それは涙を意味するだけだったからだ。
　　月曜日になり、私は帰省し、私の不幸な状況を報告することになった。私以外にこんな不幸を被っている人はいただろうか？　しかし、母はあまり同情的ではなかった。私はひどく腹を立てたが、怒りを表現することはなかった。うんざりするくらい、役割に夢中になっていたのだ。そして、反射的に、それは問題ではないと思っていた。私は、子ども時代を通して、母に怒りや不満を表現することはほとんどなかった。

　以上は、私の内なる対話を書いた最初の著述であり、1 年以上にわたって書かれた。
　サラが去る 2 週間前、私は彼女にカップル・セラピーに行って欲しいと再び懇願した。
　彼女は笑った。「何の役に立つの？　私は結婚していたくないの」
　彼女は、非常に優秀なソーシャルワーカーによる 1 回のセッションに行くことに同意した。セッションの終わりに、そのソーシャルワーカーは、私が精神分析を受けるべきだと言った。
　「あなたはすばらしい潜在的な可能性をもっているけどそれを実現できずにいます。あなたの情動的苦しみのためです。あなたはドストエフスキー (Dostoevsky) の小説『白痴』(The Idiot) の主人公のようです。セラピーはあなたが潜在的な可能性を解放する助けになるでしょう」

第 1 部　私の生をリカバーする

　私は楽観的な気分になった。セラピストはサラが個別に彼女にかかり続けることを勧めた。しかし、彼女はその次の週、去っていった。彼女の決心は固かった。私は、デュポン・サークルの近くの、2つのベッドルームのある、集合住宅の一室で、突然、耐えられない寂しさに襲われた。
　サラが去ったすぐあと、私は次のような手紙を私の母に書いた。しかし、手紙は送られなかった。その手紙は正直すぎると感じたし、自分が母について何を感じているのかをさらに深く理解する必要があると考えたのだ。

　　お母さんへ
　　私たちが重要な時期に連絡を取り合うというのはなかったですよね？　なかったと思います。少なくとも私の側からは。楽しかったことや表面的なことを伝えることはあったけど、心の底にある重要な気持ちを伝えるということはありませんでした。お母さんを傷つけるつもりはありません。お母さんは大変な状況でできるだけのことをしてくれました。それ以上のことは不可能だと思います。これは私のためにすることです。というのは、私はついに気づいたのです。失われた自己という暗闇が、いたるところ、とくに私の背後にあることに。私たちは本当にお互いに率直だったでしょうか？　違います。私が完璧でないといけないという話は、誤りに陥りがちな本当の私をひどく傷つけるものだったし、いまだにそうなのです。
　　おばあちゃんがよく話していた完璧性についてのお話を思い出してください。いとこのジョン（John）が5歳くらいのとき、おばあちゃんは、彼の父親は完璧だと彼に言っていました。
　　幼いジョンは同意せず、言いました。「おばあちゃん、完璧な人なんていないんだよ」
　　おばあちゃんは答えました。「あなたのお父さんは完璧よ」
　　ジョンは自らの見解にこだわりました。「おばあちゃん、もし僕のお父さんと一緒に暮らさないといけなくなったら、たぶん僕のお父さんが完璧だなんて思えないよ」
　　私は自分自身についても同じように感じたのです。完璧な人なんていない。というか、完璧でないことが私たちを人間たらしめているのです。そして、私は、自分をとても人間的にするものをたっぷりもっています。お母さんには、私を完璧な役割に押し込めたいという欲求があったのだと思います。他の子どもたちがどのようにふるまっているのかを思いめぐらせながらそうしたのでしょう。私はお母さんのそういった欲求に気づい

ていましたが、それは義務以上のものでした。私は、自分自身でもそのように考えるようになり、不可能なことをしようとしてきました。本当に「立派な少年」であろうとしてきました。そして、そういうふうにすることで破壊的な影響が生じました。私は他の人たちと親密につきあうことはありませんでした。

　表面的に私は順調にやっていました。でも、心と心とが交わる場面になるとうまくいきませんでした。なぜでしょう？　私が思うに、大きかったのは、私が優越感をもっていたからであり、そういった感覚はうぬぼれやわがままでした。温かさや謙虚さなどを明らかに欠いている人、他の人を励ましたり、ほめたり、そして、なにより、もう一人の人間として尊重するのではなく、他の人を卑下したり、打ち勝つのに一所懸命な人、そんな人を誰が好きになれるのでしょう？　ええ。私は自らの仲間をそのように見ているのです。おもしろいことにお母さんはこう言うでしょう。私がお母さんと仲良くしている（そうでしたか？）のと同じくらい、私が他の人たちとすばらしく仲良くやっていると思っていたって。お母さんは、ラークに同様のものの見方を吹き込みました。かわいそうに、彼女は、私が私のクラスで一番人気があるのだとつねに思っていました。完全な間違いでした。私はのけ者でした。変わり者で、そうあることにのめり込んでいたように思います。他の人たちをめぐるこういった問題に対する私の解決法は、自分は他の人たちを本当に必要としていないのだと思うことでした。自分は自立した人間であり、仲間がいなくてもやっていけると思うことでした。そして、私は、自立や自分頼みの名のもとで、とても寂しい子ども時代を送っていたのです。それらは、私にとって、なんと怖ろしく間違った防衛機制だったのでしょうか。ああ、私はなんと器用に防衛機制を使っていたのでしょう。

　もう１つの問題は感覚の欠如でした。私は自分が基本的に非常に感覚的な人間だと思っていますが、長い間、みんなから、あなたは感じないねとずっと言われてきました。概して、私は感覚を間違ったものとして見なしていました。でも、間違ったものだったのでしょうか？　見方を変えれば、感覚は正しかったのです。私は、避けることのできない痛みを避けようとして自らの感覚を麻痺させていたのだと思います。その痛みというのは、とりわけ他の人たちとの関係のなかで、私の本当の姿に直面することから生じるものでした。感覚をそのように意識的に鈍らせようとする、私の動機は強いものでした。お母さんから受け継いだ、私自身のものの見方が問題でした。私は完璧なのだというものの見方が。

第1部　私の生をリカバーする

　もし私が自らの感覚をフルに使っていれば、私は完璧からほど遠いのだということがバレていたでしょう。そういった矛盾は大きな不安を引き起こしていたでしょう。だから、私は、他の人たちが言ったり考えていることに注意深く目を向けようとはしなかったし、自分以外の人を信じようとしなかったし、自分自身に誠実であろうとはしませんでした。このようにして、私は厳しい現実から自分自身をうまく孤立させていたのです。寒気がするような現実に私が向き合ったのは驚くほどまれでした。もちろん、向き合ったときは、激しいショックを受けましたし、一時的に動揺しました。そういった出来事の１つは、高校生のときマーリーンに拒絶されたことでした。私は輝ける鎧を着た彼女の騎士ではないと彼女が言ったとき、ああ、私はどれだけ激しく泣いたことでしょう。明らかに、彼女は、その夜以降の私の将来を心配しました。今、私は彼女の心配を理解できます。彼女とは、たった３か月間、週末にデートをしただけでしたし、私はとても熱くなっていたということでもありませんでした。しかし、彼女が私と一緒にいたくないと言ったとき、私は何時間も泣きました。別の出来事は、エルクリッジ・クラブ(Elkridge Club)での、社交界デビューのためのパーティでした。私はジョニー・ストックブリッジ(Jonny Stockbridge)の背後に座っていたのですが、彼が誰かにこう言うのが聞こえました。「あのフィッシャーは本当に変わってる(あるいは、変だ？)よね」私はショックを受けました。そういったイメージをそれまでの人生のなかで作り上げてきたのですが。

　若い頃、避けることができなかった他のショッキングな現実としては、身長のことと、他の者との競争がありました。背が低かったことが私に与えた影響はあなどれません。私の身長は、私の年齢にしては、平均よりもかなり低かったのです。どんなに感覚を麻痺させても、あるいは、自分自身をだましても、そういった事実は隠せませんでした。それは日常における疑いようのない現実であり、一晩寝れば消え去るものではありませんでした。背が低くて、みんなが私を見下ろしていたことについて、とても苦しい気持ちがよみがえってきます。自分を見下ろしている人たちに対して優越感を感じるのは難しいことです。そして、競争がありました。私はつねに激しく競争をしてきました。なぜでしょう？　なぜなら、それが完璧性と優越性のイメージを検証するためのさらなる方法だったからでした。そして、そういったイメージはお母さんが私に編み込んだものでした。単にイメージに合致するためだけに私は勝たないといけませんでしたし、運動会でも、パウンス(家庭用トランプゲーム)でも、成績でも、とにかく負ければ大き

第2章　自分自身の声を見つけ出す

な打撃となりました。本当に、負けは涙に値するものでした。そんな気構えで試合に臨むような人がよい競技者になれるでしょうか？　なれません。

　そして、情動の問題がありました。自分が、本当に気にかけている人に対して本当に誠実でありたいと思うのであれば、自らの仮面とバリアを壊し、ありのままの自分でないといけません。私はどうかというと、そうしようとはするのですが、やめてしまいます。私は、人びとに対して、自分で自分自身を知っている以上に知らせることができませんし、私が知っていることはとても限られています。そうなると、ゲームを始めなくてはなりません。ありのままの自分ではないというゲームです。生じるかもしれないことを怖れて情動的には反応しません。愛を失うのが怖くて怒ることができません。実際には怒りを表すことができないことで愛を失ってしまうのですが。愛の表現が自発性のないものになります。私は、強くてほとばしるような愛ではなく、囚くて弱らせられた愛着を表現します。そういった愛着は、すぐに、単に誰かをそばにいさせるためだけの依存やしがみつきだというのがバレます。

　親密な結びつきにおいて人びとがどのように交わるのかは複雑です。結びつきはそれらの人たちのありように大きく左右されます。それぞれの人は自らの感情を表しますが、自分自身に対してそれができないと他の人に対してそれができないことは明らかです。私は、話さないのではなく、理詰めで考えながら話します。今ここで物事が私をめぐってどうあるのかを感じるのではなく、私が考えるところの物事のあるべき姿を話します。私はやはり、多くの悩み事が、旧いダンについての完璧なイメージから来ているように思います。ダンが本当に「立派な少年」だったら、彼は立派なことをしたり感じることしかできません。もし彼が、憎しみや落ち込みといった、立派ではないことを感じると、実際にそうである自分の状態（感情のコントロールに失敗しており、批判に耳を傾けることができない）と自分があるべきだと感じている自分の姿との間に大きな葛藤が生じます。なぜこのようなことになるのでしょう？　それは、お母さんが私に対して求めているのは、私が自らの感情や欲求を完璧にコントロールできることだからであり、完璧な人は何をしても止しく、それゆえ、批判は間違っているということになるからです。そして、そういったことは善悪の問題を私にもたらしました。ジョイスとの関係、サラとの関係、2つの深い関係において、私はよい人だとつねに言われていました。私はそうなのかもしれないけど、よくわかりません。私は、あるべき自らのイメージに合わせて、よいことをして、よい振る舞いをしています。しかし、私はそれらをよい行為

だとかよい言葉だと感じているでしょうか？　感じていないと思います。それらは、私の情動がそうであるように、空疎で偽善的です。私がよいのか悪いのかは重要ではありません。私はなによりもまず私でなければならず、つかの間の文化的価値しかもたないそういった表面的なラベルは捨て去るべきなのです。

　以上から明らかになるのは、私は完璧ではなく、それからほど遠いということです。私が完璧に近づこうとすればするほど、私は私から離れていきます。私は、お母さんに、お母さん自身の内面を注意深く徹底的に見つめて、なぜ私を、人間的な人ではなく、完璧な人として描いたのか（そして、描いているのか）、そのさまざまな理由を探ることを求めます。もう一度強調したいのは、それらの理由は互いに矛盾するものだということです。皮肉なことに、お母さんは、神性がキリストの人間性をダメにしてしまうという理由で彼の神性を受け入れませんでしたが、私の上に神性を積み上げるために私の人間性をダメにし、破壊することは気にかけなかったのです。それはお母さんにとっては治療的だったでしょうが、私にとっては健康を害するものだったのです。

　責任の問題についてですが、私はそれをお母さんに負わせすぎていて、自分では充分には受け入れていないように感じています。私には、違ったふうに行動する選択肢はつねにありました。振り返れば、その道筋は明確ではなかったり、容易でなかったりしましたが。私は、私の弱さの深さに、そして、弱さを見過ごすことでもたらされるダメージにもっと早く気づくべきだったのです。私は、そのような自己欺瞞に生きることを自分自身にゆるすべきではなかったのです。私は、自分が本当にとても異常な振る舞いをしているという事実に直面すべきだったのです。また、なにより、他の人たちを必要とするということや大切にするということを早い時期に実感するべきだったのです。（今はそういったことは人間の欲求だと思っています。）天才（私はそうではない）やアーティスト（私はそうではない）は仕事に人生や生活をかけます。しかし、私は、そういった偉業を達成するつもりはありません。結婚生活や子どもといった日常的なことに関心をもっているのです。私は、そういったことにおける人びとの大切さに対して現実的であるべきなのです！

1週間後、私は次のように書いた。

　1か月たって、その間、精神科医に何回か診てもらって、日曜日の朝、私は部屋のな

かにひとりで座っています。私は海図のない海で迷子になっています。それは、私が自らの人生のうちでなんとかして避けたいと思っていた状況です。サラは1ブロック離れたところで暮らしています。私たちにとって未来はおぼろげです。私は彼女を忘れてこういったことを終わらせることだけを求めています。しかるべき時間を経たあとに離婚して、新たに出発したいと思っています。しかし、それは無理のあるバカげた方法です。いまだに、私たちは、木曜日の夜のあけすけで涙に満ちた数々の告白によって強く縛りつけられています。だから、私たちは、それぞれが海図のない海に留まって、時間のみを信じなければならないのです。彼女は夫婦カウンセラーや友人たちとつながっており、私は精神科医や友人たちとつながっています。精神分析を受けるのか受けないのかを決めないといけないので、今日は私にとって重要です。私は自分自身に問いかけています。私は、そういったものを必要とするくらい混乱しているのだろうか？

私は、チェスナット・ロッジ（Chestnut Lodge）[23]で、ロッジの創設者の息子である、ジェームズ・ブラード（James Bullard）博士から精神分析を受けた。（そこは、ジョアン・グリーンバーグ（Joanne Greenberg）が癒えるのを助けたところである。その様子は、彼女がハナ・グリーン（Hannah Green）のペンネームで書いた著書『私はあなたにバラの庭は約束できない』（I Never Promised You a Rose Garden）〔邦題『分裂病の少女　デボラの世界』〕で述べられている。）1週間に5日、午前8時の約束のために、メリーランド州のロックビルに車を走らせた。1週間に5日、私は〔催眠状態で〕動けなくさせられて長椅子に横たわり、ブラード博士の部屋の防音タイルの天井を眺めながら、意識に浮かんだことを何でも言うようにという指示に忠実に従っていた。私は、あらゆる種類の過去を吐き出した2か月間のあと、洞察、つまり、私の意識／精神の、壊れた機械装置を修復するための心的機制（メンタルメカニズム）を教えて欲しいと分析家に求めた。私は分析を自動車の修理のように理解しているのだと彼に言った。私がやって来て、具合が悪いと感じていることをすべて彼に伝え、精神の修理工である彼が精神的レンチを使って洞察を導き出し、それが私の諸問題を解決する。これが私の考えだった。ありがたいことに、彼はそれを拒み、私の旧い自己がさらに崩れた。

「あなたは、私に直してもらわないといけないんですか？」

明らかに、彼は責任を私の手に押し戻したのである。

第1部　私の生をリカバーする

*

　セラピーを受けていると、私の両親についてもっと見つけ出したくなった。両親は多くを秘密にしていた。とくに父は。ある夜、ラークと私が父に詰め寄ったのを覚えている。私たちが成長していくときに彼が何を考えていたのか、私たちは彼に尋ねた。
「私は家族の周りにいることができるだけでうれしかったんだ」と彼は言った。
　私はぞっとした。「それって、お父さんがうちの家のなかでお客さんのように感じていたように聞こえるよ」と私は叫んだ。
「そうだよ。お客さんのように感じていたんだ」と彼は同意した。
　そして、この前の感謝祭の夕食のことをどう思ったのか、私たちは尋ねた。
「強い男が何人かいたね」と彼は言った。
「どういう意味？　強い男がいたって」と私は驚いて言った。
「ルモインとチャック（Chuck）とサンディ、彼らはほんものの男だ」と彼はおごそかに宣言した。
「僕の名前を出さなかったね」と私は疑うように反応した。
「そうだな。君についてはよくわからないんだ」と彼は言って、話し合いを終わらせた。
　ラークと私は茫然とした。それは、父の考えにつながる数少ない窓の1つであり、明らかにされたことは悩ましいことだった。以前にも、男らしさについての、そして、自分が家族に所属しているとは感じていないことについての彼の問題が明らかになったことはあった。しかしながら、彼がそう話すのを私たちが聞いたのは、これが初めてだった。

*

　ハンチントン病という私の家族の遺産についてはセラピーでさほど出てこなかった。今、そのことに驚いている。この話題が家庭で取り上げられることは稀だったが、私は自らの頭上にダモクレスの剣がぶら下がっているように感じていた。ハンチントン病を50パーセントの確率で受け継いでいることで、私は自らの生を『不思議の国のアリス』（Alice in Wonderland）の白ウサギのように

第 2 章　自分自身の声を見つけ出す

駆け抜けていた。私の父の母が、徐々に神経システムが衰えていくこの障害をもっていた。私が彼女に会ったとき、彼女はナーシングホームのベッドで寝たきりの状態であり、話すことや自分で食事を摂ることができなかった。彼女が 1955 年に亡くなるまで毎週日曜日ごとに、私は、怖ろしい、尊厳が奪われたような光景を目にしていた。私が 11 歳のとき、彼女は亡くなった。彼女が亡くなったとき、私の父もそれに罹っていることはすでに明らかだった。幸いなことに、私たちの家族においては、多くの家族の場合よりも始まりが遅かった。しかし、私たち子どもは、みんな、脅威が、早すぎる死刑宣告のように私たちの上に漂っているのに気づいていた。

　次第に、強くて鍛錬された父が彼の母のように病気に屈していった。ゆっくりと時間をかけて、できることが少なくなっていった。彼の衰えについて私たちが話すことは稀だったので不安はより大きかった。私は、家族の他の者と同じように、世間に対して何食わぬ顔をしていた。両親の友人たちが私の父について尋ねると、いつも私は、調子よくやっていると言っていた。すると、その人たちは、礼儀正しく、詮索することはなかった。

　ある日、私たちは地元のカフェテリアにいた。父は列の一番後に並んでいた。〔父の支払いが済んだとき、〕レジ係が私を呼び戻し、父のトレイを運んで欲しいと言った。彼女は彼ができないことを心配したのだ。最初、彼は抵抗したが、騒ぎを避けるために、私が彼のトレイをテーブルに運ぶのをゆるした。私たちは沈黙のなかで食事をし、そのカフェテリアに二度と行くことはなかった。60 歳代の前半に、彼は、自動車の運転をやめるべきだと言われた。そして、歩くことが困難になり、オフィスに行って患者たちを診るのを諦めなければならなかった。しかしながら、患者たちは、彼をとても敬愛しており、私たちの家で診察を受け続けたいと主張した。ナーシングホームでの彼の最期の 5 年間は、彼の母が堪え忍んだものと同じだった。彼は、信じられないほどの上品さと威厳をもって厳しい試練と向き合った。

＊

　妻が去ったにもかかわらず、あるいは、おそらく、妻が去ったがために、私は、自分が研究室での仕事を通して世界に幸せをもたらすことができる可能性に焦

点をあて続けた。私は、それが自分自身の不幸であり、まず私がなんとかする必要のあることなのだとは感じなかった。感情というものは試験管のなかで見つけ出すことができるものではないのだということを私は理解していなかった。感情は生のなかに (in vivo) 存在し、ガラスのなかに (in vitro) 存在するのではないのだ。不幸にも、私は、自分自身が構築する現実に閉じ込められるようになった。私は幾分のんきな子どもだったが、そのあと、非常に深刻なおとなになったのだ。そのおとなの主たるミッションは、統合失調症に対応する化学反応を発見し、それを引き起こすと私が考えるところの化学的アンバランスを治す方法を発見することだった。

　NIMHでの私の上司だったシーモアは完全に化学者だった。生のすべての面について化学式を書くことができると確信していた。彼のお気に入りの言葉は「メカニズム」だった。私は彼の指導に従い、私たちはともに、ドーパミン、セロトニン、ノルエピネフリンといった神経伝達物質の生成を統制する酵素、すなわち、フェニルアラニンヒドロキシラーゼ、チロシンヒドロキシラーゼ、トリプトファンヒドロキシラーゼの深い秘密を探究していた。それは神経化学の究極の目標だった。私は非常によい化学者であり、多くの化学式を見つけ出した。5年間の仕事ののち、私は、熱、酸素、塩分、鉄分など、それらの酵素の活量に深い影響を与え、脳の化学的バランスを統制する、少なくとも40のさまざまな変数を発見した。

　しかし、私は、それらの神経伝達物質の化学に深くのめり込めばのめり込むほど、だんだんと私自身の自己を疑うようになった。私は、それらの化学反応にそれら自身の生命があるように感じ始めた。私は自分が生化学的な機械であると感じ始めた。私は混乱した。この化学全体のなかで私はどこにいるのか？

　2人のシーモアによる、生に対する生化学的説明に、私は信頼を失いつつあった。化学物質はすべて言葉を発しなかった。そして、それらには人間が必要だった。考えと感情をもっていてそれらの化学物質に対してどうすればよいのかを伝える人間が。こういった考えのために、気持ちよく研究室に行くのがだんだんと難しくなっていった。しかし、それは自分で選んだキャリアだった。私は、あと26年間辛抱しさえすれば、51歳で退職できた。しかしながら、まだ25歳なのに退職までの年数を数えるというのは何か違うと思った。

そして、私は二重生活を始めた。昼間は科学とNIMHでの研究に関心をもち続けているふりをして、夜になると意識の変性状態〔＝トランス状態〕を探究し、芸術的な「自己」を開かせるようになった。私の生は、自らの内に住まう2つの自己の間の格闘になった。旧い自己は毎日従順に神経化学の研究室に足を運び、統合失調症とハンチントン病の生化学的基礎を発見するという希望をもって神経伝達物質のメカニズムを探究していた。一方で、私は自らの内に新しい私を産み出しつつあった。そういった「自己」は、情動的で、芸術的で、政治的な「自己」だった。それは、世界を味わうことを求める「自己」、そして、人間性の流れに応答し、かつ、その一部である「自己」だった。

旧い自己が支配力を強めてきた。「私を手放すな、お前は私のことをよく知ってるだろ」とそれは言った。しかし、自らの旧い考え方や〔ありのままの私の〕不在という旧いあり方がうまくいかなかったことを私は知っていた。私は自らの機械的で直線的な過去に激しく怒っていた。私には、新しい存在様式を発見する必要があった。中途半端はダメだ！　私は直線的思考という私の要塞をあらゆる角度から襲撃した。モダン・ダンス、政治的演劇、共同生活、幻覚剤を通して、私は旧い自己に大きな亀裂を入れた。

次第に私は新しい生を築き始めた。私はコーコラン美術館（Corcoran Museum）のアート・コースに参加したが、インストラクターはチリ人のマルキストだった。私の最初の課題は、板の上で表すことのできる形を創り出すというものだった。私は、なかが空洞になっている発砲スチロールの立方体30個〔を角を下にして固定して、それら〕に石膏を注いだ。板に貼りつけられた同じような30個のピラミッドの単調な連なりを誇らしげに見せると、インストラクターは、私が企業経営者のように芸術をしていると言った。彼が正しいことはわかったし、芸術作品を創り出し、新しい生を創り出すために、私は自らの機械化された面を取り消さないといけないということに気づいた。

体制を満足して受け入れる人生のあと、私は政治的な異議申し立てに向かうようになった。私は人間に向かうようになったが、研究室での私の仕事を信じるのがますます難しくなってきたのがわかった。私はマリファナを吸うことで別の現実を探った。私は、自分を男として証明しないといけないと感じながら、多くの短い恋愛関係をもった。その後、9か月間、ナンシー（Nancy）との関係

に落ち着いた。私たちは、私の兄を訪ねて、コロンビアへの冒険旅行をおこなった。また、小さなエンジンのついた30フィート〔＝約9.1メートル〕の丸木舟で5日間、アマゾンを旅した。私は、それまであるとは想像しなかった、自分自身のさまざまな面を体験し始めた。

私は、ガラスの試験管のなかで存在についての深い真理を発見できるというのは疑わしいと思いながら研究室に顔を出していた。私たちははるかに化学物質の集合体以上のものであるということに私は気づき、それまでの7年間にわたる研究の仕事を信じなくなった。私の博士号は意味がないように思えた。しかし、私は、仮説を生み出し、実験をおこない、結果を分析し、エビデンスが仮説を支持するのかあるいは破棄するのかを調べるという科学的な方法を続けようとしていた。

不幸なことに、私は自分自身を被験者として使っていた。過去の自己についての記憶を対照群としながら。私はそれから6年間にわたって、私の「自己」や世界についての葛藤する複数のものの見方と格闘した。**私——そしてすべての人間——は、生化学的反応と機械的運動から成るロボットにすぎないのか？　あるいは、私たちはかけがえなく人間であり、それぞれが、化学に還元できない、自分自身の希望、夢、愛をもっているのか？**　後者が真理なのであれば、私は今何をすべきなのか？

＊

1969年秋の運命的な日、私は、ダートマス大学（Dartmouth College）での第4回白血球培養会議年次大会（Fourth Annual Leukocyte Culture Conference）で大きな発表をおこなった。私は、博士研究において解明された細胞成長のメカニズムを簡潔に説明した。自然科学における私の最後の発表となる「細胞成長のメカニズムは細胞膜におけるホスファチジルイノシトールのターンオーバーによって開始される」がどのようなものになる予定なのかを体系的に伝えた。私は自らの仕事の重要性を信じなくなっていたが、化学的変化の段階的な展開を明らかにしており、細胞成長における初期の前駆体を発見していた。（xiiページの「孤立した科学者からヒューマニストへの私の変容」参照。）

私が演壇から降りると、髭面の大学院生が私を止めた。「ねえ、かっこいい

第 2 章　自分自身の声を見つけ出す

発表だったね。クスリやってたの？」
「ううん、やってないよ」と私は答えた。
「僕たちのところにおいでよ。新しいドラッグを試してるんだ」
　涼しい、木漏れ日の、ニューハンプシャー州の午後、私たちは小さな紫の錠剤（メスカリンだとその人たちは言っていた）をのんだが、それは私を後戻りできない道へと送り出した。私は、ウサギの穴に転がり落ちていくアリスのようだった。というのは、そのトリップが私の内にある多くのものを開き、私は変わらないといけないことに気づいたのだ。
　あるとき、私は道を歩いていたが、突然、私の妻が同じ道を歩んでいることに気づいた。私たちは、生の神秘から意味を作り出そうともがいている単なる人間にすぎないのだ。その瞬間、私は彼女をゆるすことができた。そして、彼女が去った年の間私を疲弊させていた憎しみから解放され始めた。また、他のとき、私は川の真ん中にある岩の上に立っていたが、そのとき、突然、地球上のすべての人がこの瞬間にすべての他の人につながっているのだと思った。振り返れば、この洞察は、こういった体験に先立って私がどれだけつながりの断絶を感じてきたのかも物語ってもいる。不幸なことに、こういったトリップは、長い間鍵がかけられていたドアも開き、そこから発せられる目がくらむような眩しい光が私の目を見えなくした。
　何週間かあと、同じ大学院生が、私がメスカリンのトリップをもう一度やりたいかどうかを知ろうと連絡を取ってきた。今度は、私たちはどちらもガールフレンドを連れてきた。ニューヨーク州の田舎まで行ったが、トリップはスリルがあり、洞察に満ちていた。子ども時代以降、初めて、私は真の情動を感じることができた。私は、私の「自己」の世界が展開していくのを感じた。私は何かを見るとそのままイメージが記憶されるのだが、普段よりも視覚的イメージが長く保持された。ナンシーと私は野原で蛍を見た。次第に、私は、蛍の間のコミュニケーションのパターンを識別できるようになった。蛍たちは野原の端で一連の点滅をおこなうと、その後、海の波のように、安定した様子で野原を横切る。そして、蛍たちが向こう側に着くと、同じ点滅を再びおこなうのだ。私のすべての感覚が生きていた。子どもの頃と同じくらい。しかし、次第に効果は切れ、私たちは日常生活と、日常的世界の意識へと戻っていった。私は、ザ・

第 1 部　私の生をリカバーする

ムーディー・ブルース（The Moody Blues）のアルバム『クエスチョン・オブ・バランス』（A Question of Balance）のなかの歌をレコードで聴いた。私がとりわけ感動したのは、「自己」の理解を通してバランスを達成するという、その曲が伝えている思想だった。歌詞はこうである。「私は目を開いた。そして、かつてつねにそうだったやり方に気づいた」 しかし、私の目は短い時間開いているだけで、メスカリンが切れると、自分が、死んだような人間関係に戻っており、死んだ気分になる NIMH の研究室に戻っており、死んだような分析作業に戻っていることに気づくのだった。

*

　ニューヨーク州の田舎へ行き、本当に夢のようなつながりへの回帰を探し求めてから何週間か経ったあと、私はまた薬をのんだ。私はそれがメスカリンだと思った。違うように見えたが。今になって思えば、それはおそらく STP ("Serenity〔平安〕Tranquility〔静けさ〕Peace〔平和〕") だったのだと思う。それは身体のなかに 3 日から 4 日間残る幻覚剤で、8 時間から 10 時間で代謝するメスカリンと対照的である。ガールフレンドと私は、それぞれ、その運命的な錠剤をシェナンドー・フォレスト（Shenandoah Forest）の山でのんだ。すばらしい午後だったが、トリップはうまく始まらなかった。私は吐き気を感じ、方向がわからなくなった。まもなく私はすべてを信用できなくなった。私たちは森のなかで迷い、かろうじて帰り道を見つけることができた。ゴミ捨て場を通るとき、私たちは 2 匹の大きな熊を見た。私は本当に怖かった。その熊たちが、自分たちの空間が侵害されたということで、とにかく私に抗議しているのだということは確信した。私が熊たちを傷つけないということを熊たちと約束しないと、熊たちは私を通してくれないだろうと感じた。そのあと、私は眠ることができなかった。熊たちが攻撃してくる、毒を盛られた、ガールフレンドを信じることができない、そういった奇妙なイメージをもった。ある時点で彼女がこう言ったのを覚えている。「あなたのお母さんがどんな人であったとしても、彼女が闘士だったのは違いないのよ」 私には訳がわからないままだった。「僕のお母さんって誰？　僕は誰？」

　次の朝、私は私の信頼するボルボを何とか運転し、私たちはワシントンに向

第 2 章　自分自身の声を見つけ出す

かった。しかし、日中、私のパラノイアは確実に強くなっていった。警察がいたるところにいると思ったし、その人たちは自分を追っているのだと確信していた。私は、ガールフレンドを含め、すべてを追い払わないといけないと感じた。彼女は NIMH の睡眠研究所で仕事をしていたが、彼女の研究所が私を実験しているのだと私は確信するようになった。私たちが街に戻ったとき、私は彼女に私たちの関係は終わったと言った。それは彼女にとって衝撃的で怖ろしいことだった。私は確かに彼女を傷つけた。おそらく、私は、サラに、私から去っていったことで仕返しをしないといけないと何らかの形で感じていたのだろう。

　私たちの関係は終わったと私が彼女に言った瞬間、彼女は一瞬微笑みを浮かべて言った。「さあこれで、あなたはすべてのパワーを握ったのね」　私に対してこの言葉が意味したのは、これまで、彼女は自分がパワーをもっていると感じていたということだった。そうなのではないだろうかと私は思っていた。

　私は S 通りのシェアハウスに戻った。私の部屋は散らかっており、私が考えることができたのは、私はすべてを遠ざけないといけないということだけだった。これは、私が恋人と別れたいときに繰り返し生じるテーマだった。同時に、私の持ち物をすべて捨てないといけないと感じていた。私は、すべてか皆無かという観点から世界を見ていた。私は家に引きこもり、私の頭のなかで回転している混沌を理解しようとした。私は、ハウスメイトのレオン（Leon）、そして、彼のセラピー・グループの人たちと夕食をともにした。しかし、食べ物はとてもスパイシーで、私は吐き気を催した。私はベッドに行き、眠ろうとした。心臓がドキドキしているのを感じた。イーグルス（Eagles）の歌が頭のなかで鳴っていた。「自分の車輪の音でおかしくならないで」

　もはや話すことができず、もはや動くことさえできなくなるまで、深く深く私は降りていった。毒を盛られ、麻痺し、動けないように感じていた。私は、テレビカメラが家を取り囲んでいることを確信していた。カメラがそこにあるのは、私が犯してきた罪のために私を監視するためだと考えた。私は、考えに考え抜いた。私は、自分がしてきたことのうちで何がおかしかったのか、私の間違いは何だったのかを考えようとした。私は自分がケネディ大統領の暗殺と関係しているのではないかと思った。私がもはやこの国を信じていないということで私のおじが怒っていたことを私は気にしていた。私がベトナム戦争に反

対するデモをおこなっていたことに彼は怒っていた。だから私は毒を盛られたのだ。私の母は共犯者だと思った。私は、自らのアイデンティティは何なのかを見つけ出そうとしていた。私の父は、従順ではないということでジョンズ・ホプキンス大学病院で拷問を受けているのではないかと想像した。奴らはラジオ受信機を彼の背中に埋め込んで彼を操ることができるのだと私は想像した。私は両親に電話をしたかった。しかし、あの人たちは信用できないと私は思った。レオンに話したかった。しかし、彼を信用することはできなかった。毒を盛られたことに彼が関与していたのではないかと私は警戒していた。私は筋肉が麻痺しているように感じていた。世界とそのなかのすべての人たちは死んでしまったようだった。でも、私の内部が死んでいるとはまだ感じていなかった。私は、これまで人生の大方においてしてきたように、私の精神の2つの側面を分けようと格闘していた。しかし、一方で、私は、1つであること、統一されること、つながることを強く求めていた。私のそれぞれの側面は太陽のようだった。明るくて、燃えている、火の玉だ。1つの火の玉は私の頭のなかに、もう1つは私の脊椎のなかにあるように思えた。私のなかのある部分は2つの太陽が一緒に出てくるのが大切だと感じていた。しかし、反対側の部分はノーと言い、そういったことは災いなのだと言っていた。結局、私は疲れ果て、それらを分けておくことができなくなり、目がくらむような閃光が走った。私は自分が死んだと確信し、そして意識を失った。

　次の朝、私が目覚めたとき、私は、自分がカタストロフィを体験したのだということを確信した。私は、自分が何者なのかということについての深い混乱のなかで目を覚ました。（ジョン・ウィア・ペリー（John Weir Perry）は、精神病の間に精神が体験するところの「自己」の再生について記述しているが、私の体験はそれに近いものだった。その記述は彼の著書『狂気の向こう側』（The Far Side of Madness）において示されている。）以前の自己の記憶はほぼすべて消えてしまった。実際、私はそれをほとんど読み取ることができなかった。私はすべてのことを学び直さないといけないと感じていた。私は、自分が誰なのか、あるいは、自分がどこに行こうとしているのか、わからなかった。やがて、私は、出生証明書が私の生の残骸のなかで床に落ちているのを見つけた。証明書には3つの異なった日付が記されていた。私は本当はいつ生まれたのだろうと思い始めた。そこから、自然に、

第2章　自分自身の声を見つけ出す

　本当は私の両親は誰なのかという疑問、私は自らの誕生について、そして、人生の他のことについて嘘をつかれてきたのではないかという疑問が生じた。今気づくのは、「私の本当の『自己』はどのようなものなのか？」という象徴的な疑問と、「私の本当の誕生日はいつなのか？」という文字通りの疑問とを私が混同していたということだ。（のちに、私が世界に復帰したとき、私は出生証明書をもう一度よく見て、3つの異なった日付が書かれていた理由を理解することができた。最も早い日付は私の本当の誕生日だった。その次の2週間後のものは、出生届が州政府に提出されたときだった。1960年の最後の日付は、カナダにカヌーをしにいく際に証明書が発行された日付だった。この例は、深刻な情動的苦しみを体験している人たちが、自分が何者なのかを説明する、環境のなかの手がかりをどのようにして探し求めるのかを例示している。）

　私は読書をしようとした。本を取り上げたが、文字を判読できるだけで、文字を処理して単語を作ることができなかった。私はパニックに陥った。私がバスルームに行くと、ハウスメイトのレオンが白いものを顔に塗り、それをこすり落としているのを見た。
「何やってるの？」と私は彼に尋ねた。
「もちろん、髭剃りだよ」と彼は返事をしたが、私が髭剃りが何かをわかっていないのに気づいたとき、彼はびっくりして、怖がった。
　私たちは散歩をすることにした。しかし、世界全体が死んだように見えた。冷たい秋風が吹き、落ち葉が通りを横切っていた。木々に葉はなかった。私たちは角にある「ジ・エンパイア」という名前のレストランに行った。私は「バンパイア」と言われたと思った。そこにいる人たちは本当に死んでいるに違いないと思った。なかにいる人たちの皮膚の色は血色の悪い黄色に見えた。私の旧い世界はその前の晩に死んでしまったかのようだった。生まれてから25年の間、私が注意深く構築してきた世界が消えてしまい、新しい世界はまだ生まれていなかった。だから、私は、あたかも生のすべてが私の外部で生じているかのように、すべての意味を〔外部で〕起きていることに必死で帰属させていた。私は自分の内部にどんな生も感じることができなかった。私は内部が死んでいると感じていた。私はそのレストランのどの料理もおいしいと感じなかった。
　家に戻り、私はもう1人のハウスメイトのハービー（Herbie）に大声で言った。「何か食べる物を買ってきてよ」

第 1 部　私の生をリカバーする

「何が食べたいの？」と彼は尋ねた。
　私は思い浮かばなかった。彼は、自分が混乱しているときはアイスクリームが助けになると言った。私はアイスクリームを少しだけ食べてみた。しかし、効かないようだった。私は長椅子に横になってじっとしていた。何をしてもうまくいかないと思った。私はただ横になって、少しだけ残っている木の葉を通って差し込んでいる木漏れ日を見ていた。少しの間、それは美しく、私は気分が持ち上げられるように感じた。しかし、その後、地獄が再び始まった。私は夢のなかにいたが、その夢は現実と区別がつかなかった。私は何千年も生きていた。何が起きているのか、私は何者なのかを説明してくれる答えを求めて、私はテレビをつけた。私は、ローマ教皇が、私にとって特別な意味のあるメッセージをもっていて、直接、しかも私だけに、話しかけてくれると思った。このことで私は自分が重要であり、注目されていると感じた。また、このことは、権威のある立場にいる人に私が何者なのかを決めてもらいたいという、以前から続いている欲求も映し出していた。私は自分がアルバート・アインシュタイン（Albert Einstein）だと思った。私は本棚に走っていって、彼の伝記の一部を読んだ。そして、彼のものだとされている言葉は、本当は私が書いたのだということを確信するようになった。まだ夢のような状態にいたが、私は、NIMHのジャック・デュレル博士と話をしないといけないと主張した。彼は私の諸問題を解決することができると私は確信していた。彼は自信をもっているようだったし、重要な地位にいた。研究室の友人がやって来た。彼は、私がいなくなってから研究室では何も起こっていないと言った。私は、それは、研究室でのすべての発見は私にかかっているという意味だと思い、自分はアインシュタインであるという感覚が再び高まった。こういった考えは、私が現実の生をどれだけ重要ではないと感じていたのかということも明らかにしていた。
　そして、友人たちは私をボルティモアに連れていくことを決めた。星を見上げたとき、私が思い浮かべたのは、それらの星は私の祖先の目であり、失望とともに私を見下ろしているのだということだった。私は、自分がその人たちの地位を下げたと感じていたし、その人たちの教えに従わなかったと感じていた。私は、自らの人生のための教えを思い出すためにボルティモアに連れ戻されるのだと感じていた。私は、人びとが私に聞かせたいことを聞き、〔ものまね鳥の

歌をその人たちに返すということをとても器用にできていた。期待されたことをするのを拒んできた兄とは違って、私はよい息子だった。私は、学業と野球に優れて医師になるという、両親の夢と家族の伝統を実現していた。

　私は、自らの周囲で起きていることを理解できるような説明を探し続けていた。私は姉のサリーと一緒にいて、手がかりを探っていた。彼女はロンドンの絵を壁に掛けており、それはどうしたのかと尋ねたところ、母からもらったとのことだった。それは、私たちの母は本当はイギリスの女王なのだということを意味しているのだと思った。そうなると、私は王子だということになる。そして、私は動くべきではないと感じた。なぜなら、もし私が間違った動きをすると、何か恐ろしいことが起こるからである。だから、一番安全な態勢はまったく動かないことであった。同様に、私は話をしてはいけなかった。私は、宝石とともに天国にいて私の人生の道を指し示してくれる、亡くなったすべての親戚たちを心に描くことができた。

　もっともなことだが、私の家族は、怖れから、そして、オルタナティブがないことから、私をジョンズ・ホプキンス大学病院の精神科に連れていった。患者としてそこにいることは当惑することだった。私の父と義理の兄がそこで仕事をしていたからである。だから、私は、自分は精神科の長になるためにそこに連れてこられたのだと心のなかで思うことで打撃を和らげたのだ。（当時、私は以上のようなさまざまな思考を体験していた。しかし、なぜそれらが生じているのかわかっていなかった。）　私のベッドを見せられたとき、思った。「おや。精神科の長が病棟で寝るというのは珍しいな」　ドノヴァン（Donovan）の歌、『メロー・イエロー』（Mellow Yellow）が背後で鳴っていた。私は熱心に耳を傾け、私が次に何をすべきなのかについて歌からメッセージを得ようとしていた。まもなく、看護師がやって来て、私が「それ」を摂るのは口がいいか、注射がいいか、尋ねた。「それ」が何なのかわからず、私は彼女がセックスのことを言っているのだろうと想像した。私は両方とも激しく拒んだ。すると、彼女は物理的な助りを用心棒たちに要請した。彼女が注射を打てるように、2人の屈強な若い男たちが私を抑えつけようとした。私は彼らと猛烈な勢いで戦った。小さい頃に学校で学んだレスリングの技をすべて呼び覚ましながら。私が連中のそれぞれを抑え込むと、援軍が呼ばれた。その連中は「抵抗するな。もっと楽になるんだ

から」と言い続けたが、それは私をさらに激しく戦わせるだけだった。いつの間にか、私は気を失っていった。

　私は、夢のような世界で目を覚ました。会話が聞こえた。病院のなかのすべての音を聞くことができた。自分は生まれ変わった小さな赤ちゃんだと想像し始めた。私の母が病院の大理石の床を歩くときのヒールのコツコツいう音を聞くことができた。また、彼女の声を部分的に聞くこともできた。しかし、目を開けることも、明瞭に音を聞くこともできなかった。

　何日かたって、私は完全に目を覚まし、自分が日常生活の現実に戻ったことがわかった。起こったことはすべてメスカリンのせいだったに違いないと私は心のなかで思った。私がもしそれをのんでいなかったら、こういったことはすべて起こっていなかっただろう。私が思ったのは、自分がメスカリンから離れ続けていれば、こういったことが再び起こることはないだろう、ということだった。

　自分には新しいセラピストが必要だと私は思った。というのは、自分が診てもらっていたセラピストとは〔心理的にも、物理的にも〕離れていたので、分析が助けになると感じられなかったからだ。私は、ジョージ・セムチシン（George Semchyshyn）という名前の精神科医と面談し、1つの大きなことを要求した。「誠実でいてくれますか？」

　「努力します」と、とても正直そうに彼は言った。

　私たちは3年間、非常に生産的なセラピーを一緒に進めることができた。彼は人と人との関係において人を見ており、誠実かつ人間的に私を見続けていた。彼がどんな人であるのかを述べるのは容易ではない。助けになる洞察を彼が見つけ出したときはいつも、私は彼をたたえた。すると、彼はすぐに、真の謙虚さをもって、私が洞察を生み出したのだと言っていた。彼が私に言ったのは、彼は単に、私が新しい理解に到達するための環境を提供しているだけなのだということだった。

　そうしているうちに、私は研究室での仕事に戻った。しかし、相変わらず、私の心はそこにはなかった。私は自らの内なる深いところで重要な変化を体験しているのだということに気づいた。以前そうであった人間には戻ることができなかった。しかし、前に進むのが怖かった。居場所を転々としてきた私の生

第 2 章　自分自身の声を見つけ出す

活は行き詰まったが、一方、自らのなかでは、次はどの方向に進むべきなのかを教えてくれる「自己」がないように感じていた。私の旧い自己が壊れ、私は寂しさと空虚さを感じていた。「転がる石のように　家に帰る方向もわからず　まったく誰に知られることもなく」とボブ・ディランが歌ったように。私には目的が必要であり、その意味に向かってともに活動する仲間が必要だった。

　レオンは以前からの仲間の 1 人だった。サラが去ったすぐあと、彼は私につながった。彼の妻も彼を去っていったが、彼から電話があり、独身者のダンスパーティに行こうと誘われた。しかし、間違いだった。というのは、〔参加していた〕独身者はたいていが中年であり、私たちはずいぶん若かった。レオンは、ソーシャルワークの学校に行き、セラピストになった。彼は、私にワシントン・フリー・クリニック（Washington Free Clinic）⁷⁴を紹介した。彼はまた、優れた歌手であり、ギター・プレイヤーだった。私たちはデュエットをし、私たちのお気に入りの歌はエルトン・ジョンの『ユア・ソング』（Your Song）〔邦題『僕の歌は君の歌』〕だった。この歌はエルトン・ジョンの恋人についてのものだったので、私たちのことをゲイと思う人たちもいた。

　ジム（Jim）も私たちの仲間の 1 人だった。私がジムに会ったのは、私が大気汚染と闘っているときだった。彼はラルフ・ネーダー（Ralph Nader）のところで活動をしており、私は、きれいな大気のためのワシントン大都市圏連合（Metropolitan Washington Coalition for Clean Air）の技術役員をボランティアでしていた。ジムが参加するまで、私は技術委員会の唯一のメンバーだった。彼と私は、ワシントン D.C. における環境汚染防止のためのフィッシャー―サリヴァン・ガイドライン（Fisher-Sullivan guidelines）を創り出した。

　1970 年の夏、私はとてもすてきな建築家と出会った。私たちは、すべてのレベルにおいて、非常に馬が合い、つながっているみたいだったので、私は、彼女が私の生涯の恋人になることを望んだ。私たちはレオンと彼のガールフレンドとともに 1 週間のバケーションに行くことにしていた。そんなとき、突然、私は彼女から長文の手紙を受け取った。それによれば、彼女は自分自身の多くの問題をもっており、去らなければならないとのことだった。そして、レオン、彼のガールフレンド、私はメイン州まで 12 時間かけてバケーションのために車を走らせた。私は自分を邪魔者みたいに感じた。私たちはマリファナを吸っ

51

たが、私は場違いな感覚が強くなるだけだった。私は眠ることができず、1週間後、12時間かけて自動車でワシントンに戻り、自分は地獄にいることを確信した。

　戻ってから、私は、私の意識／精神の洞窟という安全なところに再び引きこもった。怖ろしいイメージと幻想的な想像の何日間かを過ごしたあと、私は沈黙へと退却した。生化学の研究はどうでもいいように思われた。なぜ自分は情動の化学を研究しているのだろう？　そういった非人間的な研究は私が体験している人間的な痛みの助けになっていないのに。私は、自分は仕事に行けるような気分ではないということを伝えるために、研究室に電話をした。事務職員のハティー（Hattie）に連絡をした。私は、ストレスが大きすぎて仕事ができないことを話し始めたが、彼女は落ち着いていた。

　「動物園に行ってみるというのはどうかしら。ストレスを感じているんだったら、動物園はすてきなところよ」と彼女は提案した。彼女もまた、冷たい科学的な世界から離れて生きていた。

　私は1日中ひとりで動物園で過ごした。捕えられて檻に入れられたサルの痛みにとても共感した。動かないトカゲをずっと見ていた。私はトカゲの存在に共感し、そのことで、自分はひとりぼっちだという感覚が小さくなった。私は、自分が、研究室で研究しているフェニルアラニンヒドロキシラーゼ酵素だと思った。私には、フェニルアラニンが私に向けて発射されているのが見えた。そして、私は、すぐそれに酸素を加えてチロシンを作り、傷つかないようにしないといけなかった。

　1970年8月の涼しい日、私は話すこと、食べること、動くことをやめた。友人たちは怖がっていた。友人たちは私の精神科医に連絡を取ったが、精神科医は友人たちに、私をベセスダ海軍病院（Bethesda Naval Hospital）に連れていくように言った。友人たちは私を自動車に押し込んだが、それはとても大変だった。なぜなら、私は身体を曲げることができなかったからだ。友人たちは私の脚を自動車の窓の外に突き出したまま出発しないといけなかった。警察官が友人たちを止め、なぜ私の脚が窓の外に突き出ているのか訝しがった。私は起こっていることをぼんやりと意識していたが、身体を動かすことができなかった。友人たちはあわてて私を病院の救急室に置き去っていったが、私は身分証明書も

持ち物もなかった。

　救急の専門職者たちが、それぞれ、クリップボードを手にして私に近づいてきて、口先だけの質問をした。あなたの住所は？　直近の5人の大統領の名前を新しい順に言うとどうなりますか？　すべての質問が攻撃のように思えた。私がそこにいてもいなくても、その人たちにとってはどうでもよかったのだ。私が答える理由はないように思った。徐々にその人たちはあきらめた。私を車椅子に乗せ、部屋の隅に押しやった。

　やがて、スタッフのなかでは一番低い階級にあたる衛生下士官が立ち止まり、私と一緒にいた。彼は、他の人たちと違って、興味と関心を示していた。彼は、永遠だと思われるくらい長い間、私の目を注意深く安定した様子で直接見つめた。私は、彼の輝くようなまなざしに心を打たれた。彼の存在感と他者に対する関わりは、彼の目に応えようと私に感じさせるのに充分であった。彼は、永遠だと思われるくらい長い間、微笑んでいた。彼は、とても優しくて押しつけることない様子で私を見守っていた。

「あなたはとても大きな苦しみのなかにいるみたいですね」と彼は静かに言った。

　彼は、わざわざ内なる「私」に実際に会いに来てくれた、ほとんど初めての人だった。

「こんにちは。私の名前はリック（Rick）です」と彼は誠実な様子で言った。彼はほんものの人であるように思えた。

「私の声が聞こえたら、頷いてくれますか」と彼は言った。

　私は頷いた。そして、彼とつながることができるかもしれないと感じた。そのあと、私は、リックと心に根差したつながりの時をもった。日常生活の世界に戻れるかもしれないと思った。しかし、突然、私は閉鎖病棟に運ばれた。私の衣類、つまり、緑のストライプの入った黄色いシャツ、緑の長ズボンは私から取り上げられ、戻ってくることはなかった。私はそれらを手放さないでおこうとしたが、無駄だった。それらを失くせば、私のアイデンティティの最後の断片を失くすのだと私は感じていた。ラベリングの過程に結びつけられた衣類の喪失は、アーヴィング・ゴフマン（Irving Goffman）が『アサイラム』（Asylums）のなかで言っている、施設化（institutionalization）の降格儀礼の一部である。

第 1 部　私の生をリカバーする

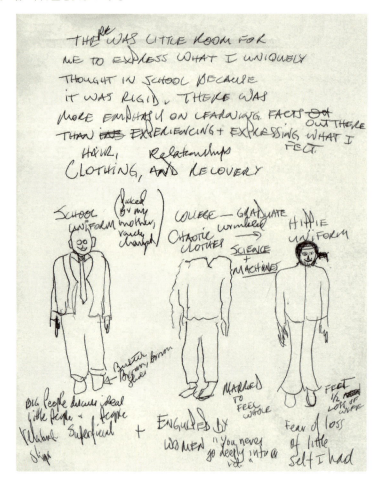

　サラが去ってから何年かの間、私の衣類は、自分が何者であるかの表現となっていた。私は研究室では伝統的な装いをしていたが、夜になるとヒッピーの身なりをしていた。私のヒッピーの衣装、つまり、ベルボトムのズボンと花柄のシャツは、私が生きていた場所と時間に合ったものであったが、伝統からの休息をも表していた。私はバンダナをつけ、さまざまな種類のサンダルやブーツをはいていた。髪の毛を伸ばし、ポニーテールにしていることもよくあった。可能な限りあご髭を伸ばしていた。2 枚の描画は衣類という観点から私の人生

54

第2章　自分自身の声を見つけ出す

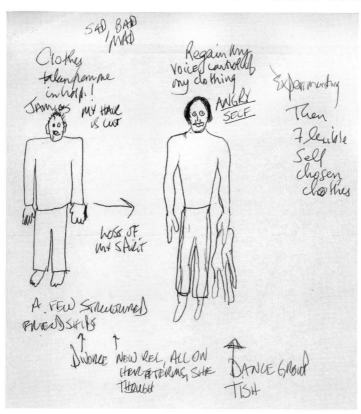

の諸段階を描いている。最初の描画では次のように書かれている。「学校において私が自分独自の考えを表現する余地はほとんどなかった。なぜなら、そこは厳格だったからだ」　自分が感じていることを表現したり体験するよりも、外にある事実を学ぶことに重きが置かれていた。髪の毛、結びつき、衣類、リカバリーと並べて書かれている。テーマは、学校や母親の期待に従っていた進学校生活から、自分自身の「声」を見つけ出すことへの移行である。

　私がベセスダ海軍病院に入院し、あの人たちが私から衣類を奪っていったとき、私は自らの魂の一部が衣類と一緒に行ってしまったように感じた。私が強制的に着せられた病院の患者用ガウンは暴力のように感じた。私は衣類を返し

てもらえず、いまだにそれらに対する喪失感を思い出すことができる。何日かたって、あの人たちは私の髪の毛を切ると言いだした。そのような長い髪の毛は海軍の規則に反すると言われた。私は話すことができなかったので、あの人たちは切った。私の髪の毛が私の周りにうずたかく積り、私は泣いた。

　私は、私たちの運動の初期のリーダー、レナード・フランク（Leonard Frank）のことを思い出す。彼は、長髪やあご髭を含む、ビートニク[25]の生活を送ることを選んだがために入院させられた。そして、フランクの治療の目標は彼の髪の毛とあご髭を切ることだった。病院の人たちは彼に多くの電気ショック治療（ECT）を施したので、彼は抵抗できなくなった。しかし、解放されてからは、彼は、長い、流れるような髪の毛を生やし、気品のある、教授のようなあご髭をたくわえていた。彼は、残りの生涯をECTとの闘いに捧げた。近年、彼は亡くなったが、その死は私たちの運動にとって大きな喪失だった。彼は、私の心のなかで私とともにいるが。

　私は、3週間、怯え、言葉を発しない状態のままだった。自分自身を閉じ込めていた。私は、話すきっかけを見つけようとしながら、医療従事者たち一人ひとりの表現を見ていた。そして、それらの人たちがどんな人たちなのかについて手がかりを与えてくれるような馴染みのある特徴を思い出そうと努力していた。私は非言語的なコミュニケーションに関する本を持ち歩いており、衛生下士官たちはそれを読んでくれた。

　ついに、ジョン（John）という名前の、ケアをおこなっているもう1人の衛生下士官が私に手を届かせようとした。私たちは、非言語的なコミュニケーションを可能にする、自分たちのための手話を開発した。3週間かけて、次第に、私は彼を信頼できると感じるようになり、話すことは価値があることなのだと再び思い始めた。コミュニケーションの非言語的な面は、たぶん私たちがこの世に生まれた最初の年に形成されるのだろうが、生を生きるに値するものにするために、そして、言語的な次元を価値あるものにするために、しっかりと確立される必要がある。コミュニケーションの非言語的な次元は、私たちの情動的な生や「自己」の感覚の大部分を伝えるものである。私たちがこういった情動的なレベルにおいて充分にコミュニケーションができるとき、私たちは内なる統一性と生命力を感じるのだ。この現象に関しては、eCPRを説明する際に

詳しく述べる（第8章）。

　私は、この時期、ソラジンを投与されていた。この薬が副作用をもっていたことだけ覚えている。それよりももっと根本的なところで、人間的な結びつきに参加することが、世界と再びつながる際の重要な要素となった。私はしばしばこの数週間のことを思い返すが、今では、それらの衛生下士官たちが私の生を救ってくれたのだと思う。衛生下士官というのは、専門職としてのトレーニングを最も受けておらず、精神保健チームのメンバーのなかで一番低い地位にいる。しかし、確実にその人たちは重要な人たちだった。私は、ベセスダ海軍病院に入院してから今日まで、同じような状況を数多く目にしてきた。トレーニングを最も受けていない、地位の低い人たちが、最もすばらしい助けを提供することが多いということは、私たちのケア・システムのどこかがとてもおかしいのだ。こういったことは、リカバーした私たちのほとんどが体験している。専門職者のトレーニングや昇進は、クライシスを体験している人間を助けるのに最も重要な質を振るい落とす傾向がある。

　その病院の主治医も、私が人間性に再びつながるのに非常に助けになった。カプラン（Kaplan）博士は本当の気づかいができた。1つの例は、私がシャワーから出ることができなかった日のことである。私はシャワーの床に座っているだけで、立ち上がるためのどんな方法をも思い浮かべることができなかった。シャワーは、無数の「指」として私の背中を押し続け、私の痛みを和らげていた。准看護師が私を動かそうとしたが、裸のおとなをシャワーの外に連れ出すという仕事を目の前にして困惑していた。私は主治医を呼んでもらった。まもなく、海軍の白い制服を着たカプラン博士は、私の隣でシャワーの床に座った。彼は私をしばらく見ていただけだった。そして、ドアのほうを向いて頷いた。「これって、なんだかバカげてるし、私もずいぶん濡れてきた。そろそろここから出ていかない？」

　私は彼について出ていった。彼の気づかいはすぐにわかるものだったし、彼は、ありのままでいること、そして、自らの人間性をわかちあうことを怖れなかった。

　入院している間、私は自らの生を変える必要があると思った。今回、私の極度の情動的状態は、一番新しいガールフレンドを失ったこと、それと、マリファ

第1部 私の生をリカバーする

ナを吸ったことによってもたらされたと私は思った。しかし、他の現実に入っていったことについては、より深いレベルで他のさまざまな理由があった。

まもなく、私は、あの人たちが病院のなかで私にさせたい振る舞いをするようになった。そして、道を渡ったところにある、NIMH の私の研究室を訪れるための許可証を与えられた。私は、自由を味わえることがうれしかった。私の帰還に関して私がどんな気持ちなのかを尋ねられた。「1 から 10 の尺度でいくと、私の気持ちは 11 です」と私は答えた。

スタッフは、私が興奮しすぎていると判断し、即座に私を保護室に閉じ込めた。重たい木のドアのアクリル樹脂の小さな窓と、金属製の細かい目の網がはめられた窓だけが外の世界をかすかに見せてくれた。私は怖ろしかった。スタッフは私をそこに永遠に閉じ込めておくのだと私は確信した。窓からスタッフが見えたが、スタッフの間にうかがえる無関心さが私の怖れを高めた。私はドアを叩いたが反応はなかった。私は人間的な接触を切望していたが、そういったものはなかった。私は冷たい大理石の床に倒れ込んだ。私のたましいは私から出ていってしまった。私は、私の上にある、格子の枠のついた電球を眺めていた。

私は自分自身に誓った。私は、保護室を出たら、精神科医になって、他の人が誰もこんなふうに扱われることのないようにするのだ。誰かが恐怖にとらわれているとき、ケアに関わる人たちが、本人を部屋に隔離したり薬を投与するのではなく、手を届かせてつながりをもつようになるにはどうすればよいのかを見つけ出したいと私は思った。私のような人たちを救うのに自分たちの生を捧げていた、あの衛生下士官たちにお返しをしたかった。

それは私の人生を変えるような夢であり、意味と目的の感覚は、46 年間、私のなかに留まり続けた。その夢と目的の感覚は、精神科医のヴィクトール・フランクル（Victor Frankel）博士がナチスの強制収容所で紙切れに自らの考えをまとめたときに記述したこととよく似ている。いつの日か自らの体験についての本を書くのだという夢が彼を生かし続けたと彼は言っている。彼が書いたものを監視人が破るたびに、彼は断片を集めてそれらを自らの靴のなかに隠していた。

私は気が遠くなり、金属製の細かい目の網がはめられた窓を通して、憧れとともに外を眺めていた。私は脱出しないといけないと心のなかで思った。そし

て、自分が青い鳥で、窓から飛んでいくのを想像した。私は意識を失った。意識が戻ったとき、私は病棟にいて、私の夢を思い出していた。私は、退院するために必要なさまざまな妥協をおこなった。

そのときまでに、私は自らの生においてどのような変化が必要なのかわかっていた。職業生活については、職業を変える必要があることに気づいていた。その気づきはとても大きかった！　私は、それまで、自分自身のほとんどを、生化学者であることにつぎ込んできた。そういった職業から去るということがあまりにも挑戦的なことだったので、私は、そういった変化について考えるのにもう1つの現実に入らないといけなかったのだ。

友人たちは、私のリカバリーの間、とても助けになってくれた。その人たちは、私が自分の置かれている現実を把握するのを助けてくれた。ある日、2人のハウスメイトがやって来て、ケン・キージー（Ken Kesey）の小説『カッコーの巣の上で』（One Flew Over the Cuckoo's Nest）を渡してくれた。

1人の友人が言った。「ねえ、ここは狂ってるよ。君はここから出ないといけないよ。僕たちがこの本をもってきたのは、君がこの本の登場人物、マクマーフィー（McMurphy）みたいだからだよ。あの人たちが、マクマーフィーがされたみたいに君をコントロールする前に君はここを出ていかないといけないよ」

友人たちの言葉は的を射ていたと思ったし、外部のものの見方を得ることができてとても安心した。また、私は、そういったものの見方を病院のスタッフと共有するべきではないということも知っていた。70年代のカウンターカルチャー的なものの見方は、人間性をリカバーするのに必要である、より十全な新しい生を築くのを助けてくれた。

3か月後、私はハルドルをのんだ状態で退院したが、そのときに1枚の緑色の紙を渡された。ページの下の方に怖ろしい言葉が記されていた。「統合失調症」。その言葉が目に飛び込んできた。ウソだ、自分は統合失調症じゃない。そんなことがあるものか。ロックビル・パイクを渡ったところにあるNIMHで自分が研究してきたのと同じ病気だと私は診断されたのか？　私が入院している間、医師たちは私の診断名が何なのかをけっして私に言わなかった。私は落ち込んだが、感情を抑え込まなかった。

幸いなことに、友人たち、セラピスト、家族は、私の人生が終わったかのよ

第 1 部　私の生をリカバーする

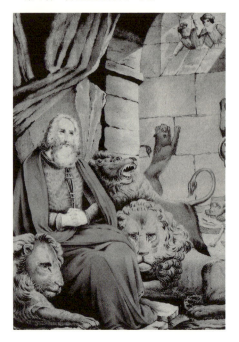

うな接し方はしなかった。その人たちの愛とサポートを受けることができ、とても幸運だった。ちょっとした言葉がとても大きな力になりうるのだ。また、私は、そのとき母からもらった贈り物、カリアーとアイヴス（Currier and Ives）の版画『ライオンの穴のダニエル』（Daniel in the Lion's Den）から勇気を得た［口絵④］。私は、ライオンの穴のダニエルを精神科病院のダニエルと重ね合わせたのだ。

　ある日、感謝祭の夕食のとき、私は義理の姉の隣に座っていたが、彼女と私の兄がどれだけ愛し合っているのかを讃えた。私はよい恋愛関係をもてないだろうと思っていると彼女に言った。すると、彼女は、やさしい、安心させるような、誠実な様子で手を私の腕に置いて言った。「あなたは、いつの日か、誰かのとてもすてきな夫になれるって思うの」　私は、長い間、この言葉を最高級の宝石のように大切にしていた。そして、彼女の予言は真実となった。

　私のセラピスト、ジョージもまた、私をつねに信じてくれていた。私が、医学校に行って精神科医になるという自らの夢について彼に伝えたところ、彼は、卒業式に行くよと言ってくれた。実際に、6 年後、ジョージ・ワシントン医学校（George Washington Medical School）の卒業式に来てくれた。彼が私をどのように助けてくれたのかをより理解するために、2011 年、私はジョージにインタビューをした。悲しいことに、彼は 2014 年に亡くなった。

ジョージ・セムチシン博士との会話　2011 年

　私がジョージ・セムチシンに最後に会ったのは、1976 年、医学校の卒業式

第 2 章　自分自身の声を見つけ出す

でのことであったが、その 35 年後、この本を書いている最中、彼に会った。私は彼をインターネットで見つけ、バージニア州のフォールズ・チャーチにある、人がたくさんいるオフィスを訪れた。残っていた彼の髪の毛はごま塩髪になっていた。しかし、彼の声、笑顔、振る舞いは、私が 41 年前に彼のオフィスに初めて入っていったときと同じように魅力的だった。

　次に示すのは、ジョージとの会話の要約である。会話は今後さらに続くと確信しているし、私たちはさらに友人になると思っている。

　　ダン：何が私のリカバリーを助けたと思いますか？
　　ジョージ：あなたが、観察をする自我を発達させたということが私にはわかりました。その自我は、あなたが自分自身をよりよく理解できるようにしたのです。あなたが体験していることを私が理解するのに自己心理学が助けになるのだということがわかりました。
　　ダン：あなたには私のなかの何が見えましたか？
　　ジョージ：私にはあなたの健康な部分が見えました。あなたがあなた自身を再構築しているのを見ることができました。私は統合失調症を段階で理解しています。精神病のそれぞれのエピソードのあと、あなたはよくなりました。
　　ダン：私、あるいは、統合失調症をもっている誰かが薬なしでリカバーできるという考えを、あなたはどこで得たのですか？
　　ジョージ：そういった理解はベトナムでの私の体験から来ました。私は、研修医としての研修を終えたあとすぐに軍隊の精神科医となりました。そして、ベトナムに派遣されました。私は急性精神病の兵士たちを診ました。私はその人たちをメジャー・トランキライザーで鎮静させていましたが、何日か後には、その人たちは落ち着いていました。そして、私は、誰が戦闘に戻って、誰が本国に送還されるのかを短い期間で決定しないといけませんでした。
　　ダン：あなたは私のなかにどんな強さかあると思ったのですか？
　　ジョージ：あなたは非常に好感がもてます。あなたは自らのリカバリーにおいて助けになる人格的要因をもっています。
　　ダン：私が他の現実にいるとき、あなたは私とどうやってコミュニケーションをしたのですか？

第 1 部　私の生をリカバーする

　　ジョージ：私は、あなたが言っていることに意味があるとつねに考えていました。また、あなたがいるところへ私は行きました。あるとき、あなたが自分の住居に閉じ込められているように感じているということがわかったので、私はあなたとともにデュポン・サークルまで歩いて行きました。私たちは公園のベンチに長い間座っていました。ほとんどは沈黙でしたが。
　　ダン：私が何を体験しているのだとあなたは感じましたか？
　　ジョージ：私はあなたが自我のための退行（regression in service of the ego）を体験しているのだと感じていました。

　インタビューの終わりに、私は、彼がセラピーの間に考えていたことをあまり知ることができなかったので残念だとジョージに言った。質問ばかりしてしまい、会話をするだけで終わってしまったように感じると私は言った。彼は笑って言った。「覚えてませんか？　それが私たちのセラピーで最も大切なことでした。私たちは会話に参加しました。それは、あなたにとって最も助けになるアプローチだったように思います」
　以下で示すのは、ジョージとの関係においてとくに助けになったと私が感じた要素のいくつかである。

- 彼はつねに私を全人的な人として見ていた。
- 自らの手で洞察にたどり着ける方法がわかるよう彼は助けてくれた。また、私自身を癒す私の潜在的な力を尊重してくれた。
- 彼は、非常に親しみを感じさせる、うちとけた人間性を用いた。そういった人間性のおかげで私は彼を信頼することができた。
- 彼の主要なツールである会話を用いる際に、彼は謙虚で、心に根差していた。だから、会話は無理なく流れた。
- 彼は、自然に沸き起こる自己を自由に用いている様子だった。自分が与える影響を自覚し続けてはいたが。
- 彼は、つねに、私のリカバーする潜在的な力を信じていた。そして、私の夢をサポートしてくれた。

2年間の間、私は毎週、ワシントン D.C. のフリー・クリニックで活動をおこなっていた。個別のピアサポートとグループのピアサポート、両方をおこなっていた。私は、自分が助けられたので、人びとを助けたかった。苦しみを体験している人たちを助けることによって、自分自身についてさらに理解するようになった。メンタルヘルスの診断名をもっている人は、貢献をする自らの可能性が否定されたように感じることが多い。しかし、人は、自らをわかちあうことを通して、自分には価値があると感じ、自分は依然として人類につながっているのだということを感じるのだ。

　ベセスダ海軍病院を退院した3年後、私はいくつかの医学校に出願した。私は、ジョージ・ワシントン大学医学校（George Washington University Medical School）に合格した。しかしながら、学生部長から電話があり、私が精神医学的なことで入院したことがあるかどうか尋ねられた。私は怖れにとらわれた。すぐに気を取り直し、「どうしてそういったことを尋ねるのですか？」と尋ねた。彼が私に言ったのは、私の身体検査の結果は正常だったが、NIMH の私の上司が、私が何度も具合が悪かったと言っていたとのことだった。私は真実を認めた。私が学校に通うことができるということを述べた手紙を主治医が書けば、自分たちは入学を認めるだろうと彼は言った。幸いなことに、ジョージがそういった手紙を書いてくれた。今日では学校はそういった質問をすることができない。それは、1990年に制定された、障害をもつアメリカ人法（Americans with Disabilities Act）に違反するからだ。

　医学校は大変だった。しかし、ノージー（Nosey）という名前のネコから援助を得ることができたのは幸運だった。ペットというのは、人が困っているときにそれを感じるようである。そして、おそらくは自らの子どもをケアするという何らかの本能から来るのだろうが、人が苦しんでいるときに情動的なサポートを提供できる。医学校の1年目、毎日、私は疲れ果て、ほとんど打ちのめされて、共同住宅の一室に帰ってきていた。ある日、私の部屋でネコを見つけた。ドアは鍵が掛けられていたが、とても人懐っこいトラネコが私の部屋でくつろいでいた。そのネコは、飼い主だった上の階の住人が引っ越しするときについていかず、飼い主から逃げたのだった。私は、そのネコはノージー[26]だと思った。私は困って、ノージーを外に出したが、次の日もそこにいた。隣の人が教

第1部　私の生をリカバーする

えてくれたのは、そのネコが、棚のように狭く突き出たところを歩き、2枚の網戸の隙間から私の部屋に入り込んだということだった。私はノージーを受け入れ、彼女は私を受け入れた。私が学校から帰るたびに、彼女は私の膝の上に寝転がり、喉を鳴らした。彼女は、ミルクを求める子猫のように私を必要としていた。私は愛着を感じるようになった。

　1974年1月、私は夢を見た。それは、私のリカバリーの次の局面に向かう道を照らしていた。私はそれを「城の夢」と呼んでいる。それは、私の個人的なリカバリーのために、そして、狂気にある人たちを理解し支える新しい方法のために、最も重要なビジョンとなった。私が最初にその夢をわかちあったのは、臨床心理士であり著述家であったシェルドン・コップ（Sheldon Kopp）による集団療法のセッションにおいてだった。夢は次のようなものだ。

　　私は城に行き、大佐が2人の若い伍長を強制的に地下牢に閉じ込めているのを見つけた。自分たちが閉じ込められていることについて若い男たちが不満を言うと、いつも大佐はその人たちがどれだけ狂っているのかに関してその人たちに講義をしていた。彼は地図のような黄色いものの上に描かれた怪物の絵を持ち出していた。彼が言うには、その人たちの脳は変形して怪物（次の絵を参照［口絵⑤］）のようになっているので出ていくことはできないとのことであった。しかし、大佐の主たる武器は、もともと自分たちがどのようにして閉じ込められるようになったのかについて男たちが無知であるということだった。
　　私は中尉として夢のなかに入っていったが、正常そうに見える若い男たちが閉じ込められていることにショックを受けた。私（中尉の格好をしている）は調査をおこなって、何年も前にその人たちが研究室で研究をおこなっていて、顕微鏡を長く見すぎていたということを発見した。そのことでその人たちの脳のなかに盲点が生じていた。その盲点のために、その人たちは怖ろしい狂ったことをし、それで城の中に閉じ込められたのだ。
　　時が経ち、その人たちは閉じ込められなくなった。しかし、年老いた大佐はその人たちを監視するために立っていた。大佐はその人たちの狂気に関する講義をしばしばおこなっていたが、それはその人たちが城から出ていくことを妨げていた。彼はその人たちの状態は永遠に続く、つまり、つねに狂っていると確信していた。私は、男たちの盲点はとうの昔に跡を残すことなく癒えており、その人たちは健康なのだ、ということを知っ

第 2 章　自分自身の声を見つけ出す

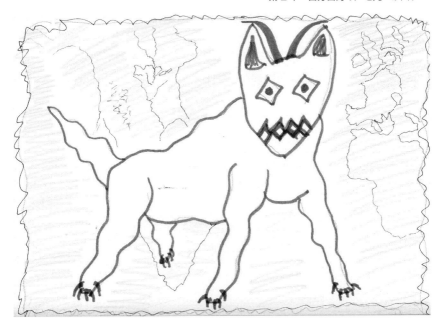

ていた。その人たちはもはや狂ってはいなかった。そこで、私は若い男たちとともに大佐のところへ行き、私が明らかにしたエビデンスを示した。彼は非常に興奮し、それはナンセンスだと言った。2人の男と私は歩いて城の外に出ようとした。老人が私たちを止めたが、私たちは彼を払いのけて、日の光のなかへと歩いていった。

数日後、私は、その夢が次のように続いたかもしれないと想像した。

　大佐は床から立ち上がり男たちに追いついた。彼は自分も仲間に入れてくれないかと言った。若い男たちが出ていったので城のなかはとても寒くて寂しいのだと泣き言を言った。中尉はかまわないといったが、2人の若い男たちは反対した。大佐に自分たちと同じ目にあって欲しいと思っていたからだ。3人の男たちは話し合い、彼が大佐の制服を脱ぎ捨てるのであれば、自分たちに加わるのを認めようということになった。2人の若い男性たちは中尉にも制服を脱いで欲しいと言い、彼はそうした。4人の男たちは行進し、とくに何をするでもなく、解き放たれて踊った。その人たちは自分たちが、お

第 1 部　私の生をリカバーする

　互いについて、そして、自分たちを取り囲んでいる奇妙な新しい光景について学ぶための充分な時間をもっていると感じた。

私はその次の集団療法のセッションを次のように記述した。私はそこで自らの夢をわかちあっていた。

　　グループに向けて部屋を出る 10 分前、私は大急ぎで、シェリー（Shelly）[27] のために夢をていねいに書き写した。グループに向かう間中、私は両肩に窮屈さを感じていた。私は、その窮屈さは不安によるものだと思い、内なる葛藤を引き起こしている考えがどのようなものなのかを明らかにしようとした。私は、自分がグループにおけるボニー（Bonny）の役割を引き継ごうとしていると感じていた。彼女がグループにいた 3 年間、彼女はグループの中心だった。彼女は、彼女の内なる考えや感情のほとんどをグループの人たちとわかちあうことでグループの人たちにエネルギーを与えていた。そして、彼女は、シェリーに、彼が本を執筆するための材料を提供していた。
　　ボニーが去ってから 1 週間が過ぎた。気がつけば、私は、シェリーに渡す、私の夢を書き出した 1 枚の紙をもって、彼女の以前の駐車スペースに自らの自動車を停めているところだった。私がその紙を運んでいることを誰にも知られないように紙を何度も折った。私は、シェリーに、贈り物として、そして、私と同じような問題で苦しんでいる他の人たちを助ける方法として、夢を彼に渡したいと言った。しかし、私は、自らの夢が彼の商業主義によって使われるように感じるとも彼に言った。シェリーは、私の夢を、人びとを助けるためではなく、お金を得るために使うつもりだと言った。私の両肩が怖ろしいほど固くなってきた。
　　その後、私は他のグループメンバーに助けを提供しようとしたが、両肩の痛みが強くなり、そして、自分が言っていることの 90 パーセントは投影（すなわち、世界についての私自身の物語）であると気づいたので、コメントを発言せずに途中で呑み込んでしまった。しばらく、私は黙って座って、両肩の痛みだけを感じていたが、ある考えが私に浮かんだとき、それが緊張を大きく和らげてくれた。興奮して、私は話に割り込んだ。「私はこのグループで誰も助けることができない。私は誰も助けることができないし、誰も私を助けることができないと思う」
　　シェリー・コップの瞳が輝き、彼は叫んだ。「あなたは治ったんだ！」　私は歩いてグ

第 2 章　自分自身の声を見つけ出す

ループの外に出たが、ものを言えないほど驚き、もし彼がもう一度それを言ったら帰ろうと心のなかで思った。セラピーを通して私の生に意味を与えることができないという考えは怖ろしいもので、それによって胃が痛くなっていた。そして、少なくとも、それが私の両肩の痛みにまさっていた。きっと、何か甘いものを食べれば胃が感じている寂しさが和らぐだろうと思った。加えて、怖れ（受動性という緑色の情動）が怒り（行動という赤色の情動）にまさっていた。私は、情動をカテゴリーに分類しようとしていたが、それらのカテゴリーは、情動が私に思い起こさせる色に基づいていた。治ったという考えは私にとって怖ろしいものだ。なぜなら、それが意味するのは、シェリーがもはや私の母親ではなくなるということを意味するからだ。それは私を寂しくする。彼が私のためのアドボケイトでいてくれるように、自分が書いたものを、今晩、シェリーに見せようと思った。しかし、それは彼から保護を得ようとし続けることなのだ。

　夢はフランツ・カフカ（Franz Kafka）の『審判』（The Trial）のなかの 1 シーン、「掟の門前」（Before the Law）を思い出させる。小説のなかでは、ヨーゼフ・K が教会に入り、そこで、田舎から街に掟を見にきた男についての説教を聞く。開かれた門があったが、荒々しい門番が門を見張っていた。何年もの間、男は、門番が入ってよいと言うのを門のところで待っていた。ついに、男がかなりの高齢になったとき、門番に、なぜ誰も他の人が門のところに来なかったのか、そして、どうすれば自分は入る許可をもらうことができたのか、尋ねた。門番は言った。「この門はお前のためだけのものだったのだ。お前が頼みさえすれば入ることができたのだ。しかし、お前は頼まなかった。今これから門を閉じるんだ」　夢が私に思い出させてくれたのは、権威者が許可をくれるのを待っているのではなく、自分が主導権をもつときのみ、私は自らの人生において前進できるのだということだった。

　私がこの夢を見たのは、ソフィー（Sophie）との嵐のような 3 年間が終わりに近づいているときだった。私がソフィーに疲れるようになっていった理由の 1 つは、彼女がソーシャルワークの学校に行っていて、統合失調症について書かれた複数の教科書を読んでおり、それらからひどい文章を引用していたからだ。たとえば、彼女は本から顔を上げてこう言うのだ。「統合失調症をもつ人たちってリカバリーしないって書いてあるよ。あなたはリカバーしないんじゃないか

しら。統合失調症って遺伝するらしいわね。それは私たちの子どもも統合失調症になるかもしれないっていうこと？」

　1974年2月、ソフィーと私は、代替的エネルギー資源の必要性についての意識を高めるために公益科学センター（Center for Science in the Public Interest）が主催したダンスパーティに行った。（センターは私の友人、ジムによって立ち上げられた。）ソフィーはダンスをしたがらなかった。そこでダンス・フロアを見渡したところ、茶色のタートルネックを着た魅力的な若い女性が目に留まった。私たちは楽しい時間をもち、私は彼女についてもっと知りたいと思った。彼女は自分の名前はティッシュ（Tish）だと言ったが、私はすぐにさよならを言わなければならなかった。私の視野の片隅で、ソフィーがフロアの向こう側から私たちに向かってカンカンになっているのが見えた。ジムが彼女を落ち着かせようとしているにもかかわらず。その週の後半、私は、参加者リストでティッシュの名前を探してくれないかとジムに頼んだ。しかし、残念なことに、リストに彼女の名前を見つけることはできなかった。ソフィーとの関係は、その後間もなく終わった。再び、私はまったくひとりぼっちだと感じるようになった。私は自分の部屋に閉じこもり、昼夜、ものを書いていた。

　孤立は長引き、私の想像が再び始まった。私が知っている人はすべてロボットに置き換えられたのだと本当に信じていた。自分は残された唯一の人間だと思っていた。私たちはすべて機械なのだと私は確信するようになった。再び、私は内なる深いところに向かっていった。姉のサリーが私のところにやって来て、私の友人のジムがしたように、きちんと私に手を届かせようとしてくれた。しかし、私は自らの世界の内に留まり続けた。私は、オーガニックのリンゴジュースのみをのむべきであり、食べることは私の洞察を妨げると確信するようになっていた。サリーが私の冷蔵庫を開けたとき、リンゴジュースの大瓶が10本入っているだけだったのも当然だった。

　ある日、サリーと私が近所を散歩しているとき、彼女は、〔私が不安定なので〕腫れ物にさわるような感じがしていると言った。再び、私は全世界が死につつあることを確信していた。私は通りすがりの女性の首から十字架〔のペンダント〕を取ろうとした。そうすることで彼女が生き返ると思ったのだ。何人もの警察官が私を捕えた。幸いなことに、友人のサンディがそこにいて、私が落ち

第 2 章　自分自身の声を見つけ出す

着くようにし、喧嘩をせずにパトカーに乗れるようにしてくれた。私は警察署に連れていかれたが、そこで私は無言で地面に寝転がった。警察官たちは、私が医学生であることを知り、私を護送車で精神科病院へ送った。サリーが親切に自分の黒いコートを私に掛けてくれたので、私は車中を耐えることができた。私は安全な場を必要としていたが、オルタナティブはまったくなく、私はシブリー記念病院（Sibley Memorial Hospital）に入院した。

　私は、生についての機械的なものの見方が肥大していたので、自らの情動的な問題は脳への永続的で器質的なダメージによって引き起こされたのだと確信するようになっていた。私が入院したとき、私は、自分が怖ろしい城に戻っていくのであり、大佐の影響下に置かれるのだと思っていた。リカバリーについてのすべての希望をあきらめてしまうところだった。

　しかし、幸運なことに、セムチシン博士が再び現れて、私の癒える潜在的な力を信じ続けてくれた。暗黒の時間のなかで、私は取り乱し、彼に言った。「私の欠陥は永遠に続くに違いありません。けっして癒えることのない生物学的な脳の障害を私はもっているにちがいありません。私が 3 度も精神科病院に入院することになった理由について、他の説明がありえるのですか？　これでストライクが 3 つで、私はアウトです」

　私は、セムチシン博士に、どこが悪いのか教えて欲しいと懇願した。「私は残りの人生をこんなふうに過ごすことになるのですか？」

　とても静かで心に響く調子でセムチシン博士は言った。「いいえ。あなたの問題が器質的なものだとは私は思いません。あなたは癒えると今も私は信じています」

　セムチシン博士による、この単純で、しかし深い言葉は解放をもたらすものだった。私にとって、私の諸問題は、器質的なことに基づくものではなく、基本的には人間的なものなのだという考えは、怖れに向き合う潜在的な力への人間的な信用や信頼の源だった。そういった信用が、闘い、留まり続け、リカバーするための希望と勇気を私に与えてくれた。このようにして希望が生じるということは、すなわち、生に対して「イエス」と言うということであるが、そのことはあとで述べる。

　また、彼は、私が病院のスタッフに対して完全に協力的になってしまう前に

私を退院させることで、諸問題に向き合う潜在的な力への信頼を行動で表してくれた。再び自らの手で希望をもてるまで希望を生かし続けれるよう、彼は私を助けてくれた。そういった希望は、私たちの間で育った信頼から発展したものである。

　シブリーを退院することは非常に重要なことだった。私は、その病院のなかで、自らの真の「声」を見つけ出す過程を始めた。子ども時代の怖れが私を自らの内なる地下牢に閉じ込めてきたように私は感じていたが、長年のそういった感覚を取り消すために、私は「城の夢」を実際に劇の形で表現しないといけないように思われた。スタッフは、私が集団療法に出る準備はできていないと思っていたが、私はできていると思っていた。その人たちの決定に反発して、私が集団療法に出席するのを支持する請願書を病棟内で回した。たいていの患者は請願書に署名してくれた。しかしながら、私がそれを看護師長に提出すると、彼女は私がグループに出席できないと言った。私は怒った。そして、声を張り上げるという決定的な間違いをしてしまった。声を小さくするよう彼女は私に警告した。

　「精神科病院のなかで怒ることができないのなら、私はどこで怒ることができるんですか？」と私は尋ねた。

　彼女は、5人の屈強な男たちに、私を保護室まで「エスコート」するよう命令した。しかしながら、今回は、その4年前の海軍病院のときのように私のたましいを私から剥ぎ取らせはしなかった。

　「彼はとても高くジャンプした……」『ミスター・ボージャングルズ』(Mr. Bojangles)[28]の一節が保護室の厚いドアを通して聞こえてきた。私は4インチ〔＝約10センチ〕四方のアクリル樹脂の窓を通して外を見た。入院患者のジェリー(Jerry)がギターを弾いて歌っていた。「空に手が届くくらい……」 彼は私の視線を捕え、お互いに励まし合うように見つめ合った。私は、自らの強さをより直接的に感じることができるようにシャツを脱いだ。私は自らの「声」を感じ、叫び声を発し始めた。自らの「声」をもち続けて、それを用いれば、静かな部屋が非常に騒々しい部屋になりうるのだということに私は気づいた。今回は、あの人たちに私のたましいを壊させていないし、私を黙らせてもいない。私は主治医の診察を受けさせるように要求した。そして、数分間の瞑想をおこ

なって、私の中心を確実に保てるようにした。私はドアを叩き、さらに瞑想をおこなった。

　結局、セムチシン博士がやって来た。彼は、私がシャツを着れば私を退院させるということを認めた。私は同意した。シャツはあとで着ると言ったが。彼は保護室のドアを開けて、私を退院させた。私はロビーでシャツを着た。彼がそういったリスクを負うことができると感じたのはなぜなのか、何年もたってから、私は尋ねた。彼は、私とつながることができたからだと言った。彼は、私がシャツを着て病院から歩いて出ていくのを窓から見たとき、私はやっていけると確信したとのことだった。

　自宅まで歩いて4マイル〔＝約6.4キロ〕あったが、私は自由な一歩一歩を味わっていた。私は4月の花々の香りを嗅ぐことができ、足の下の草を感じていた。私は階下に住んでいる人のドアをノックした。彼女は私を部屋のなかに入れてくれた。私は彼女のことをあまり知らなかったが、彼女はよい心をもっていると感じた。彼女は膝の上で私の頭を両手でもち、私をやさしく揺り動かした。彼女はハチミツとハーブのお茶を出してくれた。何が起こったのかについて彼女は説明を求めなかった。彼女は、ただ、温かい彼女自身でいてくれた。彼女の存在と気づかいは、私の傷ついた精神への癒し薬のようだった。

　私は、兄からコロンビアのお土産にもらった、きめの粗いオレンジ色のポンチョを着て、デュポン・サークルの朝の冷たい空気に立ち向かっていった。泉の周りを歩き、そして、走っていると、長年切り離していた身体の各部分に血液が戻ってくるように感じられた。私は内なる私に触れてこなかったように感じた。私は、意識／精神のなかで、非常に重要な離れた土地へ旅をしていたが、今や、私の内なる「自己」に触れに戻る必要があった。ちょうど、私が入院する前、夢を見た。私の部屋が宇宙船で、私は地球からずいぶん離れてしまったという夢だった。このことは、触れることからどれだけ私が離れているのかを示していた。

　私はジムの公益科学センターまで歩いていった。彼には2週間ほど会っておらず、何が起きていたのかを説明しようと思った。そして、休息しないといけないと言って床に寝転がった。誰かが「なぜあの人は床に寝転がってるの？」と尋ねるのが聞こえた。

第 1 部　私の生をリカバーする

「彼はジムの友人なんだ」が答えだった。

その答えは、私がそこに寝転がっていることを許可するものだった。やがて、何か簡単な仕事がないか尋ねたところ、誰かが封筒詰めの作業を与えてくれた。私は、ワシントンのすべての電話回線を壊す必要があることについてスタッフの 1 人と話し始めた。人びとが対面式のコミュニケーションに戻れるように、奇襲隊を組織して、隊員が街中に広がってすべての通信回線を同時に切断するのはどうだろうかと思っていた。

私は自らの部屋に戻った。私がいない 2 週間を何とか生き延びたノージーが私を迎えてくれた。夜が深まった。薬や処方箋をもらわずに病院を出たので、ソラジンの離脱症状で筋肉が引きつっていた。私は再び服薬を始めるつもりはなかった。私の意識／精神も引きつっていた。

私は苦痛に満ちた 6 日間を過ごした。眠ることができず、未来は不確かだった。ある夜、私は自らの生を終わらせないといけないと確信した。私はバスタブに横たわり、絶望感にとらわれていた。私は自問した。「私が生き続ける理由などあるのか？」　2 つの考えが私を生かし続けた。まず、私は、次に何が起こるのかに関心をもっていた。何か新しいことや予期しないことが起こるかもしれないと思えた。これは、私には未来はないのだという確信を手放すことができたということを意味していた。その次に、さらに熱烈に、私は心のなかで思った。「私は自殺できない。もしそうなったら、誰がノージーの世話をするのだ？」　私は誰か他の人を考えることができなかった。私を受け入れてくれたネコを世話するために自分は生き続けないといけないと思った。

私は心のなかで思った。「私は生に対して『イエス』と言おう」　のちになって、それまでの長い間、私は生に対して「ノー」と言っていたことに気づいた。まさしく、生は生きるに値していたのだ。私は思う。自らの人間性を体験するというのは、多くの場合、すなわち、生に「イエス」と言うことだったのだ。フロイト（Freud）であれば、私はタナトスからエロスへと向かったと言うだろう。私は、最も深いたましいを体験していたが、そのたましいは、かつて私を離れ、そして、今戻ってきたものだった。私は、自らの最も深いたましいを再発見するために内に入り、生と死の最も本質的なレベルにたどり着かないといけなかったようだ。それは、絶望感の大渦巻きが希望のハリケーンへと転

第 2 章　自分自身の声を見つけ出す

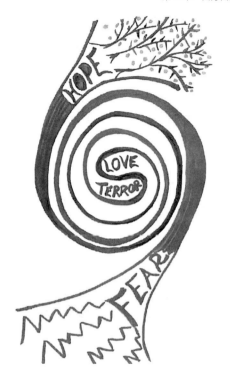

訳注：上から＝希望、愛、恐怖、怖れ。

換した瞬間だったように思われる（上の絵を参照［口絵⑥］）。私は自分を、ルビーの赤い靴のかかとを鳴らして「わが家（home）に勝るところはない」と言う、『オズの魔法使い』（The Wizard of Oz）に登場するドロシー（Dorothy）のように感じていた。私は、自分が自分自身のなかの家、つまり、私のたましいの家に帰ることができると感じていた。私がオオガラスの自己に別れを告げて、アオサギの「自己」に出会うときだったのだ。

　眠ることができないある夜、私は義理の兄に電話をした。なぜなら、私は自分が心臓発作を起こしつつあるのではないかと心配したのだ。私は、典型的な医学生のように、心拍数を計り続けていた。平均して 140 であった。チャックは、そのあとの 2 時間のクライシスの間、とても安心させるような様子で私に話しかけてくれた。まず、彼は私の医学的心配を取り上げた。心拍数を彼に伝えた

とき、彼は、心配する必要はないと言った。なぜなら、人がセックスをしているとき、人の心拍数は、普通、それ以上になるのだからとのことだった。そして、彼は日常的なことについて一連の質問をし始めた。私のおじは今どこにいるのか？　私の母はどうしているか？　ある時点で、なぜ彼はそのようなありふれた質問をするのか私は尋ねた。誰かが急性の苦しみにあるとき、こういったことが助けになるということがわかったのだと彼は言った。その夜の彼との会話は命綱だった。ソラジンをのまずに6夜を過ごし、眠らずに6夜を過ごしたあと、ついに私は薬に関するチャックのアドバイスに従った。1錠だけのんで、一晩眠って、朝になれば電話をかけてくるよう、彼は言った。私はハルドルを1錠のみ、一晩眠ったが、それ以降、薬は必要なかった。

第3章

他者と調和して自らの生を生きる

　私がアオサギの段階と呼ぶところの、私の生の最後の段階において、私の生は飛翔しているのだと感じている。私はこの段階を、ポリフォニーに生きること、と呼んでいる。ロシアの哲学者、バフチン（Bakhtin）によれば、ポリフォニーとは、多様な視点の展開を受け入れることによって、今この瞬間に生を生きることができるようになることを意味している。私は、自らの情動的な諸困難が精神医療領域の人たちによって一般的な形で描かれたとき、それらについて述べられたことをけっして完全には信じなかった。そして、自分と同じように懐疑的な人たちが私の周囲にいたことは幸いだった。私は、3回目の入退院に続く時期において、私の諸問題は永続的なものではないということに気づくようになった。私あるいは精神疾患だと診断された誰かの状態が何よりも脳の障害によって引き起こされているのだという考えを私は拒絶した。**そういった考えよりも、「精神疾患」だとされる問題は、本当は人と人との関係を通した情動的な発達を妨げるトラウマによるのだと理解するほうがより筋が通っている**。最後の入退院の7年後、私は次のような夢を見て、瞑想をおこなった。そういったことは、私の極度の情動的状態と私のトラウマとの間のつながりを理解する助けになった。

　　私はギルマン・スクールにおり、年老いた教師たちがいる。その人たちはみんな白髪で、さまざまな姿勢で静止して固まっている。パイン（Pine）先生はゴミ箱に身を乗り出して、嘔吐するところだ。彼は水を求めている。しかし、私は水を与えるのを拒む。なぜなら、彼はチョークの粉にまみれているからだ。

第1部 私の生をリカバーする

目を覚ました時、なんとそのシーンが「城の夢」に似ているのだと思った。そのシーンによって、私は、ギルマン・スクールと、「城の夢」のなかで自分が捕えられていると感じていた地下牢とを結びつけることができるようになった。教師たちは、「城の夢」のなかの年老いた大佐のように、本当に、みんな施設化され、催眠状態にされているみたいだった。そして、私は、なぜ6年生のときの教師が私を伍長と呼んでいたのかを思い出した。それは、私が、伍長の階級章のついたシャツを着ていたからだった。彼は私に大きな影響力をもっていた。〔何かを書いていて〕私が間違ったときは新しい紙を使うよう、私に言っていた。紙は安いものだからということだった。彼は私の父の友人でもあった。2人とも、とても怖いモロー(Morrow)先生から数学を教わっていたが、父はモロー先生を怖れていた。父はこんなふうに言っていた。彼のクラスメイトの1人が試験の解答を素早く完成させ、数学で用いられるQED[29]という語を最後に書いた。その生徒が、それは「これまでで最も早く提出された」(quickest ever delivered)という意味だと自慢げに言った。しかしながら、モロー先生はすぐに答案を破って、「これまでで最も早くつぶされた！」(Quickest Ever Destroyed!)と言った。ギルマンという学校では、人が身の程を知るようになることが重要だった。

何年か後、この印象的な「城の夢」について瞑想をしながら、私は精神病の体験を小さい頃のトラウマに結びつけた。瞑想のなかで、私は怪物の絵に注意を集中させた。紙は古くて黄色くて、絵の端は擦り切れていた。私はその絵を以前見たことがあったことに気づいた。怖ろしい姿の怪物の背後に地図の形がうっすらと見えた。突然、その怪物は、私が5年生のときのギルマンの部屋に掛けられていた地図に重ねられていたのだということがわかった。それは、擦り切れた黄ばんだ世界地図だった。そして、私が、5年生のときの教師によって性的な虐待を受けていたという記憶が蘇ってきた。彼が私や他の子どもたちを連れていった地下室は「地下牢」と呼ばれていた。さらに私が思い出したのは、私が地下室に連れていかれているとき、私は、袖に伍長の階級章が縫いつけられたカーキ色のシャツを着ていたということだった。それらの体験が私の魂に刻み込んだ怖れは、そのような体験が、私の崩壊、ブレイクスルー、夢、瞑想によって解放されるまで燃え続けていた。「城の夢」のなかで、私は全人的だっ

た。つまり、壊れていなかった。その夢は、20年間住み続けた怖ろしい地下牢から抜け出す方法を想像するのを助けてくれた。しかし、それでもなお、自由に飛翔するアオサギになるには、その夢を、3回目の入院につながったような極度の情動的状態として、意識が目覚めている生のなかで実際に生きる必要があったようだった。

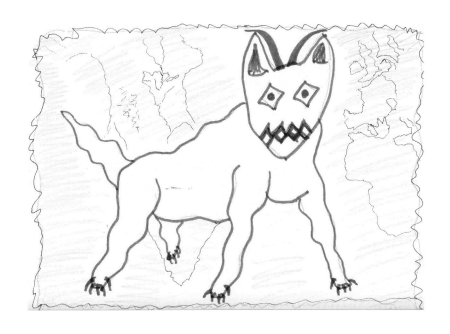

3回目の入退院のあと、何か月かの間に、私自身が企画したセルフヘルプ・プログラムを新たに始めた。自分は、人生のほとんどの時期において、自らの内で欠けていると感じるものを補うような恋愛関係を求めていたのだということに気づいた。私は情動的な「自己」の完成を求めていたが、自分ではそれをすることができないと思っていた。サフに出会ったとき、「彼女は情動を表現することができる。だから私はそうする必要がない」と思ったのを覚えている。母親がするような世話を私は求めていた。これは非常に危険なことだった。それは、サラが去ったとき、なぜ私が自分は半人前だと感じたのかを説明していた。また、なぜ私が、いつも、つきあっている女性にコントロールされている

ように感じていたのかも説明していた。私がその人たちを失えば自分が失われるということがわかっていたのだ。そこで、私は、伴侶となる女性への依存を小さくすることにした。自分自身の世話をする必要があった。私は料理に焦点をあてた。料理がもっと上手になれば、私は自分自身を食べさせることができるのだ。文字通りの意味でも、そして、象徴的な意味でも。

友人たちは、私のリカバリーにおいて重要な役割を果たした。医学校での暗黒の時間の間、私が気づいたのは、私には、友人たちのサポートと、私の生における何らかの楽しい活動、どちらもが必要であるということだった。私は、スクウェアダンスのグループを見つけ、親しい友人たちを作ったが、そのなかには40年後の今でも親しくしている人たちもいる。私はもともとつねに内気だったが、ダンスのリズムが友だちに出会うのを容易にしてくれた。ピアサポートは重要であるが、友情や恋愛はさらに貴重である。

何か月も経ったあと、レオンと私は、自分たちのお気に入りのレストランから歩いて帰っていた。すると、道路の反対側を2人の若い女性が話に夢中になりながらやって来た。その1人に見覚えがあった。私が微笑むと、彼女も微笑み返した。私たちは互いに通り過ぎたが、そのとき、私は振り返って言った。「ちょっと待って。僕、君のこと知ってるよ」 まもなく、私たちは、自分たちが代替的エネルギーのためのダンスパーティで会ったこと、そして、彼女の名前がティッシュだったということを確かめた。私は、名簿で彼女の名前を探して欲しいと友人に依頼したことを認めた。彼女は、自分の名前が名簿ではティッシュではなかったことを明かした。彼女は、省略していない名前、レティシャ(Letitia)をサインしたのだった。彼女と彼女の友人はその地区で部屋を探しているのだと彼女は言った。知っているところがあると私は彼女に言った。（空いているかどうかまではわからなかったが、私は本当に部屋を紹介しようと思ったのだ。今日に至るまで、部屋があるかもしれないというのは策略だったにちがいないと彼女は言っているが。）彼女は私に電話番号を教えて言った。「部屋が空いていたら電話ちょうだいね。あるいは、とにかく、ただ電話くれるだけでもいいわよ」 彼女は私のなかに何かを見たのだ。彼女は、それまで、ほとんど知らない男性に自らの電話番号を教えることはなかったからだ。まもなく、私たちはデートなどをするようになった。

第3章 他者と調和して自らの生を生きる

　何回もデートをしたあと、夕食のためにティッシュを私の部屋に招いた。私は、エンドウ豆のスープ、パスタとソース、サラダを作ることにしていた。でも、不幸なことに時間の使い方がまずかった。私はスープとパスタを火にかけ過ぎてしまった。しかしながら、ティッシュは、私が努力をしたことに心を打たれた。また、私が本棚——私の最もすばらしい大工仕事の1つ——を作っていたことにも彼女は感動した。のちになって、彼女は、何か家の物を修理したいとき、私が本棚を作ることで自分がどのように騙されたのかをよく言った。「私は、あなたが、私のお父さんみたいに便利な人になると思ったの」 たいていこういった物言いは愉快な冗談、つまり、アイルランド風のユーモアだったが、いまだに不意を突いて私に向けられる。
　1年後、ティッシュと私はメイン州の森にカヌー旅行に出かけた。最後の夜、私たちは不気味な男に会った。ひとりで暮らしており、湖のダムを管理していた。暗くなってきており、私たちは、近くにキャンプ場がないか尋ねた。彼は近くの島を指差し、そこがとてもよい場所だと言った。そして、彼は気味の悪い調子で付け加えた。「そこは完璧に安全ですよ。誰もあなたたちに迷惑をかけることはないでしょう」 夜が更けると、風が私たちの防水シートにあたって音を立て、私たちは怖くなってきた。男は、そこは完璧に安全だといったが、なんだかその様子から、彼が私たちに危害を加えるのではないかと私たちは不安だった。私たちは互いにしっかりと抱き合っていたが、ほとんど眠ることができなかった。長時間車を走らせて家に戻ったが、私は怖くなっていき、パラノイアという私の旧い感覚が戻ってきた。
　私は医学校の授業に出てみた。しかし、バカげたことに、私は授業中に楽器のリコーダーを取り出して音を鳴らした。私は、動かない、あるいは、話さないというおなじみの状態へと滑り込んでいくのを感じていた。動くことも話すことも安全でないように感じたからだ。私は、はっきりした形にできない問いを埋解しようとしながら、長い間、天井をじっと見つめていた。ティッシュは、そんな状態の私を見たことがなかったので、私をとても心配した。彼女が受けたサポートで最も助けになったのは、私がNIMHで研究をしていた頃からの友人であるトム（Tom）からのものだった。彼は、かつて私が精神病を体験するのを2度見ていた。過去4年間の間、トムと私はともにキャンプをした

り、カヌーをしたりしていた。私がそういった変性意識状態にある間、ティッシュと私は彼を訪ねた。彼は、私たちにブルーベリーとクリームを出してくれた。私はそれを一つひとつ串に刺して食べようとした。ティッシュは自らの心配をトムに話した。彼女は私がその時期を乗り切ることができるのだろうかと思っていた。

「心配しなくていいですよ。私は、彼がこういった状態を体験するのをこれまでも見てきましたし、彼は、いつも、初めのときよりも強くなって戻ってくるんです」 彼は彼女を安心させた。

彼女は、3日間、昼も夜も私とともにいてくれた。私は切り抜けた。トムは正しかったと強く思う。私は強くなったように感じた。私はその体験をハルドルを1錠のむだけで切り抜けた。そして、友人たちから多くの助けを得ながら私の悪魔たちと向き合うことで、私の怖れと折り合いをつけることができたと思っている。同じくらいの大きさのエピソードがさらに生じることはなかった。

その3か月後、1975年の冬に他の危機一髪がおこった。ティッシュと私は、私が児童精神医学の実習をおこなっている間、サンフランシスコに1か月間いた。私は、ロバート・ハインライン（Robert Heinlein）の小説、『愛に時間を』（Time Enough for Love）を読んでいた。あるとき主人公のコンピューターが嫉妬といったような人間的な情動を見せ始めた。再び、人間と機械との間の境界線が曖昧になり、とてもやっかいなことになってきたのがわかった。ティッシュと私はそのことについてよく話し合うことができ、私はハルドルを1ミリグラムのんだ。私がメジャー・トランキライザーをのんだのはそれが最後だった。完全なリカバリーを示すためには薬をすべてやめないといけないとは私は思わない。しかしながら、私たちのなかの多くが統合失調症からリカバーし、もはやどんな薬も必要とはしていないという事実は、それらの状態が脳の永続的で生物学的な障害ではないというエビデンスなのだ。ティッシュとともに精神病を体験することで、私たちの関係は強固なものになったと思う。私が最も狂っている状態においてさえ彼女は私とともにいてくれることを知り、彼女を深く信頼してもいいのだということがわかった。

5年間をともに暮らしたあとでさえ、私たちは2人とも結婚には慎重だった。そこで、私たちは反対の方向から結婚にアプローチした。まず、私たちは一緒

第3章　他者と調和して自らの生を生きる

に家を買った。そして、南太平洋にハネムーンに行った。最後に、そういった体験すべてを通して、私たちがお互いに深く愛し合えることを理解し、そして、私たちは1979年に結婚した。最近、私はティッシュに、私があのような極度の情動的状態を体験したのになぜ私と居続けたのか、尋ねた。彼女は、つねに私を、そして、成長し強くなるための私の潜在的な力を信じていたと言った。彼女は、けっして私のことを欠陥がある、あるいは、病んでいるとは思わなかった。私の希望が不足しているときに、彼女はバケツ一杯の希望をもっていてくれた。私たちのサポートは相互的であり、彼女もこれまで私を頼ってきた。

　ティッシュとの関係に加えて、私には、精神科での研修を切り抜けるために、リカバリーの当事者体験をもつ人たちのサポートが必要だということが本能的にわかっていた。医学校の終わりが近づいたとき、私は、ピアサポート・グループのような場に近接しているところで研修をすることを求めていた。幸いなことに、私は、マサチューセッツ州ケンブリッジにあるハーバード（Harvard）大学の教育病院、ケンブリッジ病院（Cambridge Hospital）での精神科研修プログラムに受け入れられた。私は、当事者体験をもつ人たちによって発行されていた『マッドネス・ネットワーク・ニュース』（Madness Network News）という新聞を読み、アドボカシー・グループの精神疾患患者解放戦線（Mental Patient's Liberation Front: MPLF）もケンブリッジ地区にあることを知っていた。そこで、私は事前にMPLFに手紙を書いて、自分が元患者（当時はそのように呼んでいた）であり、数か月以内に精神科の研修を始めるということを伝えた。まもなく、私はそのグループから葉書を受け取ったが、そこには、「精神科の研修医としてではなく、元患者としてなら、私たちのグループに出てもらってもかまいません」と書かれていた。その葉書は長い間、私の机の上に置かれていた。私はそれを眺め、どうすれば自分自身の片面だけで集まりに行くことができるのか、想像しようとした。

　MPLFのリーダーたちは、のちになって、私のような二重の役割をもつ人たちのための新しいグループを立ち上げたということを知った。その人たちは、そのグループを、「MPLFの友人たち」（Friends of MPLF）と呼んでいた。そのグループは、私が、危険水域を通行するための航路を計画するという困難な作業を続ける際にとても貴重だった。「精神疾患」というラベルを貼られており自

第1部　私の生をリカバーする

らのことを開示していない人でありながら、一方で、ラベルを他者に貼るように教えられるという危険水域を。また、リカバリーの当事者体験をもっていて子どもをもつようになった人たちに出会ったのも、そのグループを通してだった。その人たちの例は、いつの日か自らの子どもをもつことができるという希望を私に与えてくれた。さらに、私がボストンに移って研修を始める際に、ラディカル・セラピーのネットワークを通して、ジェフ（Jeff）という名前の優秀なセラピストを見つけた。

　MPLFとのもう1つのつながりができたのは、私が診ていたある人が、私に、折りたたまれた書類を渡し、そのなかを見るように言った日のことだった。私が見つけたのは、『私たち自身の手で』（On Our Own）〔邦題『精神病者自らの手で』〕というタイトルの本のチラシだった。その女性は言った。「著者は私の友人で、彼女はあなたに会いたがっています」　著者はジュディ・チェンバレン（Judi Chamberlin）で、その年、1978年、彼女は私の人生をすっかり変えてしまったようだ。ジュディはMPLFのリーダーの1人だった。彼女自身の当事者体験を通して培われた、解放への情熱は、続く33年の間、私や世界中の他のアドボケイトのために道を照らしてくれた。そして、今なお照らしてくれている。

　病院の保護室に強制的に閉じ込められていた状態から、精神科医になって他の患者に対して指示を出す状態へと2年間で移行した訳だが、かじ取りが大変だった。すでに述べたように、ケンブリッジのMPLFは私を受け入れる準備ができていなかった。つまり、私が精神科医になるためのトレーニングを受けているということで不信感をもたれていた。同時に、ケンブリッジ病院のトレーニング・プログラムの人たちには、精神医療をめぐる私の過去を開示していなかった。ただ、私が苦しんでいたとき、その人たちにはわかっていたかもしれないと思うが。

　私は、自分自身を、重力や風に打ち勝って優雅に飛翔しているアオサギとして想像することができる。だから、私も、打ち勝ち、私の怒りを情熱と生命力に変換させないといけなかった。私は動き始めたが、それは、主に、私が精神医療システムで感じた激しい怒りからだった。しかし、私は、自分が非難を向けているシステムのなかで仕事をする抑圧者の1人でもあった。加えて、私が自らのリカバリーの間に学んだ重要なことが、精神科病院で日常的におこな

第3章　他者と調和して自らの生を生きる

われている治療の進め方と衝突するのだということに気づき、私は怒っていた。たとえば、私は、自分自身の強烈な個人的体験から、人の情動的苦しみがどれだけ極度のものであっても、つねに内部には〔人が〕手を届かせることができる人がいるということを学んだ。外から見ると、その人は無言の人に見えるかもしれない。しかし、内部では、その人は、自分を取り囲む人びとが話すすべての言葉やすべての抑揚に注意を向けたり、それらを聴いたりしているのだ。その人はとくに周囲の人たちの情動的なトーンに意識を合わせている。信頼を築くことは、内部にいるその人に手を届かせるのに大切である。本人の意志に反して服薬を強制することは信頼感を壊すだけである。

　当事者体験をもつ人、クロスビー（Crosby）氏との私の体験は、私がリカバリーの間に学んだことと私が研修の間にするように言われたこととの間のバランスを取る私の能力を厳しくテストした。私は、研修の1年目、救急室で仕事をしていた。そのとき、クロスビー氏が彼女の家の窓からテレビを投げ出したという連絡があった。クライシス・チームは、彼女を入院させる必要があると言った。私は救急車で彼女の家に行った。彼女が以前入院したとき、私はクロスビー氏担当の精神科医だった。だから、私は彼女に手を届かせることができるかもしれないと感じた。彼女は救急車のところまで連れて来られて、移送用の椅子に固定された。彼女は何も話さず、私は彼女の目のなかに怖れをはっきりと感じることができた。だが、私は、隠れた人を彼女の内部に感じることもできた。私は、彼女を落ち着かせようとし、彼女を助けるために私たちがどうやってできる限りのことをするのか、彼女に話した。

　私は、彼女に、どのような過程でことが進むのかをゆっくりと説明した。私たちが救急室に到着したとき、彼女は話さず、服薬を拒んだ。そこで、スタッフは彼女を州立病院へ移送しようと思った。私は、無言の状態にあったときの自分自身の体験を頼りにして、「イエス」か「ノー」を頷くよう求めることで彼女とコミュニケーションをすることができた。私は、自分自身あるいは他の人を傷つけないと約束できるかどうか、彼女に尋ねた。彼女は同意して頷いた。私は彼女を総合病院の自発的入院の病棟に入院させると言った。

　私が彼女をその病棟に入院させたとき、スタッフは怖がった。その人たちは、緊張型の精神病の状態にある人をなぜ私が入院させたのか、彼女が自分自身あ

83

るいは他の人を傷つけないと同意した場合は投薬はおこなわないとなぜ私が彼女と約束したのか、理解できなかった。スタッフは怖がって、彼女に食事をもっていったり、彼女から採血することができなかったので、私がしないといけなかった。私のスーパーバイザーは、彼女に投薬をするよう私に命令した。朝の回診の間、彼は繰り返し私に立ち向かってきた。

「君はなぜこの患者に投薬しないの？」と彼は問い詰めた。

私は、信頼を築いているところなのだと答えた。

彼は笑い、続いて彼以外のスタッフも笑った。「フィッシャー先生は精神病の患者と信頼を築いているんだ！　バカげてるね。選択されるべき治療はソラジンを400ミリグラムだよ」

何日間か後、私は、その無言の女性に非言語的なコミュニケーションを通して手を届かせることにおいて大きく進歩することができた。しかしながら、5日目、私のスーパーバイザーは腹に据えかねて、副科長を呼んだ。私がトレーニング・プログラムをやめさせられそうだということがわかったとき、私は手を引いた。クロスビー氏は強制的に投薬された。退院するとき、彼女は、自分が投薬される前に私が何日もかけて彼女に手を届かせて信頼を築いたことについて私に感謝した。その後、彼女はほとんど入院しなかった。

私は、研修を終えることができたことに驚いている。私がもっている当事者体験をもつ人たちの視点とスタッフのチーフの視点との間には大きな哲学的相違があった。私は人びとのカルテを読むのが嫌いだった。それらは屈辱的で非人間的なものだった。代わって、私はカルテを読む前に本人を直接知るようになることを好んでいた。実習で発表をおこなうとき、私は、人びとを全人的な人としてよく見て、本人についての印象を述べていた。私は何回か面接をおこなうまでカルテを読まないということをスタッフの前で述べたことがあったが、スタッフのチーフは私が無責任だと言った。私たちの間で興奮したやり取りがあったが、私がトレーニング・プログラムからほとんど放り出されそうなのだということが再びわかった。だから私はほんの少しだけ譲歩した。

私は、精神科医として実践をおこなっているうちに、言葉のない状態のための言葉を徐々に見つけ出せるようになっていった。そういった状態は、他の人たちや私が情動的な苦しみの間に体験するものである。私がつねに感じてきた

第 3 章　他者と調和して自らの生を生きる

のは、どれだけ深く混乱していても、それぞれの人の内部には、しっかりした、強さの核が隠れているということである。私は、そういった、しっかりした、力に満ちた核を、その人の本当の「自己」と呼んでいる。人がどれだけ苦しんでいても、力に満ちた、核となる、本当の「自己」がつねにそこにあるのだということをいつも忘れないでいることが重要だと思っている。危険な時期を体験している誰かを私が助けているとき、私はつねにその人とともにいようとする。その際、私は、自信を運ぶようにしている。その人は自らのなかにある隠れた強さを頼りにできるのだという自信を。こういったものの見方は、第 8 章で述べられるような、eCPR に関する私の活動において大いに助けになった。

　私は、自らの知識の源が私自身の体験から来ているのだということを開示したいと思うことがよくあった。しかし、自分が研修医の間はそれが安全ではないようだということに気づいた。研修を終えた何か月か後、私は、ボストンの地方テレビ局のトークショー『人びとは語る』(People are Talking) に出演して強制治療の問題を討論してくれないかと依頼された。ジュディ・チェンバレンもその番組に出ることになっていた。また、「強制に賛成する」視点を表している精神科医にも出てもらうことはできないだろうかという相談も受けた。私が知るなかで最も適任なのは、研修のときの、スタッフのチーフだった。放送の準備が進み、私は彼に言った。研修の前に何度か精神医学的な入院をしたことがあるということを開示するつもりだと。彼は、「入院したことがあるっていうのが、今、流行ってるよね」と言った。私は、彼の言葉と軽蔑的な態度に激怒し、研修の間に溜め込んでいたすべての怒りをもって彼を打ちのめしたいと思った。しかし、そうする代わりに、私は、メンタルヘルスの病気というラベルを貼られたすべての人の権利を増進させるという、より大きな大義のことを考え、私の怒りを、アドボカシーを続けたりトークショーのことを続ける情熱へと変換した。

　次第に、私は、自分が精神科医でありながら、かつ、人間性を失わないでいることが可能だということを認めるようになった。自らの仕事を超えて、私の生そして「自己」の感覚を充実させることで、そのような認識をもつようになったのだと感じる。家族や友人をもつということが意味するのは、私は何よりもまず人間であるということであり、そういった人間が、精神科医、そして、そ

85

れ以外のさまざまな役割をもっているのだということである。

　私の最も重要なライフワークは、私の妻を支えて、子どもたちを健康なおとなへと育てることだった。長女のケイトリン（Caitlin）が1982年に生まれたが、その瞬間から今のこの瞬間に至るまで、私たちの最も重要な関心は、つねに、私たちの2人の子どもたちの成長と発達だった。私は彼女たちとつながっていたので、彼女たちが自ら選んだ夢を追い求めるために旅立っていくのを見るのはつらかった。ケイトリンは大学を卒業すると、プロのサッカー選手になるという夢を追い求めて、ブラジルの小さな街に旅立つことを決心した。私は、その10年前にメキシコで撮影した白サギの写真を彼女に贈った。そのサギは根っこが水の上に出ているマングローブの小さな森の前を飛んでいた。旅をするのに必要な翼と根っこを私たちが彼女に与えることができたのであればうれしいと私は彼女に言った。彼女は、私たちがそれらを与えたと言った。私は泣いたことを謝ったが、彼女は私をハグし、「それでいいのよ」と言った。彼女はブラジルでとても充実した1年半を過ごした。

　数年前、私は、次女のローレン（Lauren）と、親としての関わりを振り返っていた。彼女は父の日にやって来て、私とランチをともにした。私たちは裏庭を見ていたが、そこは、私たちが子どもたちのためにたくさんの誕生日を祝った場所だった。子どもたちが幸せで満足している人になれるよう、私たちはつねに最善のことをしようとしてきたと私は言った。彼女は私の手を取って、言った。親というものが与えることのできる最高の贈り物を私たちが彼女たちに贈ったと感じていたと。彼女は、自分がなりたい「自己」になるのを私たちが助けてくれたと言った。娘たちは、2人とも型にはまらない道を選んでいるが、自らの夢を追い求めており、それが幸せそうだ。彼女たちは大金持ちになったり、権力や名声のある地位に就くことはないかもしれない。しかし、私は彼女たちを信じているし、彼女たちは自分自身を信じている。

　私の他のライフワークは、25年前にジュディ・チェンバレン、パット・ディーガン（Pat Deegan）、ローリー・アハーン（Laurie Ahern）とともに共同で設立した、ナショナル・エンパワメント・センター（NEC）の活動である。その活動のおかげで、私は、精神保健に関する大統領新自由委員会（President's New Freedom Commission on Mental Health）のメンバーに選ばれた。私は、その委員会での自ら

第３章　他者と調和して自らの生を生きる

の役割を通して、「リカバリー」という概念を精神保健についての全国規模の議論に入れることができた。私は、自らの役割を、当事者運動[30]の世界と昔ながらの精神保健システムの世界との間の架け橋だと理解している。両方の領域における信用を通して、私は、それらの世界の人たちが互いに理解し合えるようにしてきた。

「統合失調症」からの私のリカバリーは、変容するスピリチュアルな成長だった。それは、家族を治療することを主な使命とする従順で忠実な息子から、「自己」に目覚め、「自己」を指向するおとなへと向かうものだった。私は、ブレイクスルーするために、崩壊(ブレイクダウン)しなければならなかった。人びとを知るようになることや人びとに自分を知ってもらうことが怖かったが、そういった怖れに打ち勝たないといけなかった。情動的そしてスピリチュアルなレベルで他の人たちとつながることは、この成長の本質的な部分だった。私は、自らのたましいが成長して一層強くなったと感じるし、情動、情熱、好き嫌いを一層容易に表現できるようになった。私は、そういったことを好んで表現することを通して、自分は何者なのか、自分にとって何が最も重要なのかを理解している。自分自身を理解し、受け入れることによって、私は意味を見出した。私に存在理由を与えてくれる意味を。私がありのままの私であることが心地よくなればなるほど、ありのままでいる他の人たちとともにいることが心地よくなった。私はより深く耳を傾けることができるし、その人たちのなかで私であることを失ってしまうだろうという怖れは感じない。また、その人たちを私と同じようなありように変える必要があるとも感じない。『ありのまま……あなたと私』(Free to Be...You and Me) という子どもたちの歌のように。

2011年5月、私はアイスランドのテレビ局のインタビューを受けた。次に示すインタビューの記録は、リカバリーの当事者体験に関する私の考えをよくまとめている。

Q（インタビュアーによる質問）：あなたはどのようにリカバーしたのですか？
A（私による答え）：私のことをつねに信じてくれる人たちが私の周囲にいました。私はナショナル・エンパワメント・センターと呼ばれるセンターを運営しています。私た

第1部　私の生をリカバーする

ちのセンターの主要な使命は人びとに希望を運ぶことです。私はリカバーできると信じてくれる人たちがつねに私の周囲にいました。私の家族、私の友人たち、私のセラピストでした。70年代の前半のことで、困難な状況に対する楽観主義がありました。人びとは諸権利をもっているという感覚がありました。ですから、私が入院しても、私の家族や友人たちはみんな、私が諸権利をもっていると感じていました。

　私の夢は、精神科医になって、鍵を手に入れて、すべての人が病院から出ることができるようにして、その人たちのリカバリーを助けることでした。幸運なことに、私には、「イエス。あなたがそれをできると私は信じています」と言ってくれるセラピストがいました。

Q：でも、統合失調症からはリカバーしないとされていますよね。
A：一般的な考えはそうです。しかし、それは事実に基づいていません。それはエビデンスに基づいていません。私たちのようなリカバーした人たちは、人びとはリカバーできる、そして、現にしているのだというエビデンスなのです。しかし、リカバーした多くの人たちは社会に戻ります。その人たちは、スティグマや差別が今なおあるので、そのことについて語ろうとはしないのです。

Q：あなたも偏見を体験していたのですね？
A：私が人びとに知ってもらいたいのは、本人の問題がどれだけ深刻であっても、深いところには健康な人がいて、本人の周囲の人たちや本人自身が、〔深いところにいる〕その人を呼び起こすことができれば、その人が本人のリカバリーを導くことができるのだということです。

Q：そのために鍵となることは何ですか？
A：鍵は、内部にそういった健康な核を見つけ出すことです。自分自身の内にそれを見つけ出し、他の人のなかにそれを見つけ出すことです。私が人の助けになっているとき、そのことはわかります。私がその人の核に近づいているとき、そのことはわかります。なぜなら、輝きがその人の目に戻ってきます。微笑み、生命力が戻ってきます。私たちは、そういった核を、その人の生命の中心、あるいは、「自己」の感覚と呼んでいます。そして、私たちはエモーショナルCPRと呼ばれるプログラムを開発しました。CPRは、つなが

る（Connect）、エンパワーする（emPower）、蘇生させる（Revitalize）です。

Q：エンパワーというのは、本人の強さを活用して、その人が前に進むのを助けることですか？
A：人びとは自分自身の「声」を得る必要があり、自らの中心から語ることができる必要があります。人がそうするとき、その人は外的な声に悩まされることがほとんどなくなります。統合失調症の特徴の１つは厄介な考えや声が聞こえることです。私は厄介な考えをもっていました。しかし、「声」を得てからはそれらをもつことはなくなりました。それはアーティストの「声」のようなもので、人はかけがえのない独自の存在だということです。

Q：システムはどのように変わる必要があると感じておられますか？
A：システムは生物学と薬にとらわれすぎています。もともと私は生化学者でした。NIMHでセロトニンやドーパミンに関する研究をしていました。私たちが化学反応をもっているというのはわかります。あなたと私が話していますが、化学反応が生じています。とくに、つながりができて活気が湧いてきているときに。しかし、そういったことは、私たちは何者なのかということにとって二次的なことです。薬は一時的な助けにはなるでしょう。私は薬に反対する訳ではありません。しかし、薬は強調され過ぎていますし、もし薬が自分を治してくれると人びとが考えるのであれば、その人たちは、薬をのんでいるだけで、ほかには何もしなくてもよいということになるでしょう。私のところに来ているクライエントが言いました。「薬は土台を与えてくれます。でも、家を建てるのは私なのです」　自らの生の家です。人は自らの生のアーティストでないといけません。私たちは本当はみんなアーティストなのであり、自らの家を建てるのです。
　私たちはリカバリーを、すべての人にとっての未来として、ビジョンとして理解しています。私たちはそれを目標として、希望として、信念として示しています。こういったことが受け入れられれば、私たちの政策／方針（policy）は、今そうであるような、単に症状を抑えるだけといった現状維持から、社会において十全な生を生きること、夢を追い求めること、意味ある結びつきをもつこと、意味ある活動をすること、そういったことへと移行するのです。私たちはまさにこういったことを希望しているのです。

第 1 部　私の生をリカバーする

Q：あなたは希望の役割を強調しますね。

A：希望を与えることは、間違った絶望を与えるよりもよいことです。今私たちのシステムが人びとに与えているのは後者です。若い人が〔精神保健システムに〕やって来ると、その人たちはしばしば言われます。「質を落とした人生しか生きることができません。あなたの人生に多くを期待しないでください」こういったことが人びとを自殺に追い込みます。なぜなら、希望を、人びとは必要としているからです。

　私の母は何年か前に 98 歳で亡くなった。彼女は、私に、私の生とリカバリーについての本を書いて欲しいとつねに思っていた。彼女は言葉を信じている人だった。実際、私は彼女の日記を複数冊もっている。彼女が亡くなっていくとき、それは私にとって非常に親密な時間だった。私は、彼女の最期の日々に彼女とともにいる必要があると感じた。彼女は私の誕生のときにその場にいたからだ。私たちが生から出ていくことは、私たちが生に入っていくことと同じことであるように思われた。そういった究極的な体験の間に、謎に包まれた神秘、すなわち生がさらにその姿を明らかにするのだ。

　母は、何年かの間、だんだんと弱っていったが、強いたましいを維持していた。毎朝、髪の毛を整え、化粧をして、階下に下りてきてダイニングルームで会議を開いていた。彼女は、よく、夜 10 時まで階下にいて、何千枚もの古い写真を整理し、それらを、安定した関係の続いている仲間、フェミ（Femi）とヘザー（Heather）に見せていた。30 年にわたって彼女の秘書、そして、それ以上の存在であったジェイ（Jay）は、1 週間に 3 日、家に来ていた。彼自身の健康状態が悪くなりつつあったが、彼はかかさず彼女のそばにいるようにしていた。

　母は、90 歳代の前半になると、徐々に住宅復元のビジネスから手を引くようになり、ジェイとの関係も変わった。彼は、請求書や取り引きの記録を取ることから、彼女の介助者へと役割を変えた。彼はそういった移行を自然におこなった。30 年のなかで口論がつねにあった。ときどき私が言い争いをやめさせたが、それは子どもたち同士の喧嘩を思い起こさせるものだった。彼女は、彼をクビにしてはまた雇うということを周期的に繰り返していた。ときどき、ジェイは彼女に近く立ちすぎて、彼女が不快になることがあった。彼女は厳し

第3章　他者と調和して自らの生を生きる

い調子で「近すぎる。あっちへ行って」と言った。そして、彼は静かに、我慢強く、自らのオフィスに戻り、彼女からの呼び出しを待っていた。「ジェイ、ジェイ、どこにいるの?」と彼女はすぐに呼ぶのだった。だから、彼が彼女に仕えた最後の日、彼女がさよならを言わなかったのも当然だった。私は彼女に懇願したが、彼女は頑としてそっぽを向いていた。彼は心臓が悪いのを彼女は知っていたが、彼がさよならを言って去っていくことにとても腹を立てていたのだ。

　次の週、彼女は彼に電話をかけようとしなかったし、彼が彼女に電話をかけてくることもなかった。私は彼女に電話をして、電話をしたかどうか尋ねた。彼女はしていなかった。彼に電話をすれば彼女の助けになるかもしれないと私は言った。彼女は、「彼の助けになるかもしれないけど、私の助けにはならないよ」と言った。最終的に、彼女が信頼する仲間のノエミが、1度だけ、2人を電話でつなげることができた。私たちは、その数日後にジェイが89歳で突然亡くなったということを聞き、悲しみに沈んだ。彼の息子が言うには、私の母の世話をする仕事がなくなり、ジェイは目的がなくなったように感じていたとのことだった。ある日、彼は、彼と私の母がタウソンに創設したユニテリアン教会に自動車で行き、注意深く計画された〔自分のための〕追悼集会を聖職者に委ねた。その夜、彼は自宅で亡くなった。

　彼女のケアに関わっていた私たち全員が、ジェイが亡くなったあと、母がベッドにいる時間が長くなったことに気づいていた。階下にまったく下りてこない朝もあった。ベッドから出るのにだんだんと大きな助けが必要となり、早くベッドに戻りたがるようになった。彼女は、生きることに対する関心を失ったようだった。10月上旬のある日、彼女は弱り、ベッドから出ることができなくなった。少し熱があったようだったので、主治医は彼女を地域の病院に入院させた。すべての検体検査および身体検査の結果、熱と多少のうっ血を除いて、すべて正常だった。

　ジェイの追悼集会の日、サリーと私は彼女を病院に訪ねた。彼女は怖がっているような様子で、ベッドの両側をとてもしっかりと握っていた。彼女は、脚を動かすことができないと言っていたが、私たちが彼女を支えると彼女は脚を動かすことができたし、歩くこともできた。病院は彼女をリハビリテーションのために病院にとどめておきたいと思っていた。しかしながら、彼女が私たち

第 1 部　私の生をリカバーする

に対して明らかにしたのは、退院したいということだった。繰り返し、彼女は自宅に帰りたいと言った。そのあと何日間もの間、私が電話をするたびに、彼女は食事について不満を言い、自分は家に帰らないといけないと言っていた。だから、私は彼女を家に連れて帰った。そして、彼女は家に帰れたことを喜んでいた。彼女は夜中に目を覚ますと私の部屋にやって来た。彼女は混乱している様子だった。私は彼女に、私が誰だかわかるかと尋ねた。

「あなたは近い親戚ね」と彼女はお茶目に答えた。

「本当は、あなたは私のお母さんなんですよ」と私は彼女を方向づけようとした。

彼女は言い返した。「あなたは私のお母さんよ」

なんと彼女は正しかったのか。それらの最期の日々において、私は彼女の母親になっていた。おそらく、そういった役割を担うことによって、私は彼女がこの世界から出ていくのを助けていたのだ。彼女が、自らの生のサイクルを全うし、この世界にやって来たときと同じように去っていく、たぶん私はそれを助けていたのだ。彼女は、人が世界にやって来るという体験の直接性を再び体験することができたのだ。今この瞬間に存在することによって、彼女が生に対するしがみつきを手放すのが容易になったのかもしれない。

＊

それから 2 週間にわたって、彼女は、歩こうという試みにおいて、ときおり前進した。しかし、再び、彼女はベッドにいるようになった。私はテキサスで、メンタルヘルスの問題をもつ若い人たちの親に講演をしたが、そこから彼女に電話をした。私がその人たちに希望を与えているというのを聞いて彼女は喜んだ。また、彼女は、どのくらいの人たちがその集まりに来たのかを尋ねた。彼女は、つねに、私に大勢の人たちに働きかけて欲しいと思っていた。そして、ハロウィーンに、母の仲間の 1 人から電話があった。彼女は、私の母が食べ物や飲み物を摂ることができないことをとても心配していた。医師が訪問し、血液検査をした。その次の日の夜、私はその医師と話したが、彼は母の腎臓が機能を停止したことを知らせてくれた。彼女が生きられるのは 2 日か 3 日だろうと彼は判断した。

私はボルティモアに飛び、彼女が重篤な状態であることを理解した。彼女は

依然として水分を摂ることができず、弱りつつあり、意識がなくなったり戻ったりしていた。私は、すぐに、私のきょうだい、妻、娘たち、姪たちや甥たちに連絡をした。それらの人たちはまもなく到着し、その日の午後は魔法のようだった。ママは家族の若いメンバーに囲まれるといつも熱心に反応していたが、その日も例外ではなかった。彼女は目を覚まし、私の娘たちに話しかけ、彼女たちはよい少女であることを話した。ローレンは木に登って手を擦りむいていた。手をどうしたのかとママは尋ねた。ローレンは木に登っていたのだと言った。てっぺんまで登ったのかとママは尋ねた。そして、ローレンが登ったと言うと、ママは大いに熱を込めて言った。「いいね、その調子だよ！」彼女はケイトリンにどこに住んでいるのかを尋ねたが、ケイトリンがボストン（訪ねているだけだったが）だというのを聞くと喜んだ。また、彼女は、ケイトリンがそれまでに旅をした土地のことを聞いたときも心を動かされたようだった。彼女は、自らの最後の力を与えて、これまで過去に数えきれないくらいしてきたのと同じように、彼女たちを励ました。彼女たちは、今なお、自分たちの内部に彼女のたましいを強く感じている。娘たちが私の母を30年間にわたって知ることができたことを、私はとてもうれしく思う。

　その日の夜、ギルクレスト・ホスピス（Gilcrest Hospice）から、アセスメント・ナースがやって来た。彼女は非常に人を安心させる人だった。私たちが心地よさとケアを提供していることをわかってくれたし、私たちが、特別な処置はおこなわないという母の望みに従っているのだということを理解してくれた。

　その夜、私はマットレスをママの部屋に引っ張っていき、彼女の横で眠ることができるようにした。彼女が、人生の夜に向かって旅をしている間、私は、彼女をひとりで夜に向かって旅をさせたくなかったのだ。私は、その夜が、彼女のお気に入りのディラン・トマス（Dylan Thomas）の詩の一つ、『あの心地よい夜に穏やかに向かっていってはならない』（Do Not Gentle Into That Good Night）のようだったとよく思った。

　彼女は夜の間、何度も目を覚ました。私たちの子どもたちが赤ん坊の頃、そうであったように、私は彼女とともに目を覚ました。こんなことがあった。彼女はベッドの上で身を起こすと、方向を変えて、とても不安そうに私のほうに目を向けた。彼女は私を見ると微笑んで、言った。「ああ。あなた、そこにい

るのね」 そして、再び、彼女は静かに横になった。また、私は、彼女を安心させ、ケイティ（Caity）[31]とローレンが赤ん坊の頃、彼女たちにしたように、彼女に向けて歌った。

　この世での母の最期の日、彼女は昏睡状態に陥った。呼吸は非常に激しく早かった。ティッシュが彼女と一緒にいたが、私は、母が書いた子ども向けの本、『ちょうちょうと石』（The Butterfly and the Stone）を彼女がママに読んで聞かせることを提案した。昏睡状態にある人も聞くことができるということを私は聞いたことがあった。のちになってティッシュが私に言ったのは、ちょうちょうが飛び去っていくという部分に差しかかったとき、読むのをやめてしまったということだった。母の旅立ちは間もなくだった。その夜、私たちは彼女とともにクラシック音楽を聴いた。彼女は最後の息を引き取り、静寂が訪れた。

　手放すのは明らかに難しかった。私は、私の娘のローレンが作ったすてきな青い骨壺に彼女の灰をスプーンですくって入れているとき、そのことに気づいた。私は骨壺に灰をほんの少ししか入れたくなかった。ローレンは指摘した。「お父さんは、お父さんのお母さんにさよならをなかなか言えないみたいね」　まったく、それは真実だったし、今なお真実である……。

　彼女がもう少し長く生きてくれたらよかったのにと私は思い続けていたが、あれ以上苦しんで欲しくないとも思った。彼女のすばらしい（ときどき腹立たしかったが）声が聞けないのが寂しく、また、溢れるような生き生きとした笑い声を聞けないのも寂しい。彼女が私の名前を呼ぶのを聞くことはもうないのだ。買ってきた食料品をしまうのに、郵便物を取ってくるのに、ジェイをクビにするのに、私がいることを確かめるのに、私の名前を呼ぶのを。でも、私のなかでは、彼女が呼ぶのを今も聞くことができる。

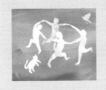

第2部

エンパワメントを通した生のリカバリー

　結びつきは重要である。希望、信頼、理解、深くつながること、もう一人の人を信じること、それらは生のリカバリーにとって重要である。こういったことは、私の過去の対人関係においてしばしば欠けていた関係の作り方である。それは心の内側の深いところから関係を作ることだ。そのようにして、本当にすばらしい友人あるいは恋人とともにいることができるのだ。あなたは自分が同じ波長の上にいることを感じる。結びつきが生じ、あなたの心は響く。私たちの多くは、そういった瞬間を思い出すことができる。あなたは、最初の「愛の出来事」(love affair)、つまり、小さかった頃の母親との「愛の出来事」を思い出せるのではないだろうか？　あるいは、おそらく、自らの子どもの世話をしているときにそういった瞬間が創り出されるのではないだろうか？　私の子どもたち、私の配偶者、友人、家族の目を見つめると、私はその人たちの世界を感じる。その人の、自分自身に対する感情、そして、私に対する感情を私は感じることができる。私はそういった結びつきを通して徐々に意識を取り戻しつつある。それらは相互に愛し合う結びつきである。

　哲学者のマルティン・ブーバー（Martin Buber）は、彼の著書『我と汝』(I and Thou) において「深い結びつき」の重要性を豊かに描いている。彼は、〈我－汝〉という結びつきを〈我－それ〉という接触と対比させている。ブーバー

によれば、〈我―それ〉という接触は結びつきではないとされる。それは人と機械との間、あるいは、お互いを物体として見ている人たちの間で生じる。私の人生の最初の20年間において、私の世界はだんだんと〈我―それ〉という接触になってしまった（私自身との接触も含めて）。私のリカバリーは〈我―それ〉という接触から〈我―汝〉という結びつきへの移行を含んでいた。この本を書き進めるには、私は自分自身との〈我―汝〉の内なる結びつきに安心を感じることができないといけなかった。

　ずいぶん以前、この本を書こうとし始めた頃、私の物語を語るなかで新しい「自己」が優勢になって旧い自己を追い出してしまうのではないかと怖れていた。旧い自己は新しい「自己」を怖れていた。新しい「自己」に対するこういった怖れは、私（そして、統合失調症というラベルを貼られた他の人たち）を過去に閉じ込めかねないものだった。しかし、代わって、私は自分自身のその旧い部分に言った。「あなたは私の一部です。まず、私はあなたの言葉を一つひとつ書きとめます。私はあなたの一部です」　これは、私たちがもう一人の人と真に関係をもつときに生じる、私たち自身の神秘的な変容とほぼ同じものである。**深い結びつきからくる何かが、一見別々のように見えるさまざまな自己が集まってコミュニティを形成するのを可能にするのだ。そして、私はそのコミュニティを私の「自己」と呼ぶ。**

　20年前、私はそのことについて次のように書いた。

　　私の内部には「自己」が存在する。それは、たましいであり、次第に他者や私を意識するようになってきている。その「自己」は私のガイドになってきている。それは、私を構成するものすべてを含んでいる。私の「自己」は、私の身体を構成する化学物質、私の経歴、私のトラウマを含み、それらより大きなものである。それは、私がもう一人の人に接触するとき、創造的な不確実性の瞬間に、結びつきのなかで、私がなろうとしているところの私である。そういった瞬間において、私たちがともに、運命を否定し、「イエス」と言うとき、次の瞬間をどう生きるのかにかかわらず私たちの生は進んでいくだろう。私たちはみんな自らの生をそれぞれの瞬間に生み出しているのである。

今、私は次のことを加えたい。

　私たちが、それぞれの瞬間において自らの生を生み出すことができるためには、お互いに他の人と、そして、自らの「自己」と深くつながることが本当に必要である。こうした結びつきが、次の瞬間への架け橋を造り、私たちが不確実性のなかで生きることができるようにしてくれる。不確実性は、私たちの最も深い「自己」から、新しくて予期しないものを生じさせるのに必要である。このような結びつきがないと、私たちは同じ思考や考えを永遠に再生産するよう運命づけられてしまう。そして、それらの思考や考え、枠に閉じ込められた思考者は、今日の世界の現実から切り離される。

*

　その著書が私の心に響く、もう1人の哲学者は、ロシアの哲学者で文芸批評家である、ミハイル・バフチン（Mikhail Bakhtin）である。彼は、ブーバーの伝統を受け継ぎ、対話の本質をさらに詳しく述べた。彼は述べている。「対話は生である。生きることは対話をすることである。対話をすることは人間であることである」　だから、私たちの人間性のリカバリーは、〈我－汝〉の対話を確立することを通して最もよく達成されると私は信じる。〈我－汝〉の結びつきは、現在の瞬間において最も命をもつ。現在を無視して過去あるいは未来に焦点をあてることで、そういった結びつきは弱まってしまう。過去あるいは未来への過度の焦点づけは精神病につながるかもしれない。オープン・ダイアローグ（Open Dialogue）が成功しているのは、それが、本人とそのネットワークの人びとを現在の瞬間にもってくるからだろう。
　合衆国の歴史のなかで、メンタルヘルスのリカバリー率が高かった地域と時期があった。1987年、コートニー・ハーディング（Courtney Harding）は、1955年から1960年の間にバーモント州立病院から退院した269人の統合失調症や他の精神病性障害の患者を追跡した研究結果を発表した。彼女の研究によれば、それらの患者の68パーセントが完全な、あるいは、非常に顕著なリカバリーを実際に示していた。彼女は、メイン州における同時期のリカバリー率と比較しているが、それは49パーセントであった。彼

女は、2つの州におけるリカバリー率の決定的な違いは、バーモント州において、人びとがリカバーするという期待があったこと、そして、プログラムがそういった前提に基づいて作られていたことによると結論づけた。一方、メイン州ではリカバリーに対する期待はかなり低く、治療の基本的な焦点は現状維持に置かれていた。

第4章

私の生のリカバリーを通して私が学んだこと

　3回の入院から長年経って、私は自分自身に問うようになった。「私に何が起こったのか？　なぜそれは起こったのか？　どうすればそれが再度起こるのを防ぐことができるのか？」　私は、姿を現すことを切望している私が、内なる深いところにいたのだということに気づいた。私は若き男性であり、自らの変化を妨害していたのだ。私は研究室で偉大な発見をすることに没頭していただけだった。生の他の面はすべて二次的なものであるように思っていた。

　今、私は、自分が自らの生と自発性を押し殺していたことに気づいている。私の合理性と野心は私の結びつきを害し、私の内なる「自己」から成長を奪っていた。私の内なる「自己」は餓死しかけていた。深いところにいる私は、そういったやり方を拒み、反抗した。私は、世界を、本か何かで読むのではなく、直接的に体験するやり方を探し出した。私には満たされた感覚がないということだけはわかっていた。モダン・ダンス、さまざまな種類のセラピー、多くの恋愛関係、ドラッグに手を出した。私の合理性に対する、この向こう見ずな攻撃は私の崩壊（ブレイクダウン）を引き起こしたが、そのとき私はブレイクスルーを求めていた。私は、セラピー、友人たち、日記を書くことを通して、深いところにいる私について徐々に学び始めた。自分が最も切望しているのは深いレベルでの真の人間的つながりなのだということを私は学んだ。そして、**つながることは自己成長ひいては生のリカバリーの基本的かつ本質的な構成要素であると私は信じている**。生き生きとした結びつきを通して最も深い「自己」の成長を引き起こすことは愛の本質である。親しい友人が、そういった過程が描かれている、ルイ・エヴリー（Louis Évely）による瞑想文を送ってくれた。

第２部　エンパワメントを通した生のリカバリー

　人を愛するというのは　その人を呼び起こすことである
　　最も大きな声の　そして　最も強烈な　呼びかけによって：
　　それは　その人のなかで　呼び覚ますということである
　　　無言で　隠れているが
　　　　私たちの声の響きを聴くと飛びつかずにはおられない存在を
　　　あまりにも新しいので　その存在をもっている本人でさえ　気づかないが
　　　　あまりにも心に根差しているので　その人が　一旦見つければ
　　　　　間違いなく認識するような存在を……。
　誰かを愛することは　その人に生きるよう勧めることであり
　　その人が成長するよううながすことである。
　誰かがその人を信頼しなければ　その人には成熟する勇気が生じない
　　だから　私たちは　自分たちが出会うその人に
　　　その人が広がるのをやめてしまったところで　手を届かせる必要がある。
　　　　希望がないということで見捨てられ
　　　　　自分はひとりぼっちで　誰も気にかけてくれないと思っているがために
　　　　　　自分自身に引きこもり
　　　　　　自らを守る殻を作り始めたところで。
　その人は　自分がとても深く　そして　とてもはっきりと愛されているということを
　　感じる必要がある
　　　その人が　自分は　謙虚で親切で　優しくて　誠実で　傷つきやすい
　　　　と感じる勇気を出す前に。

　この本は、このすばらしい瞑想文において取り上げられているテーマについてのものである。つまり、愛と友情の重要性についてのものである。私がこういった結論にたどり着いたのは、私がリカバーしてずいぶん経ってからだった。愛と友情を見つけ出すことを通して私はリカバーした。しかし、私がどのようにしてそうなったのかを整理するには年月がかかった。この美しい文章がもつ情感は私のなかで深く響く。私は筆者との特別な絆を感じる。私たちはそれぞれ無言の存在（mute being）を自らのなかにもっているが、それは恋人や友人の声の響きに飛びつくのを待っている。私たちがそういった内なる存在に気づく

第4章　私の生のリカバリーを通して私が学んだこと

ようになるのは、ケアや理解や愛によってそういった存在を呼び起こしてくれるもう一人の人を通してのみである。私たちが、そのような部分を引き出してくれる人とつながることで、そして、愛に満ちたやり方で自分自身とともにいることができるようになることで、そういった内なる存在は育まれ、姿を現す。もし、私たちが自らの内なる存在を育まない場合、きっとそれは、他の方法を見つけることで、自らを養ったり自らの存在を知らしめるだろう。

　私の無言の存在が現れたとき、それは深い私なのだということに気づいた。無言の存在を体験することで深い「自己」をまさしく体験しているのだということに気づいた。最初はそういった強烈な状況を生きるのが大変だった。私の内にある無言の存在を最初に現実として体験したのは私が沈黙していた時期においてだったが、そういった時期は、毎回、「精神病」と呼ばれる強烈な情動的状態とともにやってきた。それらの時期の間、私は無言の存在になったのだと思う。私の内にある無言の存在は、表面的で硬直した自己を管理していた。私の無言の存在がそういったコントロールを手放すのは、自分が普段の日常的で雄弁な自己と同じくらい私の生に参加する権利をもっていると私に認められたときのみなのだということがわかった。やがて、私は、ある現実を理解し、感謝するようになった。それは、すべての瞬間に価値を置くことによってのみ、自分は、感情的な無言の存在と合理的で雄弁な存在、それらの両方であることができるのだという現実だった。かつては無言でここにずっといた私が出現すると自分自身や周囲の世界に対する見方が変わるのだということが、今はわかる。私の無言の存在が出現することで、私が世界を体験する流れが反転したのだと感じている。これらのブレイクスルーの前、私は、いつも、離れたところに立ち、行動する前には計画を立てて熟考していた。仏教徒の言葉を使えば、私は、心がない意識／精神（heartless mind）の状態にいた。そして、そのあと、結果を顧みない純粋な自発的行動、あるいは、意識／精神がない心（mindless heart）を試みた。どちらにも満足がいかなかった。今、私は、現在の瞬間において、同時に、感じそして考えている。こういった存在のありようを「心が満ちたマインドフルネス」（heartful mindfulness）と呼ぶことができるかもしれない。こういったことが可能になったのは、自らの瞬間が長く続くようになったからだと思う。私は、一層自分自身をコントロールできているように感じるし、よ

り真なる状態において結びつきを作ることができているように感じている。考えることと感じることとを一緒におこなうことで、私のすることすべてに、より大きな命が与えられている。

　重要な物語をわずかに違う形で繰り返すことは、理解を深めるうえで大切な方法だと私は思う。最近、私はそのような現象を夢のなかで垣間見た。夢のなかで、私は、〔道に迷い、〕厄介な道に戻り続け、進むことができないと感じていた。道は広い海のなかに消えているようだった。横は険しい崖になっていた。私にはさらに海岸を下って辿り着きたい場所があったが、そこに向かう道はない様子だった。季節が変わり、水が引き、道がさらに少し姿を見せた。私は来た道を戻った。私は通りがかった人を止め、他のルートがないか尋ねたところ、彼は、少し高くなったところを指差した。私は他のルートを見つけることができた。道を見つけることができて助かったと感じながら私は目を覚ましたが、わずかに違った角度から同じ問題に繰り返しアプローチすることの重要性も感じた。また、自分自身のみを頼るのではなく、他の人たちから意見を得ることの重要性も理解した。

　次に続く部分でさらに詳しく述べるが、**私のリカバリーの中心には人間性のリカバリーがある。そして、そのような人間性のリカバリーは、自己変容、そして、「心に根差した対話」という結びつきを通したものである。**人間性をリカバーするという私の当事者体験は、他の人たちを助ける活動において重要な役割を果たした。私の個人的な遍歴が、精神科医になるという私の決定にどのようにつながったのかを何年か前に尋ねられた。私の回答は次の通りだった。

　　私の個人的な遍歴は、精神科医になった理由の非常に重要な部分です。つまり、私は、自分が精神病を体験しているときにあって欲しいと願ったことを実現させたかったのです。私が非常に明確に覚えているのは、2回目の入院のときにこう考えたことです。「もし、私に話しかけている人たちが、私が今いるところにいてくれさえすれば、その人たちには私とコミュニケーションをする方法がわかり、私は、自分が周囲の世界の一部であると再び感じることができるのに」 また、私が3回にわたって体験したような強制入院以外の、助けを受ける方法があればと思いました。

第4章　私の生のリカバリーを通して私が学んだこと

　心に根差した対話という結びつきは人間性のリカバリーを育む。当事者運動は私たちのシステム、私たちの社会、私たちの生活の変容に数々のかけがえのない独自の貢献をしているが、リカバリーもそのような貢献の1つである。リカバリーというのは非常に個別的、人間的なものであり、個人の変化と結びつきの変化の両方を必要とする。リカバリーの視点から見ると、**情動的な苦しみは、自己変容を通した成長のための機会であり、自己変容は、愛と希望に満ちた結びつきによって支えられる。そのような結びつきは、自らが選択したコミュニティにおいて、十全で楽しみに満ち満足を与えるような生を築くことを可能にするものである。**

　リカバリーが意味するのは、単に、人生が変わるような何らかの体験以前にいたところに戻ることではない。リカバリーははるかにそれ以上のことを意味する。スペイン語では、リカバリーという語は文字通りにはレクペラシオン（recuperación）となるが、それは英語の快復（recuperation）に近い。快復というと、風邪から元に戻る、あるいは、折れた腕が元に戻るといったことを示すが、私たちの当事者運動において、リカバリーははるかに快復以上のことを意味する。私たちは、リカバリーをそのような狭い医学用語としては理解していない。また、リカバリーは治癒（cure）とも同じではない。当事者にとって、リカバリーは、生を取り戻す（recobrar la vida）こと、あるいは、「自分の生をリカバーする」こととして解釈されるのがより適切である。私は心に根差した「声」を見つけ出すことを通して私の生をリカバーしたが、そういったことは、私がコミュニティの積極的なメンバーとして自分の生を十全に生きることを可能にした。

　「リカバリー」という語は、2003年の精神保健に関する大統領新自由委員会報告書の中核に位置づけられたが、そのビジョン声明は、「私たちには、精神疾患をもつすべての人がリカバーする未来が見える」というものだった。新自由委員会において、私は極度のメンタルヘルスの病気からリカバーした当事者体験をもつ唯一の委員だった。私は、私たちの勧告をまとめるにはリカバリーというビジョンがあるべきだと主張した。新自由委員会のビジョンは、世界中の当事者やアドボケイトに対して、私たちの人間性のリカバリーを個人の成長や集団の成長を通してうながすような文化を創造するよううながした。私たちは「人間性のリカバリー」という語に「私たちの」を加えたが、それは、成長

と変容の相互性を強調するためだった。私たちは、病気の人と健康な人とを、あるいは、サービス提供者と当事者とを隔離する世界を超える必要がある。代わって、私たちは、力の対等性、尊重、尊厳の世界を提唱する。誰かの人間性が損なわれているということは、結局、私の人間性が損なわれているということなのだ。

*

　リカバリーはサービス提供者の多数派の考え方によって妨げられてきた。人びとがどのような状況からリカバーしているのかについて、その人たちの定義はずっと狭いままである。現在、たいていのサービス提供者や一般の人たちは、深刻な心理的問題は基本的に化学的アンバランスによるのだと教えられている。しかし、問題は、統合失調症が最も深刻なものであるとされているところの、精神疾患というラベルを貼られることである。

　統合失調症からの私のリカバリーについてこれまで何百回も講演をおこなってきたが、しばしば専門職者に言われるのは、「本当の統合失調症」をもつ人たちはリカバーしないということを知っている、だから、私は誤診されたに違いないということである。自らのリカバリーについて語る、私たちの運動における多くの人たちも同様に片づけられている。少し前に、こういったジレンマが極限に達したことがあった。私の友人が大学院で精神病理学を学んでいた。教授は、授業で、統合失調症をもつ人たちはけっしてリカバーしないと重々しく言った。私の友人は抗議した。「私には、統合失調症だと診断され、リカバーした友人がいます」　その教授は大きな自信をもって答えた。「じゃあ、彼は誤診されたに違いない」　私の友人は電話をかけてきて、私が本当に統合失調症をもっていたのかどうか尋ねた。（特筆すべきは、彼女が、人間性を無視した、「統合失調症だった」という表現を使うのを避けていたということである。)

　私は、DSM Ⅱ（『診断・統計マニュアル』）に沿って診断された。DSM はいかなる時期においてもメンタルヘルスの診断のための公式の参照基準であった。DSM Ⅱ は 1968 年から使われていた。その疑問が投げかけられたのは少し前のことだったので、私たちは、その時点で最新のものであった DSM Ⅳ による統合失調症の基準に私が適合していたかどうか、調べてみることにした。私たち

第 4 章　私の生のリカバリーを通して私が学んだこと

には、私の 2 回目の精神病エピソードが DSM Ⅳ における統合失調症に適合することがわかった。

- 私は 6 か月以上にわたって、一般的に受け入れられた形では、労働、社交、日常生活動作ができなかった。
- 私は 1 か月近く、パラノイアであり、そして、カタトニアを体験していた。
- 私は関係念慮をもっており（私はテレビが私に話しかけていると思っていた）、声が聞こえ、私を担当している看護師が、本当は、私の姉の友人で、何年か前に殺された人なのだと思っていた。

　私の友人が私たちのエビデンスをその教授に示すと、彼はひどく心配そうな表情で言った。「障害のある精神科医の事例ができたのだ」　こういった反応は、人びとはリカバーできないという考えが、どれだけ私たちの集合的精神のなかに深く浸透しているのかを示していた。〔理論はエビデンスに基づかないといけないと言われているが、〕逆に、そういった考えは、エビデンスによってさえ揺るがされることがないのだ。このように既存の理論に反するエビデンスが受け入れられないということは、精神医療がエビデンスに基づく実践ではないということの 1 つの証拠である。この領域の人たちの考えが、人びとは極度のメンタルヘルスの病気からリカバーするのだというエビデンスに基づいていない限り、本当の、エビデンスに基づく精神医療は不可能である。だから、私たちの運動で言われていることの 1 つが、「私たちが、人びとはリカバーするのだというエビデンスなのです」なのだ。主流の精神医療は、宗教的倫理に基づいた実践だと呼ぶほうがより正確である。実際、精神科医のロバート・コールズ（Robert Coles）やその他の多くの人たちは、今日の精神医療は科学よりも宗教に近いと結論づけている。

　私は、これまで何度も、リカバリーの基準を人びとに示して欲しいと言われてきた。そこで、私と NEC のチームとで、深刻なメンタルヘルスの病気から十全にリカバーした人の 7 つの特徴のリストを作った。リカバーした人は：

- 自分自身で決定をおこなって、精神保健システムの外部の支持的な人たち

と協働している。
- 意味があり、そして、充実した、友人のネットワークを精神保健専門職者たちの外部にもっている。
- サービス利用者（consumer）以外の、重要な社会的役割やアイデンティティ（学生、親、労働者、など）を獲得している。
- 自らの日常生活を支えるために個人が自由に選択した、多くのなかの1つのツールとして薬を使っている（慢性的に正常な人たちが薬を使っているのと同じように使うということ）。
- 情動を表現でき、理解でき、そして、深刻な情動的苦しみに対処できる。その際に、社会的役割が妨げられることはなく、また、情動に症状のラベルが貼られることもない。
- 機能の全体的評定尺度（Global Assessment of Functioning Scale）のスコアが61以上である。そのことが意味するのは、「非常によく機能しており、意味ある対人関係がある程度あり、『たいていの素人が見て病気だと思わない』」ということである。
- 生活体験とピアとの交わりを通して自分自身によって明らかにされた、「自己」の感覚をもっている。

リカバーするもう1つの方法は、メンタルヘルスの病気というものがあるという考え全体を拒絶することである。私たちの運動においてはこういった視点を採り入れている人たちがおり、私はその人たちを敬服している。精神保健の罠から抜け出す道が、現在深く罠に陥っている本人や家族のために必要であると私は思う。

40年以上にわたる、リカバリーの当事者体験、臨床的実践、アドボケイトとしての活動から、私は多くのリカバリーの教えを発見した。加えて、パトリシア・ディーガンと私はリカバリーに関する質的調査を実施した。フィールドにおけるそれらの研究や体験から、私は、次のような、リカバリーをめぐる大切なこと（recovery value）を発見した。

リカバリーをめぐる大切なこと（Recovery Values）

リカバリーは「症状」と呼ばれる深い苦しみで始まることが多い

　最初、私は、他の現実に向かう自らの遍歴を疾患の症状だと思っていた。つまり、統合失調症の症状だと。私は、メンタルヘルスの問題についてのこのような考えは真理に反するのだということに気づくのに、しばらく時間がかかった。今では、私は、他の現実への自らの遍歴は私の人間的な成長とリカバリーに必要だったのだということを理解している。情動的な苦しみは、単に病気の症状であるのではなく、障壁を超えて成長するにはどうすればよいのかを明らかにするための手がかりを提供してくれるのだということを私は理解している。
　私が最初にこういった考えをもったのは、私たちの当事者運動の創始者であるサリー・ジンマン（Sally Zinman）とのインタビューのときだった。私は多くのことを尋ねたが、そのなかで、「あなたのリカバリーはいつ始まったのですか？」と尋ねた。彼女は、他の人たちが精神疾患の症状として述べているものを最初にもったとき、自らのリカバリーが始まったのだと私に言った。彼女に特有の症状は、自分はサリー・ジンマンではなく、自らの両親は本当の親ではないのだと確信するようになったというものだった。彼女がそのように確信していたので、両親は彼女が妄想をもっていると断言し、彼女は2年間にわたって私的な小規模施設に閉じ込められた。その間には、下着のみを身に着けている状態で地下室に何か月も監禁されたこともあった。次第に、彼女は、自由を再び得るためには、自分は何者であるのかについての社会の説明に従わないといけないのだということに気づくようになった。2年後に彼女は解放された。しかし、彼女の本当のリカバリーは、彼女が、自分は、他の人が思うところの自分とは違うのだと確信したときに始まっていたのだ。彼女は、社会変革者という新しいアイデンティティを強化する新しい仕事と新しい結びつきを見つけ出すことで、自己発見の遍歴を続けるようになった。
　1973年、ユング派の精神科医、ジョン・ウィア・ペリーは、医療コミュニティの多くの人たちが精神疾患の徴候であり症状として定義する、普通ではない考えや行動は、実は、健康のしるしなのだと述べた。ペリー博士の見解によれば、

107

精神病というのは、人の最も深い精神がより調和のとれた様式で再びまとまろうとする働きだとされる。もし仮に疾患というものがあるのであれば、それは精神病に先立って存在するのだとペリー博士は言う。精神病は極度の情動的状態であるが、本人は、それによって、「自己」の統合された感覚に対するトラウマや喪失体験による妨害を乗り越えていこうとしているのだとされた。加えて、オーストリアの心理療法士、アルフレッド・アドラー（Alfred Adler）がかつて指摘したのは、私たちが症状と呼ぶものは、本当は、内なる問題を解決しようとする企てなのだということだった。

　ものまね鳥としての初期の私の人生は情動的に発育不全の時期だった。私は、用心深かったし、自らの感情を麻痺させていたし、新しい体験や結びつきに対して閉じていた。最初の妻が出ていったとき、私は自分が自分自身の生をあまり生きていないのだという現実に気づいた。私は他の人たちのために生きていた。だから、私は、自分自身を、自らが選択した新しい体験であふれさせた。それらは、ダンス、芸術、セラピー、政治活動、恋愛、意識を展開するドラッグだった。私は、鍵がかけられていた多くのドアを開け、かび臭い部屋に入り、黒ずんでいた窓を、日光とそれまで私が体験するのを怖れていた空間にさらした。私は、夜にそういった多様な体験をしていたが、昼間はNIMHで仕事を続けており、情動や夢や記憶についての狭い化学的な説明に沿って答えを発見しようとしていた。私が研究室の作業台の上で取り組んでいるような科学は、私がなりたいと思っているところの人や、私の世界がなりつつあるところのもの、そういった人やものには狭すぎたが、そのことを認めるのは非常に難しかった。メスカリンをやっているときにしか、そういった認識がはっきりと現れることはなかった。にもかかわらず、それはまず白日夢として現れた。そのような白日夢はこの世界では妄想と呼ばれている。世界のすべての人はロボットなのだという確信は、私がそれ以前の24年間に生きてきた機械的でロボット的な生活の具体化だった。そういった機械的な生活は自分のためにならないということを私が認めるのに6年もかかったが、そんなにかからなければよかったのにと思っている。私は、そういったことに気づくようになるまで、セラピーと人生において多くの過程を体験しないといけなかった。

　私はワシントンD.C.のデュポン・サークルに住んでいたが、私がいた地域

では、創造的な変化を伴った文化的、社会的、政治的大変動が生じていた。私の人間的な成長は時代によって大いに支えられた。それは、多くの旧い社会的伝統が人びとによって集合的に問い直されるようになった時代だった。黒人、女性、ゲイ、精神疾患のラベルを貼られた人たちの市民権を主張する諸運動の出現を私は目のあたりにした。

心に根差した結びつきが私たちの人間性のリカバリーには重要である

　私たちは、どのようにして自らの「自己」を、生を肯定する螺旋に参加させればよいのだろう？　ケア、サポート、愛といった結びつきが基本である。私は、統合失調症からのリカバリーについての個人的な体験に取り組むことで、自分なりの理解を重ね始めた。しかし、私は、ジョン・ダン (John Donne) の非常に旧い名言、「人は孤立した存在ではない」(No one is an island) を支持したい。私たちのなかの1人に影響を与えるものは私たちのすべてに影響を与えるのだ。統合失調症からの私のリカバリーは私の人間性のリカバリーであった。そして、私の周囲の世界もそれ自身の人間性を体験しているときにのみ、私は自らの人間性を体験できるのだ。なによりもまず、リカバリーは、私たちの共有された人間性のリカバリーである。逆に言えば、精神疾患として述べられているものは人間性の喪失なのだ。

　私たちが傷つけあい、恐怖を与えあい、関係を断ち切りあうとき、私たちは自分たちの人間性を失う。実際、トラウマの最も基本的な特徴は、何らかの出来事が、人間性を体験する潜在的な力を妨げるということである。こういったことは、私たちがお互いに対する尊重を欠くときに生じる。こういったことは、私たちが、人間的な違いを、取り除くべき欠陥として見なすときに生じる。こういったことは、私たちが差別をし、他の人の生、自由、平等についての基本的人権を無視するときに生じる。

　最近、私が長年関わっている当事者が私のオフィスにやって来たが、ひどく苦しんでいた。彼は、自らの感情にふれるという点で安定した進歩を示していたが、再び具合が悪くなってきていると思っていた。じっとできないのだと言いながら、彼はそわそわして歩き回っており、私を見るのを避けていた。私は彼をまっすぐに見つめ、彼の注意を引こうとした。私が体験に基づく確信とと

もに言ったのは、彼は体験している感情に向き合うことができるということだった。彼は驚いた様子だったが、関心をもったようだった。「でも、私はこれまでこのような感情をもったことがなかったんです。新しい薬が必要なのに違いありません」と彼は訴えた。私は、今出ている薬は適切なレベルであるということを伝えて彼を安心させた。最近、彼が尊敬しているあるピアが、自分はリカバリーの家を建てており、薬の役割はその基礎を作ることだと述べていると彼に伝えた。自分自身を深く理解する積極的な努力をしたほうがよいのではないかと私は提案した。彼はすべての人が生きることの一部として感じる不安を感じ始めているだけなのだと私は言った。彼は会話に直接的に関わりながら、落ち着き、関心をもつようになった。私は、リカバリーを続ける彼の可能性を信頼していることを伝えた。彼の自信は高まり、彼は来続けた。彼は、自分が体験していたことが疾患の一部分ではなく、実はリカバリーの一部なのだということを思い出すのを必要としているだけだった。もし仮に私が、彼による感情の否認と結託して、問題は化学的なことで、薬をもっと多くのむ必要がある、あるいは、他の薬をのむ必要があると言っていたら、彼は生来の人間性がもつそういった部分を体験することはなかっただろう。もっと言えば、自分は基本的に化学的な機械であって人間ではないという彼の確信を私は強化するだけだっただろう。

　私が長年にわたって忘れないようにしてきたのは、私が苦しんでいた時期、人びとが、精神疾患というラベルを貼られていない人に話すのと同じように私に話してくれたとき、また、たとえ私が十全な人間であるような見かけをしていなくても十全な人間として私に接してくれたとき、私の気分は最も良好だったということである。そういった態度や接し方は、スティグマや差別を克服するうえで非常に重要であると私は思う。より深いレベルにおいて、それは、「精神疾患」のラベルに埋め込まれた、信頼されておらず価値が低いという感覚を克服する助けになる。

　私たちの精神保健システムの基本的な問題は、人に精神疾患というラベルを貼ることが、すでにトラウマを与えられ排除された人たちの周辺化を強化しているということである。それは、そういうふうにラベルを貼られた人を、その人自身の人間性からだけでなく、その人以外の人たちの人間性からも隔離す

のである。つまり、合衆国の憲法によって保障された基本的人権が奪われるのである。市民権を失うのである。市民権についての法的枠組みをはるかに超えた意味において、リカバリーは市民権の復権を意味するのである。リカバリーとコミュニティ・ヘルスのためのイエール大学プログラム（Yale Program for Recovery and Community Health）の共同代表のマイケル・ロウ（Michael Rowe）はリカバリーを市民権の枠組みを通して理解している。彼は、リカバリーを、個人が専門職者とともにおこなう取り組みだけでなく、その人が自らのコミュニティとの関係においておこなう取り組みをも含むものとして考えている。

　私は信じている。他の人たちや私が自らの深刻な情動的状態からのリカバリーを通して学んだ教えは、この世界において生きようとしている人たちの心に希望と目的の火花を燃やすことができると。こういった考えは、「精神疾患」からのリカバリーという熱いはがねから鍛造されたものであるが、この国そして世界中に広がっている。なぜなら、私たちはすべて、人間的な体験や人間的な欲求を通してつながっているからである。日本のある友人が東京の駅でさよならを私に言ったときに、そのことをうまく言った。「私の心はあなたに響いています」

　私が、心に根差した「声」を表現することを通して自らの本当の生を生きることができているとき、私は、力強く、勇気があり、愛に満ちている。そして、生は意味をもつが、その理由は、それが私の生であり、私がそれに満足しているからである。意味というのは私の心臓と血管への力強い脈動だと感じる。ディラン・トマスが書いたように、「緑の茎を通って花を開かせる力が、私の青春を開かせる」のである。生のこの力〔の現れ〕が、エモーショナルCPRを通して私たちが生じさせるところの蘇生である。

　私は、人生の初期の大部分において、他の人たちのために生きていた。それは、不自然な作り声で、まやかしの人生を生きているようなものだった。私の声は、胸からではなく、喉から出ていたにすぎなかった。なぜなら、声が、私が本当にそうであるところの人のなかで響いていなかったからだった。最近、サンタバーバラでプレゼンテーションをおこなったとき、私のまやかしの自己の最後の名残りが離れ落ちた。当初、それはリカバリーを体験した新しいリーダーたちへのありふれたプレゼンテーションなのだろうと私は思っていた。しかしな

がら、それは、「私たちの声を見つけ出す」（Finding Our Voice）（第7章参照）と呼ばれる、私が創り出していた新しいワークショップだった。私が輪の中心に進み出たとき、私は、話しながら、内なる統一と平和という新しい感情に気づいた。私の言葉は私の最も深い確信から発せられた。グループからの肯定を感じたとき、私は、それまでに感じたことのなかった情動的な明晰さを感じた。私の言葉は私の存在のなかで響き、私は自らの「声」を見つけ出しつつあるのだと本当に感じた。私は、それぞれの人の顔に、意味が通じたという輝きを見ることができた。私は自分がその人たちの存在の深い部分と本当につながっているように感じた。私はその人たちの存在の一部につながりつつあるように感じた。それはそれまで眠っていた部分であったが、そういった部分がその人たちの生において積極的な役割を果たそうとしていた。その人たちが生き生きとしてくるのが、私にはわかるような感じがした。その人たちが生に近づいていくと、私もまた深いレベルで生に近づいていった。こういった、お互いに肯定しあうことをめぐる、意味が通じることのダンス（dance of recognition）は、情動的対話の中心にあるように思われる。そして、私は、そういった情動的対話がリカバリーや私たちの深い「自己」の発達をうながすと信じている。第9章において、私は、eCPRを通して情動的対話を向上させる方法を論じる。

　心に根差していることの重要性は他の出来事の際にもわかった。リカバリーのメッセージを広める非営利活動を始めた私の友人のために、資金集めのイベントがロサンゼルスで開かれ、私はそこで話をした。ある女性が、私のリカバリーにおいて何が最も重要な要因となったのかを尋ねた。私は、自らのセラピスト、セムチシン博士を引き合いに出した。私は彼に「ほんもの」であることを求めていたということを強調した。のちにそのイベントのなかで、ダン・ドーマン（Dan Dorman）博士が、「なぜほんものだとうまくいくのか」というテーマに関して私たちでプレゼンテーションをおこなおうと提案した。ディスカッションのなかでドーマン博士は、援助を提供する人が心に根差していて、ほんものであるとき、苦しみにある本人の本当の「自己」が現れるのだと説明した。彼はわかっていて当然だ。彼は、自らの著書『ダンテの治癒』（Dante's Cure）で書いているように、薬なしで、3年間を費やしてセラピーをおこない、ある女性が緊張型の精神病から抜け出すのを支えたのだから。

深い現実がどのようなものであるのかを学ぶ

　狂気であるということは現実からズレているということである。だから、私は聴衆に好んで尋ねる。「現実って何ですか？」　最も聡明な答えは、「現実とは、根拠はないが正しいとされる集合的な感覚である」というものだった。しかし、私は、もっと深い現実があり、それは、私たちの最も深い「自己」によって認識されているものだと思う。私たちの存在にとって最も本質的なレベルの現実である。人がほんものであることで到達することができるレベルである。おそらく、私たちは、最も深い「自己」を本当の「自己」と呼ぶことができるだろう。私たちがそれを育まないと私たちは死んでしまう。そして、この本当の「自己」は、育まれるというのもさることながら、再生を体験する必要があるものなのだ。

　私は、瞑想すると、自らの本当の「自己」に近づくように感じる。私の本当の「自己」は、心に根差した「声」の源である。逆説的だが、私が自らの本当の「自己」を感じて表現しているときのみ、私は他の人たちと深くつながることができ、そういった体験において私自身を消すことができる。そうすることで、私の本当の「自己」は他の人の「自己」の現実に対して響くのである。ウブントゥ（ubuntu）というアフリカの概念が示しているように、私は、他の人たちの人間性のレベルにおいてその人たちとつながるときにのみ、私の深い人間性を体験できるのである。人は自らの本当の「自己」を養うことを渇望しているのだと私は思う。私たちがそういった欲求にきちんと対応しないと私たちは内側に縮んでしまう。私たちは、そういったことがいつ生じているのかということ、そして、自らの本当の「自己」を育むという深い欲求を満たすことほど重要なことはほかにないということを知っている。私自身の状況について言えば、話し言葉はすべての意味を失っていた。言葉はそういった深い欲求を妨げているようだった。だから、私は話すことをやめた。充分な理由があるときのみ、私は再び話すだろうと感じていた。しかし、まず私が必要としたのは、私の存在が誰かにとって意義をもつという証明であった。私は、最初に、自らの心を通して、その人の誠実さ、そして、その人が心に根差した人かどうかということを調べないといけなかった。そのあと思考と言葉が続いた。こういった、心に根差した対話への希求をはっきりと表している例は、ベセスダ海軍病院の救急室で私が衛生下士官と接したときのものだ。今私が思うのは、精神病というラベルを

貼られたところのものは、思考における欠陥によって起こるのではなく、生についての最も本質的な問いへの強い集中によって起こるのである。そのような、「私は何者なのか？」「なぜ私はこの世にいるのか？」「何が私の生に意味と目的を与えてくれるのだろう？」といった深い問いと比較すれば、日常的な困りごとは小さなことであるように思える。

希望はリカバリーの最も大切な側面である

　情動的なトラウマは、過去、現在、未来という時間の流れを通した、存在の感覚を切断してしまう。存在ははかない瞬間の寄せ集めとなるが、そのような寄せ集めは簡単に吹き飛ばされてしまう。そして、私たちは絶望する。だから、私たちは、ときどき、誰か他の人から希望を借りたり、存在の感覚を吸収する必要がある。私たちは希望のバケツを運んでいるようなものである。自らの希望のバケツが空になりかければ、バケツが一杯である誰かにそれを満たしてもらう必要がある。

　希望のバケツという考えは、あるピアサポート・グループにおいて、夫が最近自殺した女性に尋ねられた質問から浮かび上がったものである。彼女は、「誰かに希望を与えようとして一所懸命になっている。でも、それが足りないとき、あなたはどうしますか？」と尋ねた。私は、日本で会った看護師の話をした。その看護師が言ったのは、自分が私から可能な限り多くの希望を自らの心に吸収し、戻って看護学生に教える際にその希望をわかちあいたいということだった。私は、彼女の心が希望のバケツであるようなイメージをもった。そのイメージには影響力があるようだった。というのは、のちになって、グループの他の参加者の1人が、希望を思い出させてくれるものすべてを入れることができるバケツをみんなにあげたいと言った。心に根差した結びつきを通して、人は、未来をもつという希望を借りることができる。こういった文脈で言うと、善意をもった多くの精神保健従事者が寒々とした未来を描いているというのは悲劇である。まったく正反対のことがとても必要とされているのに。その寒々しさが自殺につながりうるのである。何といっても、絶望は自殺の最も大きなリスク因子である。私は、産業化された世界における、精神病を体験している人たちの自殺率の増加が、精神保健サービス提供者が私たちから希望を奪っている

第4章　私の生のリカバリーを通して私が学んだこと

ことによるのではないかと危惧している。最近、28歳の女性の母親が私に会いに来た。彼女は非常に苦しんでいたが、それは彼女の娘は有名な教育病院で統合失調症だと診断されたからであった。彼女の娘は仕事に就くことも、結婚することも、自動車を運転することもないだろうと彼女と彼女の娘は言われた。私は、私自身のリカバリーについて語ることで、いくらかの希望が戻るようにした。

　希望の重要性は、私が自分自身のリカバリーの話をした講演に参加した少年の物語においても表されている。昼休みに、私は彼の母親に会った。私だったら彼の生を救えたかもしれなかったと彼女は言った。彼女が私に言ったのは、彼が10歳のとき、彼は、双極性障害をもっており、リカバーすることはないだろうと言われたということだった。その診断はそれ以上変わることのない絶対的なものとして力をもち、その結果、彼は自殺を考えるようになった。私の話を聞くまではそうだった。しかし、私が自分自身のリカバリーについて話すのを聞き、リカバリーは多くの他の人たちにも起こっているということを聞くと、彼は、3年間の間で初めて自殺を考えなくなった。

愛が本当の現実であるということを私たちは心を通して理解する
　私は、怖れから怒りへ、そして、愛へと向かう私の遍歴をわかちあっているところである。それは、怖れと暗闇から自分自身を解放するという物語であり、また、他の人たちに私を解放してもらうという物語である。私は、暗闇の中心から心の明るみに向かって遍歴をしてきた。次の2つの心の絵は私に語りかけてくる。リカバリーを体験している、デンマークの人によって描かれたものである［口絵⑦］。私は、若いとき、世界に対して自らの心を固くしていた。誰も近寄らせすぎないと私は言っていた。危険すぎるように思われた。私は再び傷つきたくなかった。なぜなら、私は、担任の教師によってトラウマを与えられ、傷つけられたからだ。私は、自らの環境のすべての面について同じように感じていた。私は、人びとに話を聴いたり会うときに近寄りすぎたくなかった。私には人びとが怖かった。私は本や科学に集中した。それらは安全なエリアだった。それらは私が安全を感じるエリアだった。それらは私がコントロールできると感じることができるエリアだった。私は黒ずんだ心をもっていた。

第 2 部 エンパワメントを通した生のリカバリー

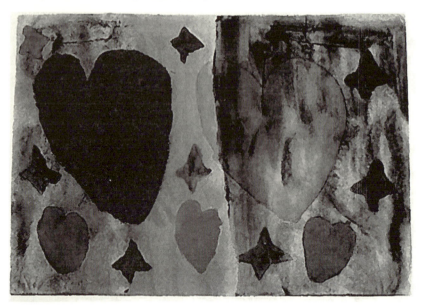

　こういったことは、私を他の人たちから、そして、自分自身から切り離した。私は他の人たちに手を届かせることができないと感じていたが、そのことで私の心は空虚になっていた。私は高校生のときに恋をした。私は心からある少女を好きになった。しかし、彼女は私との関係を断ち、私は失恋した。私は手がつけられないほどひどく泣いたので、彼女がとても心配してくれた。
　その後、私は冷たい心になり、自らの感情を抑えた。私は自らの身体をとても固くして、私の科学における厳格な手順に執着していた。私は世界を分子で説明したかった。それは静的な世界であり、そこでは、すべての答えは私の外で発見されることになっていた。私がなんらかの私を内部にもっているとは感じていなかった。
　しかし、私のたましいは、そういった、愛のない状態にもう耐えられなかった。まず、私はメスカリンでもう 1 つの世界を垣間見たが、そのとき、私は自らの足を通して地球上のすべての他の人たちとつながっているように感じた。私は、それ以来、後戻りしていない。私の心は開き、私は人間性を愛している。私は世界を、人びとが成長でき、お互いにケアしあったり、信じ合うことができる、

第 4 章　私の生のリカバリーを通して私が学んだこと

もっと愛に満ちた場にしたい。アントワーヌ・ド・サン＝テグジュペリ（Antoine de Saint-Exupéry）の『星の王子さま』（The Little Prince）のなかでキツネが言ったように、私たちは真実を目で見るのではなく心で見るのだ。「さあ、僕の秘密だよ。とても単純なことさ。人が本当に見ることができるのは心でなんだ。大切なことは目では見えない」（Voici mon secret. Il est très simple: on ne voit bien qu'avec le cœur. L'essentiel est invisible pour les yeux.）

　同様の本質的な真理は、マージェリィ・ウィリアムズ（Margery Williams）の児童書の古典『ビロードうさぎ』（The Velveteen Rabbit）において見出すことができる。人は、愛されるときにのみ、心に根差した「自己」あるいは「ほんもの」になることができるということである。ウサギは革張りの馬に、ぬいぐるみの動物はどうすれば「ほんもの」になることができるのかを尋ねる。

　　「突然に起こる訳じゃない」と革張りの馬は言いました。「長い時間をかけてそうなるんだ。だから、簡単に壊れてしまったり、端が尖っていたり、ていねいに扱われないといけない者たちはそうならないことが多いんだ。たいていの場合、『ほんもの』になるまでに、愛され続けて、ほとんどの毛は抜け、目玉は飛び出し、継ぎ目ははずれかけ、ボロボロになっている。でもそういったことはまったく関係ないんだ。なぜなら、一旦『ほんもの』になれば、醜くないんだ。それがわからない人たちには醜く見えても」

　私は、最初の24年間、表面的なレベルでつながっているだけだった。だから、自らの感情から安全な距離を、そして、すべての他の人たちから安全な距離を取り続けていたが、そのことで私は大きな孤独を感じていた。また、そういった距離は私を怖れさせ続けた。そして、私は崩壊（ブレイクダウン）した訳だが、自分が防御のために周囲に作った殻をブレイクスルーするにはそうならないといけなかった。私は、人びとから距離を取り続けるために築いたバリアをブレイクスルーした。

　今、私は、より深い結びつきを求めている。私は愛の体験を求めているが、それは、愛を通してのみ、自分がそうありたいと夢見ている人になることができるからである。愛を通してのみ、私は自発的な存在として真に生まれ、存在する。そういった自発的な存在は私の意識の下で無言で横たわっていたものである。

第2部　エンパワメントを通した生のリカバリー

　私たちはお互いを心のなかにとめている。何年も前、私は、私の母の地元の24時間営業の店に立ち寄り、彼女の好物だったバター・ピーカン・アイスクリームを買った。それは94歳の母のためのものだと私が言うと、店の女性の顔が輝いた。
　「彼女、どうしてます？」と彼女は尋ねた。「私、彼女のこと、心配してるんです」
　私は彼女の心配をはっきりと耳にし、目にした。彼女の反応は私の心を温めた。そして、店から出るとき、どのようにコミュニティの心がそのメンバー一人ひとりの心のなかにあるのかを思った。私たち一人ひとりが気遣えば、私たち全員が大きく助けられるのだ。
　もう1つの印象的な瞬間は、ルイジアナ州で開かれた州規模の当事者の大会で、私が当事者のグループとリカバリーについて話し合っていたときである。その人たちは心に根差した人であることが重要であるということに同意した。また、自分にとってリカバリーは「本当の『自己』にふれるようになること」を意味するのだという、日本で会った男性の言葉を引用すると、その人たちはそれに同意した。
　すると、午前中はほとんど黙っていた若い男性が尋ねた。「自分が本当の『自己』を体験しているのだというのはどうやってわかるのですか？」
　私、そして、グループの人たちは、この質問に惹きつけられた。ある女性は、何かを読んで自分にその意味がわかるとき、自分は「自己」の近くにいるのだというのがわかると言った。他の人は、それは他の人たちの反応のなかにあるのだと言った。つまり、自分が本当の「自己」を見る前に他の人たちがそれを見ることができることが多いとのことだった。他の人は、自らの夢を追い求めることからそれはやって来るのだと言った。そのあと、その若い男性が私に言ったのは、自分は統合失調症だと診断されたが、はたしてリカバーするのだろうかと思っているということだった。私は、私の希望のバケツから、私の希望のいくらかを彼とわかちあおうとした。私が、「先ほどあなたが尋ねたような質問をすることでリカバリーへの希望が始まるんですよ」と私が言うと、彼の目の輝きが少し明るくなった。
　私が先に触れたサリー・ジンマンは、自らの内なる存在を育むことができなかった人の劇的な例である。彼女は、他の人たちから言われてきたような自分

であることを拒んだとき、リカバリーが始まったと言っている。彼女の物語が示しているのは、両親が彼女に対して作り出したイメージを彼女が投げ捨てることがリカバリーにとって必要だったということである。そして、彼女は新しいサリーを創り出さないといけなかった。彼女は、思春期ではなく、32歳のときに自らのアイデンティティの探究を体験したが、そういったことは、なぜ彼女がそれを徹底的に進めないといけなかったのかを説明しているかもしれない。彼女は、押しつけられたまやかしの自己を積極的に投げ捨てないといけなかった。両親や他の権威のある人たちによって作り出されたまやかしの自己をこのように捨てることは、R・D・レイン（R.D. Laing）によって述べられた、有名な、引き裂かれた自己の記述と非常に似ている。

　同様の過程は、2006年の映画『小説よりも奇妙な』（Stranger than Fiction）〔邦題『主人公は僕だった』〕の主人公の遍歴(へんれき)において描かれている。愛は、彼の内なる存在の出現において重要な役割を果たしている。内なる存在が現れると、それが存在することで、文字通り、彼の命が救われるのだ。脚本を担当したザック・ヘルム（Zach Helm）は、主人公に、他の人たちへの小さな親切がなによりも重要なのだということを気づかせた。同様のテーマのもう1つの映画は、『私を支配する』（Reign Over Me）〔邦題『再会の街で』〕である。この2007年の映画において、主人公はPTSD（心的外傷後ストレス障害）を患っているが、自分自身の現実のなかだけで生きており、仕事は辞めてしまうという深刻な状態である。しかしながら、大学の頃の友人と偶然出会ったことで、彼の癒しの過程が始まる。アカデミー賞を受賞した映画、『ソリスト』（The Soloist）〔邦題『路上のソリスト』〕は、生が内向的になってしまったもう一人の人に手を届かせるような、ケアと愛の結びつきがリカバリーの過程における重要な要素であるということを示している。

自分を信じてくれる人たちを見つけ出すと自分自身を信じられるようになる

　人は、行き詰って絶望を感じている人に対して、その人が新しい可能性と展望に向けて自らを開くよう支えることによって、驚くほどの影響力をもつことがある。リカバリーのためのグループに参加している多くの人たちは、自分たちへのそういった影響力についての考えをわかちあっていた。多くの人たちが、

第2部 エンパワメントを通した生のリカバリー

そういった効果を自分が体験したときの驚きを語っていた。

　私の妻は私にそういった影響を与えた。彼女は、私が多くのことをできるのだとつねに信じていた。私自身ができると思う前でさえ。精神科での研修の初日、彼女は、トレーニングがおこなわれる病院までの数ブロックを私と一緒に歩くことを申し出てくれた。私は、たとえ恐怖に近い状態に陥ったとしても自分は彼女の助けを必要としていないと勇ましく言った。幸いなことに、彼女は、私と一緒に歩くという意見を固持し、その恐ろしい一日における私の自信を大いに高めてくれた。

　私が研修のためにワシントンD.C.からボストンに移るときに、ワシントンにいる友人が同じように私を助けてくれたのを覚えている。私はワシントンを離れるのは気が進まなかった。そこは8年間にわたって私の拠りどころだった。しかし、私はケンブリッジ病院でトレーニングを受けたかった。すると、私の友人が、ボストンに移ることは冒険なのだと考えればよいのではないかと端的に言ってくれた。おかげで私は楽になり、過去のつながりや出来事を失うことではなく、先に待ち構えるワクワクするようなことに目を向けることができた。彼の言葉は助けになったが、彼がそういったことを言ってくれる態度もまた助けになった。私はできると彼は信じていた、つまり、彼が私を信じていたことは明らかだった。(また、私は彼を大いに敬服している。なぜなら、彼は進行性の神経の病気によって両脚の機能を失いつつあったが、自らの生を高めることに取り組み続けていたからだ。)

　NECで私たちがおこなった、リカバリーについての質的研究においては、インタビューを受けた30人の人たちの大多数が、「私を信じてくれる人」とともにいることが、自らのリカバリーの過程の肝要な要素としてきわめて重要であるとしていた。リカバリーの過程にある人を支える人がそういった態度を伝えるためには、直接的で、オープンで、自発的な形のコミュニケーションを用いることが必要である。(それは、残念なことに、多くの専門職者の外部でトレーニングされているようだ。)ほとんど全員に近い当事者は、病院において臨床的なトレーニングを最も受けていないスタッフから最善の助けを受けたという点で意見が一致している。個別に尋ねると、その人たちはすべて、そういった人が少なくとも1人はいたとしていた。そして、それは、そういったレベルの信頼を伝え

ることができて、困っている人の深い部分に手を届かせることができる、居住型施設の支援員やリハビリテーションの支援員であることが多かった。ある調査協力者は、自分を理解してくれる人たちから発せられる「信頼の信号」(belief signals) を感知することができるのだと言った。それらの人たちは、生を手にし、責任を取り、変化するための彼の潜在的な力を信じてくれる人たちだった。

　モノローグに閉じ込められている状態から人びとが解放されるのを助ける際に、苦しみにある本人のリカバーする潜在的可能性を誰かが信じることは不可欠な要因だと思う。おそらく、モノローグに閉じ込められるようになる際の決定的な要因は、自分は未来をもっていないと確信するようになってしまうことや、自分は成長したり十全な生を生きる潜在的可能性をもっていないと確信するようになってしまうことである。こういった行き詰まり感は、死に向かう螺旋のなかで、その人のたましいや自己を内向きに螺旋回転させる。ボブ・ディランが「生まれ変わるのに忙しくない人は死ぬのに忙しい」と歌ったように。

　私のセラピストは、私を信じてくれた人のよい例だった。彼はつねに、一見したところ脈略のない私の思考に意味を見出してくれた。彼は、彼から来ているように思われる洞察を私の手柄だとしていた。たとえば、ある日、彼が言ったのは、今、私は、仕事や学校で競って1番になるといった垂直的なことに全力を注ぐ代わりに、楽しいことやレクリエーションといった、生活の水平的な部分を充実させるのにより多くのエネルギーを注いでいるように自分には見えるということだった。私はセムチシン博士に、それは適切な洞察であるように思えると言った。すると、彼は、それは私から来たものであって、彼から来たのではないと誠実そうに言った。彼の役割は、私自身の洞察を私に映し返して、私が新しいやり方でそれらを理解できるようにすることだと言った。彼は、私が自分を解放するのに必要な考えを思いつく私の潜在的な力を信じてくれたし、加えて、彼は、私が熟考していることを、私がより明確に理解できるような形にまとめることができた。そうすることで、彼は、私が自己理解するのを手伝ってくれたのだ。

あなたが愛し、そして、あなたを満たしてくれる内容の仕事を選ぶ

　私のリカバリーは、急性的な情動的苦しみにある人たちに関わる、フリー・

クリニックでのピアコーチの仕事によっても支えられた。苦しみにあるそれらの人たちを助けるとき、自分自身についてさらに理解するようになった。人は、診断されると、誰かの役に立つ潜在的可能性が否定されたように感じることが多い。しかしながら、私たちが、自分は人類にとって価値があり、人類とつながっているのだと感じることができるのは、まさしく、自分自身をわかちあうという行為を通してである。

　ほかにも、非常に苦しんでいる人たちに手を届かせるのに私自身の体験が助けになったことはたくさんある。どれだけ深く混乱していても、それぞれの人のなかには強さの核が隠れているとつねに私は信じてきた。秘訣は、人に内在する力をつねに忘れずにいること、そして、自信を伝えるようなやりかたで本人とともにいることである。そうすれば、その人は自らのなかにある隠れた強さに頼ることができる。困っている人のなかで、自信がうながされ、希望の感覚が浸透するには、助けを提供している人が心に根差している必要がある。このことは、あとで、eCPRのためにあてられた章で述べる。

　過去30年にわたって、私は、病院やクリニックにおいて、数え切れないほどの精神保健当事者に精神医学的ケアを提供してきた。同じ時期、私は当事者運動にも参加してきた。システムのなかで相反する2つの側を観察したり生きることは、いくらかの緊張を生み出してきた。しかし、そういったことは、複数の情動の間で葛藤が生じたにもかかわらず、個人的には有益でもあった。サービス提供者、家族、当事者と濃密に関わることによって、私は、それぞれの側に対して通訳者あるいは使節として行動しながら、それらの世界を橋渡しするようになった。共通の基礎はリカバリーであるということがわかった。それは、当事者、家族、サービス提供者、すべてが合意できる理想である。こういった合意は新しい動向である。この共通の基礎に到達するのに、サービス提供者は、人が望みうる最高の状態は寛解なのだと確信することをやめないといけなかった。家族は、自らの子どもがより大きな自律性を獲得することの重要性を理解する必要があった。当事者のリーダーは、深刻な苦しみにある人たちが臨床的な支えを必要とするときがあるということを受け入れないといけなかった。

　精神保健に関する新自由委員会での仕事を通して、私はそれらの3つの世界をまとめることができたが、それは、それらのグループがリカバリーという共

通のビジョンに合意できるようにすることで可能となった。そういったビジョンは、何百万人もの当事者や家族に希望を与えている。私たちは、精神保健システムを、現状維持、症状軽減のシステムから、当事者や家族が主導する、ケアについてのリカバリー指向のアプローチへと変革するという大きな目標を設定した。委員会は、当事者や家族がトレーニング、政策／方針の策定、サービス評価、サービス提供に十全に参加できるようにすることを勧告した。その報告書は当事者と家族の夢を全国で、そして、世界中で育んでいる。加えて、私は、隔離と拘束を大幅に減らすことを委員会が勧告するよう働きかけをおこなった。私は委員会における唯一の当事者だったのに、私がどのようにしてそのような重大な影響を与えることができたのかと数え切れないほど尋ねられた。私はそういった質問にインスパイアされて、「私たちの声を見つけ出す」と呼ばれる、アドボケイトのためのトレーニング・プログラムを創り出した。

他の人たちを助けることで自分が助けられる
「他の人たちを助けることを通して自分が助けられる」というのはピア活動の原理である。それはアルコホーリクス・アノニマス（Alcoholics Anonymous）の第12番目のステップでもある。精神保健の領域では、この原理は、自分が受けたことをお返ししたいと思っている、あるいは、自分が受けていないことを提供したいと思っている多くの人たちによって表明されている。私について言うと、精神科医になるという私の願いは、それらの両方の動機から生じたものである。

　苦しみによって内側の深いところまで追いやられている人たちに手を届かせようとする挑戦は、私たちを自分自身の人間性へとさらに近づけると私は思う。それは、私たちが、自らの最も深い「自己」と深く調和することができるときにのみ、苦しみにある他の人に手を届かせることができるからなのだろう。

　トラウマがあるがために、私たちはそれぞれ身を守るための分厚い殻を身につける。私の妹は自分が飼っているカメたちをかわいがっていた。彼女はカメたちに絆と共感を感じていた。彼女は、カメたちのように、世界から自分を守るために防護の殻を身につけていた。彼女に手を届かせることができればよかったのにと私は思っている。私もまた殻を身につけていたが、幸運なことに、

愛情深いセラピスト、友人たち、家族の助けとともに殻をブレイクスルーすることができた。自らの殻のなかにいる人に手を届かせる際に最も大切なことは、その人がなることができるところの人を信じるということである。たとえ、そういった人になることが可能であると本人が信じていない場合でさえ。そういった信念の表現の際に最も重要なのは、他の人に対して自分自身を自発的に表現することである。私が最も大きな苦しみにあったときは、もう一人の人からの、最も心に根差した、本質的な内なる「自己」の表現のみが私に届いた。そういった表現は非言語的で情動的であることが多かった。それらは最も人間的な表現だった。現に、衛生下士官のリックは、私が体験したり表現するのを怖れていた内なる私に会った。彼は、彼の心を使って〔私の〕内をじっと見つめた。彼は彼の心によって、私がそこに居続けていることを知り、そして、私は私の心によって彼を知ることができた。私が最も引きこもっているとき、私は話すことをとてもかたくなに拒んでいたので、私が話したいときでさえ、もはや話すことができなかった。私は心のなかで思った。「私の周囲の人たちの世界が安全なときのみ、私は外に出よう。私の周囲の人たちを本当に信頼できるときのみ外に出よう」 私は、私の周囲の人たちに対して、その人たちが本当に私のことに関心をもってくれるかどうか、様子をうかがっていた。

自分自身と他の人たちを信頼する

　著名な心理学者、エリク・エリクソン (Eric Erikson) は、『幼児期と社会』(Childhood and Society) のなかで、自分自身や他の人たちを信頼することは、人生における主だったどんな発達ステップにおいても基本的な第一の局面であると主張した。エリクソンは、こういったタイプの信頼を、人の最も深いレベルにおいてそれを確立させる必要があることから、「基本的信頼」(basic trust) と呼んだ。深刻な情動的苦しみの時期の間、多くの人たちは周囲の人たちから情動的に引きこもる。そういったことは、また、自らの「自己」からの引きこもりをも意味する。こういった引きこもりは、保存—退避 (conservation-withdrawal) 反応と呼ばれる原始的な生存メカニズムの一部であると考えられる。それは、動物を麻痺の状態に向かわせる恐怖から成り立っている。それは結びつきに悪影響を与え、放置されている場合はパラノイアに進展する可能性がある。信頼は、調和した、

気づかいのある、共感的な人たちによって時間をかけて再構築される。それは人間的な結びつきの接着剤となるものである。信頼を築くには対面的な相互作用が不可欠であることが多い。なぜなら、情動というのは、言語的にではなく、非言語的によりよく理解されるからである。

自己決定に価値を置く

自己決定は、ほぼどんなときでも、リカバリーに不可欠なものとしてあげられている。これが、自分自身の生を管理している人と、他の人を頼って自らの生を管理している人との違いである。不幸なことに、人びとがよくない決定をすると、精神保健システムがその決定の責任を取る権限が社会によって認められる。こういったパターナリスティックな関係性は、クライシスのときには重要ではあるが、人が再び自分自身の決定ができるようになったあとも続くことが多い。そして、個人の自信や「自己」の感覚の建設的な発達が妨げられる。

情動的、人間的に深いレベルでつながる

ある人は、自らのセラピストを、人間的で、間違えることもあり、訂正を受け入れ、神様のようではないと述べた。別の人はユーモアの重要性を強調した。彼のケア提供者が「会うといつも笑わせ続けてくれた……彼は私を笑わせてくれた」のは非常に重要だった。

人の狂気にはつねに脈略がある

誰かが狂っていると私たちが言うとき、私たちが通常意味するのは、その人は理解できない人であり、その人の行動や言葉は理にかなっていないということである。しかし、実際には、狂気だと考えられるものにはつねに脈略があるのだ。欠けているのは、狂気という見かけの下にある意味を理解することだ。バートラム・カロン（Bertram Karon）博士は、統合失調症だと診断された男性に対する治療について述べた際によい例を示している。その男性の一見すると理にかなっていない振る舞いの1つは頻繁にお辞儀をすることだった。

カロン博士がその男性になぜお辞儀をしているのかを尋ねたところ、彼はお辞儀をしているのではないと答えた。

カロン博士はお辞儀をやって見せて言った。「でも、こんなふうにしてますよ。これはお辞儀ですよ」

「お辞儀はしていません」と男性は繰り返した。

「じゃあ、何をしているのですか？」とカロン博士は尋ねた。

「バランスをとっているんです」

「何のバランスをとっているのですか？」とカロン博士は尋ねた。

「情動です」とその男性は答えた。

「どんな情動ですか？」

「怖れと寂しさです」とその男性は答えた。

彼は、寂しいとき、他の人に近づきたいと思い、前に身体を傾けていた。しかし、傾くことで他の人に近くなりすぎて怖くなると、身体をまっすぐにして元に戻っていた。だから、一見すると理にかなっていないように見えることが、実は、複雑な内なる葛藤の洗練された身体的表現だったのだ。カロン博士がそれらの動きを理解するようになると、その男性は精神病からリカバーした。

自分自身の「声」をもつ

人びとが「声」や「自己」の感覚を欠いていると、その人たちはより深刻な情動的苦しみを体験するおそれがある。ある女性のことを知っているのだが、その女性は、仕事上の心配事について上司に話すことができているときには妄想が消えるのだと言っていた。人びとが実体のない声が聞こえる状況に対処できるようになるのは、その人たちが〔自分は〕自らの声よりも強いと感じるときなのだということを示した調査研究もある。人びとが社会的な環境のなかで「声」をより大きくもつことができ、聞こえる声についてより容易に他の人たちと話し合うことができると、その人たちの情動的苦しみは小さくなる。以上の記述は、複数のより小さな自己を見守り、それらを方向づけることができる、より大きな「自己」についてのものである。ヒアリング・ヴォイシズ・ネットワーク（Hearing Voices Network）は、人びとが、自分たちの声についてセルフヘルプ・グループでオープンに話し合って自らの声とともに生きることができるようにしている。

第4章　私の生のリカバリーを通して私が学んだこと

すべての感情と考えを正当なものとして認める

　最も苦しい時期の1つだった時期に、私はある友人とすばらしい1日を過ごした。その友人は、私とともにいて、私の考えと感情を聴くことで、とてもすばらしいサポートをしてくれた。彼女は、ただ私といて、私を裁かないことができた。のちに彼女が言ったのは、私が苦しみにあるとき、意味のわからないことを私が言っていたということはあったが、私はよい友人であり、私とともにいることが大切だと感じていたということだった。彼女は私を信頼してくれた。そして、今もそうである。

夢を追い求める

　個人的な目標を追い求めることは、リカバリーの過程を大きくうながしうる。私が知っているある女性は、それまで頻繁に入院していたが、他の人たちを助けるという自らの夢を追い求めることが自らの人生をまったく変えてしまったと言っていた。彼女は、今では、朝起きる理由が自分にはあると感じるようになった。自分は人生において目的をもっていると再び感じるようになったのだ。彼女は居住型施設のカウンセラーになり、何年もの間、入院していない。

尊厳、尊重、対等性をもって結びつく

　リカバリーの過程にある人がこのように振り返った。「リカバリーへの私の遍歴(へんれき)のなかで私にとって重要なのは次のようなことです。尊厳と尊重をもたれること。導いてくれる人（mentor）をもつこと。私の状況を本当に理解してくれ、かつ、同じような体験をしていた人たちからのピアサポート」　別の人は、彼にとってとても大切だった医師について語った。「彼は、どんな人であれ、すべての人を尊重していました」

　私は、自分が相手の社会的な地位にかかわらずすべての人を尊重するように、すべての人たちからも同じようにされたいと思っている。たとえ相手の地位がどれだけ高いものであっても。結局、ボブ・ディランが言ったように、「合衆国の大統領でさえ、裸で立たないといけないことがある」　対等性が重要であることを示しているもう1つの例は、夢のなかで私に対して現れた。夢のなかで、友人のウィル（Will）と私は、貴族のための墓地で墓銘を見ていた。私たちは、

有名な家族の一員で、チーズバーガーを食べ過ぎて亡くなった人の墓銘を読んで笑い始めた。私たちは身体を折り曲げて笑っていたが、警察官と老人が私たちの方にいかめしそうに歩いてくるのに気づいた。ウィルはその人たちを見ると、自分がいる場じゃないと言いながら逃げた。私にとっても自分がいる場じゃなかったが、私は2人と顔を合わせた。その人たちはなぜ私が笑っているのか尋ねた。私は墓銘を指し示した。すると、老紳士が墓銘はおかしくないと言った。彼は言った。「これは私の祖父の墓だ。ここは君がいる場じゃない」 私は彼の目を見つめて、完全な自信をもって次のように答えた。「ここは私がいるべき場です。というのは、あなたの家族についてそうであるように、私の家族にも多くの世代にわたる先祖がいるんです！」 私はその瞬間、〔その老紳士を〕もっと尊重することができたのにと感じながらも、大きな自尊感情を感じながら目を覚ました。

痛みから学ぶ

　私は、何も感じない時期を抜け出すと精神的な痛みを体験したが、それは、それまで私が、長年、強烈なひどい腰の痛みとして抑え込んでいたものだった。ある日、突然、腰の痛みが強くて歩けなくなった。パーコセット[32]、鍼、温熱による治療など、思いつくすべての身体的治療を試みた。しかし、どれも助けにならなかった。ある友人が、ジョン・サーノ（John Sarno）博士の著書『背中側の痛みを癒す』（Healing Back Pain）〔邦題『サーノ博士のヒーリング・バックペイン：腰痛・肩こりの原因と治療』〕を貸してくれた。私は自らの痛みが身体的なことから来ていると思っているのに、彼女は本が助けになると考えており、イライラした。しかしながら、私は、本に出てくる言葉を一所懸命に復唱するようになった。

　　サーノ博士の12の毎日思い出すこと
　　1. 痛みというのは緊張性筋炎症候群（TMS）によるものである。構造的な異常ではない。
　　2. 痛みの直接的な理由は酸素不足である。
　　3. TMSは、抑えつけられた情動によって引き起こされる無害な状態である。
　　4. 根本的な情動は、抑えつけられた怒りである。

第4章　私の生のリカバリーを通して私が学んだこと

5. TMSは、情動から注意をそらすためだけに存在する。
6. 私の背中側は基本的に正常なので、怖れることはない。
7. それゆえ、身体的な運動は危険ではない。
8. そして、私は通常の身体的運動を再開しないといけない。
9. 私は痛みによって不安にさせられたり、脅かされたりしない。
10. 私は自らの注意を痛みから情動的なことへと移す。
11. 私の無意識にコントロールさせるのではなく、自分が意図的にコントロールする。
12. 私はつねに、身体的に考えるのではなく、心理的に考えないといけない。

　私は、少し楽になったが、自分がコーディネートしていた大会に出席するのに車椅子が必要な状態だった。しかし、大会で講演をすると、腰の痛みは消えてしまった。そのとき私が気づいたのは、大会を運営するというプレッシャーが私の腰に耐えられないような重さでのしかかっていたのだということだった。それ以来、私は、腰の痛みが戻ってきたと感じると、これらの言葉をよく思い出していた。私は、自分自身にこんなふうに尋ねることが大切だと思っている。「腰のこの痛みの源である、どんな情動を私は感じているのだろう？」
　サーノの言葉は、苦痛をもたらす思考というものをとらえなおすために、書き出して応用することができるだろう。そういった現象は、一般的には、脳の化学的アンバランスから生じる、精神疾患の症状として定義されている。だから、私たちの考えを純粋に身体的な説明から心理的なものに移行させるために、このリストで示されていることを考えてもらいたい。

精神的な痛みについて思い出す11のこと
1. テレビが自分に話しかけてくるといったような奇妙な現実は、「思考のけいれん」（thought spasm: TS）によるものである。TSは、単一テーマの思考あるいはモノローグの一種である。
2. TSの直接的な理由は、説明不可能なものへの怖れであり、そのような怖れは私を内へ追い込んでしまう。
3. TSは心理的に無害な状態である。
4. TSは、トラウマによってバラバラにされた自己を、欠けていない「自己」へと統合

する必要があることを知らせるために存在する。
5. 私の脳は基本的に健康なので、怖れることはない。
6. それゆえ、思考し続けることは危険ではない。
7. 私は他の人たちとつながり続け、他の人たちからの新しい考えに対して再び開かれる必要がある。
8. 私はTSによって脅かされない。
9. 私は自らの注意を怖れから「自己」の感覚の再統合へと移す。
10. 私は自らの生に対するコントロールを意図的に再開する。
11. 私は、自らの脳の化学的アンバランスという点からではなく、心理的統合や社会的つながりという点から考えないといけない。

第5章

生をリカバーするためのエンパワメントの過程

　リカバリーについての私自身の理解は、1970年代に生じたコンシューマー／サバイバー／元患者運動に根差しているが、そのような運動は、1960年代および70年代に合衆国を変えた大きな運動、すなわち、社会の多くの集団のための市民権の運動の一部として生じたものであった。私が最初にその運動に触れたのは、『精神医療の暴力に反対するネットワーク・ニューズレター』(Network Against Psychiatric Assault Newsletter)だった。その編集者であるレナード・フランクとウェイド・ハドソン（Wade Hudson）はサンフランシスコ湾エリアを活動の拠点としており、元患者運動として知られるようになった運動のパイオニアであった。

　言語について一言。私たちの運動は、自分たちがどのように記述されるのかに関して大きな関心を寄せている。現在サービスを受けている人たちは「コンシューマー」と呼ばれ、システムの外にいる人たちは自分たちのことを「精神医療サバイバー」と呼ぶことを選んできた。全体的には、私たちは、他のすべての人たちと同じように、人びとと呼ばれることを好んでいる。私たちのなかには、自分たちのことを「リカバリーの当事者体験をもつ人たち」(persons with lived experience of recovery)と呼ぶ人たちもいる。自分たちのことをどのように記述するのかをめぐる闘いは政治的そして実存的な対立のなかから生じている。私たちは自分たちの体験を自分たち自身の言葉で定義したいと思っている。なにより、私たちの体験を、私たち自身の手で、私たちが感じているように記述することは、私たちの存在や私たちの集合的発展にとって不可欠なことである。

第2部　エンパワメントを通した生のリカバリー

　レナードとウェイドは、精神医療による虐待を問題視して早い時期に声をあげた人たちの一部である。私がその人たちのメッセージに出会ったとき、そのメッセージが私に響いた。その人たちや他の初期のリーダーたち―ジュディ・チェンバレン、サリー・ジンマン、ホーウィー・ザ・ハープ（Howie the Harp）、レイ・アンジカー（Rae Unzicker）、テッド・チャバシンスキー（Ted Chabasinski）、ポール・ドルフナー（Paul Dorfner）といった人たち―は、精神疾患だとラベルを貼られることによって私たちは対象化され、権利が奪われるのだと考えていた。ボストンでは、精神疾患患者解放戦線が精神疾患患者の権利を守るために懸命に活動をおこなっていた。1975年、その人たちは、〔マサチューセッツ州の〕精神保健局を相手取った訴訟、ロジャーズ対オーキン事件（Rogers v. Okin）を始めたが、その訴訟では、精神疾患患者に強制的に投薬することは市民権の侵害であるとされた。マサチューセッツ上級裁判所は原告に有利な判決を下した。しかしながら、州は、その後、当事者に強制的に投薬をおこなうという目的のために特別な後見人制度を設立し、その判決の抜け道を見つけ出した。（それは、皮肉にも、ロジャーズ対オーキン事件の主要な原告であったルビー・ロジャーズ（Ruby Rogers）にちなんで、ロジャーズ後見人制度（Rogers Guardianship）と呼ばれている。）

　これらの初期のリーダーたちは私のヒーローたちである。とくにジュディ・チェンバレンは、私がアドボケイトとして成長するのに大切な指導的役割を果たした。早い時期において、ジュディは、精神疾患というラベルを貼られた人たちが集まって自分たち自身の声で話すことの必要性を理解していた。彼女の本のタイトルは『私たち自身の手で』であり、サブタイトルは『精神保健システムに代わる、元患者がコントロールするオルタナティブ』（Ex-patient Controlled Alternatives to the Mental Health System）である。自分たち自身の生や、自分たちを支えるプログラムを自分たちのものとしてとらえる必要があると彼女は考えていた。彼女の本が出版された次の年、ジュディは、ウィスコンシン州のマディソンで開かれた、全国精神疾患連盟（National Alliance for Mental Illness: NAMI）[33]）の設立集会に出席した。集会の次の週、彼女はNIMHの所長のハーバート・パーデス（Herbert Pardes）博士に手紙を書いた。彼女は、親にとってアドボカシーのグループがあることは助けになるとは言ったが、彼に警告した。「しかしながら、あの人たちは、私たちのような元患者のために発言することはありません。私

132

たちは自分たち自身で発言する必要があります」　たしかに、初期の頃から続いている、私たちの運動のテーマは、南アフリカの反アパルトヘイト運動によって用いられたスローガン、「私たち抜きで私たちのことを決めるな」である。

　1981年、私、そして、システムのなかで専門職者として働いている何人かの他の元患者たちはNIMHに招かれ、システムにおいて必要とされている変化に関する私たちの考えを話して欲しいと言われた。また、NIMHは、リカバリーの当事者体験をもつ全国の専門職者のネットワークを立ち上げることを提案した。私がそのアイディアをジュディに伝えると、彼女は非常に否定的に反応した。「ダメだよ。あなたはそういったグループを立ち上げるべきじゃない。なぜなら、それは元患者運動の力を弱めるんじゃないかと思う」　彼女はなんと賢明だったのか。そのとき、私はがっかりした。しかしながら、だんだんと、彼女の見解のなかにある賢さがわかるようになった。

　運動のリーダーたちが私を仲間として受け入れるようになるのに長い年月がかかった。私は精神科医だったが、精神科医というのは精神保健による虐待の権化、しかも最も大きな苦しみをもたらす権化なので、私の立場は特別な詮索の対象となった。1983年、ジュディ、私、そして、ボストンの他のリーダーたちが、ルビー・ロジャーズ・ドロップイン・センター（Ruby Rogers Drop-In Center）を立ち上げた。それは、全国の他の当事者運営のソーシャル・クラブのモデルとなった。今でも、友人やサポートに対する必要は、メンタルヘルスの問題からのリカバリーの過程にある人たちにとって、最も差し迫った必要の1つであることには変わりがない。1992年、ジュディ、パット・ディーガン、ローリー・アハーン、そして私はNECを立ち上げた。私たちが最初から目指していたのは、当事者体験をもつ人たちによって運営されるセンターを設立することだった。そういったセンターは、私たちの視点からメンタルヘルスの問題を理解し取り組もうとするための拠りどころになるだろうと思った。希望とエンパワメントを通したリカバリーというのは、これまで私たちのセンターの重要なテーマだった。ジュディは、2010年に彼女が亡くなるまで、NECとボストン大学（Boston University）の精神医学リハビリテーション・センター（Center for Psychiatric Rehabilitation）に積極的に関わり続けた。私たちはみんな、彼女がいないことを寂しく思っているが、彼女のたましいを私たちの内側にしっかりと

抱いている。

＊

　最近、私は夢を見たが、それは、リカバリーに対する広いとらえ方について、私の今の考えを要約したものだった。

　　私は教室にいた。教師は精神保健に関する授業をおこなっていた。授業の初め、彼はスーツを着ていた。私と他の学生たちはきちんと列を作って座っており、全員が前を向いていた。みんな熱心にノートを取っていた。やがて、教師が小集団の重要性を強調するようになると、彼はスーツを脱ぎ捨てて、南太平洋の人たちのような腰蓑姿になった。彼の顔立ちや表情は、厳格で、男性的で、教授のようなものから、無邪気で、情け深く、性別が不明瞭なものへと変化した。周りを見渡すと、学生たちは小集団に分かれて踊っており、私は驚いた。それらのグループは、つながりの古代儀式を再発見した教授によって鼓舞された、複数の小さな部族集団のようになった。

＊

　私が思い出すのは、シロアリが、自分たちの巣[34]を構築する際の基本的な単位であるアーチを作るのに、6匹から8匹が必要とされるのだということである。私は、それぞれの人間の深いところには、小集団で結びつきたいという欲求があると考える。トラウマが引き起こす分断が大きな精神的な苦しみを生じさせるのだというのが私の主張である。そういったトラウマは孤立と無力感につながる。対話を通して成り立っており、集団の生への所属と参加を（再）創造するような小集団において、リカバリーは最もよりよく実現される。私は、人間の集団が作ることのできる最も重要なアーチは、意識のアーチだと思っている。

　要約すれば、リカバリーは私たちの意識の発展であり、そのような発展は、小集団における対話的参加を経て、展開された意識のアーチを築くことを通して実現するのだと思う。これらの意識覚醒の諸集団は、一緒になってより大きなウェルネスの集合体やコミュニティを形成することができる。リカバリーの当事者体験をもつ人たちによっておこなわれているのは、意識のこのような発

展である。

　私たちは当事者運動の発展をそのような形で理解することができる。まず最初に、8人から10人の勇敢で批判的な思想家たちが、自分たち自身の当事者体験を頼りにして、精神医療による虐待について定期的に話し合うようになった。その人たちは、ニューヨーク、フィラデルフィア、ボストン、ポートランド（オレゴン州）、バークレー、サンフランシスコといった大都市に集中していた。その人たちはたましいのシロアリのように活動をおこない、私たちの運動の価値を根付かせた。その人たちは意識のアーチを築いたが、それは献身的な人たちから成る人間的な小集団における心と心の会話から生まれたものだった。

　2012年、リカバリーの定義を作る作業をおこなっていた、合衆国のコンシューマー／サバイバー／元患者（C／S／X）運動の代表団が基礎的な5つの原則を打ち出した。次に示すのは、SAMHSA（物質乱用・精神保健サービス管理局 Substance Abuse and Mental Health Services Administration）がスポンサーとなった調査において最も多くの票（1,000以上）を獲得した、リカバリーの定義である。

　　自己決定、エンパワメント、希望はリカバリーに不可欠である。なぜなら、それらは、自分たちの声を見出し、職業、住居、教育、保健ケアへのアクセスの平等性に基づいて社会における積極的な参加者になるために必要なものである。私たちは、精神保健と物質乱用に対するトラウマ理解に基づく（trauma-informed）、文化的差異を意識した、当事者が提供するケアにSAMHSAが重点を置いているのをうれしく思う。

リカバリーの原則
　　私たちは「西マサチューセッツ・リカバリー学習コミュニティ」（Western Massachusetts Recovery Learning Community）の「リカバリーのための基本的な原則」（Guiding Principles for Recovery）を支持するが、そこには次のようなことが含まれている。

・*自己決定と選択*
・*相互性*
・*楽観主義*

第2部　エンパワメントを通した生のリカバリー

・*尊重*
・*真の人間的結びつき*

　すべての人びとが潜在的可能性をもっており、洞察力をもっており、自分で決めた満足のいく生を生きることができると私たちは信じている。

*

　私の体験が基本的に神経学的な化学的アンバランスの結果でないのなら、私は24歳のときに何を体験したのだろう？　この本の最初のほうでメタファーを使って示した通り、私の体験——そして、私のような多くの人たちの体験——は、社会の文化的洞窟のなかにいる情動的なカナリアとしての体験に喩えることができると思う。深刻な心理的苦しみをもつ人たちは社会のなかの文化的毒素をよりうまく検知できるのだと私は信じている。私の精神病は、私自身そして私の周囲の人たちへの早期の警告だったように思われる。直線的な合理的思考に頼りすぎると、非人間化が危険な程度にまで進んでしまうことがあるという警告だった。私は、現実について古典的な対象化をおこなっており、現実を極端に論理的なものだと見ていた。つまり、人間を機械として見ていた。

　こういった狭い思考をめぐる不安をわかちあってくれた友人たちがいたことは私のリカバリーにとって重要であった。まず、ジムがいた。私の最後の深刻なエピソードの間、彼は１日、私と一緒にいてくれた。彼は、私がいわゆる狂乱の時期に発見したさまざまな洞察に今でも感心してくれる。彼は、「人は君が狂っているって言ってたけど、君が言っていたことのほとんどは完全に意味が通っていたよ」と言った。彼は、私がある方向を指して「僕たちはこの方向に行けるかもしれない」と言っていたのを覚えている。私は、それが正しい方向だと思うかどうか彼に尋ねていた。彼は、私たちはその方向にいくことができるということに同意していた。すると、私は反対の方向を指して、反対の方向もまた正しいのではないかと彼に言っていた。私は、さまざまな正しい方向に進むことができるのだということを指摘した。そんなときでさえ、彼は、私が言っていることが理解できると言った。私が言うことの正当性をそういうふうに認めてくれたことはとても助けになった。私は自らの人生の進路をメタ

第 5 章　生をリカバーするためのエンパワメントの過程

ファーを使って述べていたのだと今は思う。彼もまた、直線的な科学者を目指して進み始めたものの、そうではなく環境問題活動家の道を歩むことを決めていた。だから、彼は〔私に〕結びつくことができたのだ。

　もう1人の友人は、私の最後の変性状態のエピソードが長引いていたとき、1日中私と一緒に過ごしてくれた。のちになって彼女は言った。「あなたが私と1日中過ごすなんて珍しいことだったわ。終わりの時間がないことがうれしかった。私たちはただ散歩をしていた。あなたは散歩をするのが楽しそうだった。あなたが言っていることがわからないこともあったけど、言っていることのほとんどは、私もときどき感じたことがあることを表していた。隠し事がなかった」　私は、時間についてとても不安なのだということを彼女に言い、時間というのは「私たちを働かせ続けるための、私たちの意識／精神のでっちあげにすぎない」と確信するようになっていた。私が見上げると、そこには毎秒ごとに時間を知らせる大きなデジタル時計があった。私がそういった不安を彼女に言うと、彼女は同意してくれた。彼女は、だから自分は大まかな時間を伝える時計しか使わないのだと言った。彼女は私に時計を見せてくれたが、それは正しい時刻には合されていないということがわかった。また、私は彼女の時計には数字がないことにも驚いたが、それどころか、ミニマリスト[35]的デザインのその時計には時を表すしるしがほとんどついていなかった。彼女は自らのことを述べた。「私は、時間にこだわりすぎると『ピーター・パン』(Peter Pan)のフック船長（Captain Hook）のように感じてしまうの。それが心配なの。彼は、時計をのみ込んだワニに追いかけられていて、時計の音がしているのを耳にするたびに、時間というのは過ぎ去ってしまうものだということを思い出していたわ」　彼女が私の不安を受け入れてくれたこと、私たちが共通の体験をもっていることは私の恐怖をやわらげた。〔時間をめぐる〕それらの考えは狂気につながる異常な考えではないように思われるが、他の人たちのなかに恐怖を生じさせ、そして、〔そのような状況は本人に恐怖をもたらす。その恐怖は、〕[36] そんなふうに感じてきた人は自分しかいないのだという感覚によって強化される。おそらく私たちを正気であり続けさせてくれるのは、現実をわかちあうことなのだ。

　しかし、保健ケア改革の新しい時代においては、さらに広いリカバリーの概

137

念が必要とされている。私たちのような精神医学的な診断名のラベルを貼られた人たちに希望を与え続け、かつ、社会の他の人たちにも理解されうる概念が。たとえば、他のさまざまな障害をもつ人たちがリカバリーの概念を理解することができず、誤解が生じることがある。その人たちは、私たちのリカバリーの概念が、自閉症をもつ人たちが他の人たちのように社会的な関係作りができるようになることを意味したり、あるいは、車椅子を使っている人が歩くようになることを意味するのだと誤解している。**しかし、私たちは、障害種別を超えて展開されている運動のリーダーたちに対して、リカバリーをめぐって私たちが大切にしていることは、当事者によるコントロールや当事者による選択といった、自立生活運動をめぐってその人たちが大切にしていることに合致するのだということを説明してきた。**

　リカバリーをもっと広く考えるためには、私たちはメンタルヘルスの問題の狭い医学的定義を超えないといけない。長年、専門職者や調査研究者は、メンタルヘルスの問題を永続的な生物学的欠陥や化学的アンバランスによって特徴づけられる疾患として描き、人びとはそういった欠陥やアンバランスからほとんどリカバーすることはないとしてきた。その人たちは、そういった欠陥の治療法が発見されたときにのみリカバリーが生じると考えている。数え切れないくらいの調査研究が、メンタルヘルスの問題の生物学的基礎だと考えられるものを明らかにするためにおこなわれてきた。しかし、確かな欠陥は見つからなかった。せいぜい、疾患は、症状が管理されている状態であるところの寛解に進むことがあると考えられたくらいであった。これは現状維持モデルであり、多くの人たちに絶望の苦しみを体験させ続けてきた。なにより、2013 年 4 月 29 日、NIMH の所長であるトーマス・インセル（Thomas Insel）博士は、彼の公開されたブログで、NIMH は DSM5 を使わないだろうということを書き、精神保健領域に衝撃を与えた。なぜなら、「虚血性の心臓疾患、リンパ腫、エイズをめぐる定義とは異なり、DSM の診断名は、客観的な実験的測定ではなく、臨床的症状のクラスターについての合意に基づいている」と述べたからだ。これはメンタルヘルスの病気の生物学的モデルに対する健全な批判であるが、その領域の他の関係者たちは見落としている。科学よりも経済的利益のほうが勝っているのが現状なのだ。

リカバリー率は開発途上国におけるほうがより高い

　私たちが合衆国において追求しているリカバリーの文化の多くの構成要素は、「開発途上世界」と呼ばれる、開発の度合いが低い世界のなかにおいて見出すことができる。開発途上世界が今なお大切にしている、コミュニティや結びつきをめぐる基本的価値のなかには、産業化された世界がさまざまな面で失ってしまったように思われるものがある。産業化された世界は、たとえ技術的には発展していても、社会的、文化的には発達していない。反対に、産業化されていない世界は、コミュニティでの生活の社会的、文化的なありように対して高度に気を配っている。世界保健機関（World Health Organization）による２つの研究が、精神病からのリカバリー率は先進国におけるよりも開発途上世界におけるほうがかなり高いということを発見した。開発途上世界の人たちが社会的なつながりに価値を置いていることが、そのような発見を説明する主要な理由の１つかもしれない。

　ズールー族の例は、コミュニティ作りの重要性をはっきりと示している。その人たちは直観的に肯定的な対話を自分たちの日常生活の一部に採り入れている。部族のあるメンバーは他のメンバーに会うたびに、肯定的なあいさつによって相手の深い「自己」を承認するのである。ズールー族の１人がもう１人に挨拶をするとき、その人は「私はあなたを見ています」と言うが、「私は、深いところにいるあなたを見ています」という意味である。相手は、「私はここにいます」と応えるが、その人の人間的な深い「自己」が触れられたということを肯定しているのである。続いてこういったやり取りが反対方向におこなわれる。この挨拶は、ウブントゥの哲学の実践の例、あるいは、それぞれにおける人間性をお互いに認め合うことの例である。

　私たちは、念入りにそれらの社会を研究して、なぜその人たちのリカバリー率がそんなに高いのかを理解するべきである。とくに、それらの国ぐにでは産業化された世界に比べて１人あたり16パーセントしか薬が使われていないことを頭に入れて。このように薬の使用が少ないことが高いリカバリー率の理由の１つであると考える人たちもいる。コミュニティの凝集性がより高いことが重要な要因であるとも考えられている。アメリカ社会におけるコミュニティの衰退は、デイヴィッド・リースマン（David Riesman）、ネイサン・グレイザー

（Nathan Glazer）、リュエル・デニー（Reuel Denne）の歴史的な著書『孤独な群衆』（The Lonely Crowd）、そして、より近年のものでは、ロバート・パットナム（Robert Putnam）の『孤独なボウリング』（Bowling Alone）といったような、社会学の有名な著作において充分に記録されている。

　ウブントゥは結びつきに大きな価値を置いているが、そういったことは凝集性の高いコミュニティを創造するための重要な要素である。南アフリカの哲学者、ダーク・J・ロウ（Dirk J. Louw）は、はっきりした理由がないのに決まったように仕事をやめて帰ってしまう、黒人の鉱夫たちの話を述べている。村の老人たちがこの行動について尋ねられたが、その説明によれば、労働者たちは、仕事に行く際に、自分たちのウブントゥをあとに残したままにしておかないといけないからだとのことだった。この場合、ウブントゥはその人たちの人間性を表し、鉱山で働くとその人たち固有の人間性が奪われるのだということを意味していた。労働者にとって人間性は仕事よりも重要だった。いわゆる先進社会において、私たちの多くは産業化の代償として自分たちの人間性を置き去りにしてこないといけなかったのではないだろうか？　不幸なことに、私たちは自分たちの人間性を保つ方法を見出せておらず、そして、無謀なペースでテクノロジーを進歩させ続けている。

ウブントゥは高いリカバリー率に関係しているのだろうか？

　ネルソン・マンデラ（Nelson Mandela）はかつて言った。「私たちの国を旅する人が村に立ち寄った場合、その旅人は食べ物や水を求めなくてもよいのです。旅人が立ち寄ると、人びとは旅人に食べ物を提供し、もてなすのです」　しかし、これはウブントゥの1つの側面にすぎない。ウブントゥには、自分たちを裕福にするべきではないという考えが含まれているが、次のような大きな疑問が生じる。あなたたちの行動は、あなたたちを取り巻くコミュニティをよくするのか？

　南アフリカの真実和解委員会（Truth and Reconciliation Commission）が、ウブントゥは、アパルトヘイト下の過去の暴力に責任をもつ人たちへの処遇の哲学的基礎であることを宣言し、ウブントゥは国際的にも重要視されるようになった。1997年に南アフリカ政府が出した『社会福祉に関する白書』（White Paper on Social

第 5 章　生をリカバーするためのエンパワメントの過程

Welfare）はウブントゥを以下のように公式に認めている。

> お互いのよりよい生に向けておこなうケアの原理……そして、相互サポートのたましい。……それぞれの個人の人間性は他者との結びつきを通して最もよく表現される。そして、他者の人間性は、本人の人間性を他者が認識することを通して表現される。ウブントゥが意味するのは、人びとが人びとであるのは他の人たちを通してなのだということである。また、それは、個人の幸福と社会の幸福をうながすことにおいて、すべての市民の権利と責任の両方を認めている。

　次の記述は、ダーク・J・ロウの論説、「ウブントゥと、南アフリカのポスト・アパルトヘイトにおける多文化主義の挑戦」（Ubuntu and the Challenges of Multiculturalism in Post-Apartheid South Africa）から引用するものである。

> ウブントゥに内在する基本的な価値はズールー族の言葉、umuntu ngmuntu ngabantu において表されており、ファン・デル・メルヴェ（Van der Merwe）とラモス（Ramose）の訳によれば、「人間であることは、無限に多様な内容と形をとる、他者の人間性を認めることによって、自らの人間性を肯定するということである」。……ウブントゥは、他者における差異に対する尊重と価値づけを意味するが、そういったことは、対話や「互いに自分をさらけ出すこと」（mutual exposure）を通してのみ生じうる。

　また、ウブントゥは、人が自らのコミュニティとの結びつきを通して十全な人間になっていく過程をも描いている。人と人との接触を通して人びとのコミュニティに加わるまで、人は「それ」、すなわち、まだ人ではない状態として見なされる。すべての人類がそれだけで人間である訳ではない。人としての性質は獲得されるものなのである。さらに、儀礼は、生きている人たちのコミュニティのなかで、人が人としての性質を身につけることができるようにするだけでなく、儀礼を通過した人と、死んではいるがまだこの世につながっている人たちのコミュニティ、あるいは、先祖のコミュニティとの間の結びつきも作っている。

　2つ目の論説、「ウブントゥ：宗教的他者のアフリカ的評価」（Ubuntu: An

African Assessment of the Religious Other）において、ダーク・J・ロウはさらに述べている。「ウ・ブ・ン・ト・ゥ・が他者の性質を大切にしているということは、個別性を大切にするということと密接に結びついている」

個別性についての西洋的な見方では、それぞれの人は、孤立した自給自足的な存在であり、コミュニティから分離されている。（ロウによれば）「ウ・ブ・ン・ト・ゥ・は、主体と客体とが分かち難くなっている相互的な関係の特異な蜘蛛の巣において、自己と世界とを統一する。そこでは、『我参加する、ゆえに我あり』が『我思う、ゆえに我あり』に取って代わるのである」

また、ウ・ブ・ン・ト・ゥ・は、それぞれの人は、本質的に、固定されたあるいは絶対的な存在ではなく、生成する過程であるという考えに根差している。ロウが書いているように、「ウ・ブ・ン・ト・ゥ・における他者の感覚は、固定されたり、厳格に閉ざされているのではなく、融通がきき、開かれているものである。それは、他者が何者かであったり、何者かになることをゆるす」　ウ・ブ・ン・ト・ゥ・によれば、人びとは、人間存・在・（human *beings*）であり、かつ、人間生・成・（human *becomings*）である。

ウ・ブ・ン・ト・ゥ・という概念は対話という概念に馴染む。アフリカの文化においては、対話をうながすような状況に向かう自然な傾向がある。つまり、ともに聴く、単一の考えを脇に置いておく、考えをわかちあったり交換する、多様な声のための余地を作るといったことである。なにより、西洋の一神論よりも、多くの神がいるという考えを支持する文化の方が対話に対して支持的である。

対話を通した癒しのもう 1 つの例は、パット・バーカー（Pat Barker）の小説『ゴースト・ロード』（The Ghost Road）のなかの、コミュニティの喪の儀式の記述において見受けられる。主人公である、実在する精神分析家であり人類学者のウィリアム・リヴァーズ（William Rivers）博士は、メラネシアの南太平洋の島に暮らす部族による、コミュニティの癒しの儀式に出席した。部族の長が亡くなったのだ。部族のメンバーたちは、自分たちには長が大洋に向かってカヌーを漕ぎ出す音が聞こえると固く信じていた。このようにみんなで音を聴くことは、長の死によって一時的に中断された凝集性の感覚をその部族に復活させるものだった。また、その人たちは、自分たちのグループによそ者、つまり、リヴァーズ博士とその助手がいることについて不安を口にし始めた。そのコミュニティ

は共同の声や集団の精神（esprit de corps）を見出したのだ。

　こういった、コミュニティの癒しの儀式は、フィンランドで始められたオープン・ダイアローグ・アプローチにも近いが、そういった儀式は、なぜ開発途上国が精神病からの高いリカバリー率を示しているのかの理由の一部にあたると考えられている。実際、産業化された国ぐにおける入院は、メンタルヘルスに不可欠な、相互性、対話、コミュニティ、そういったもののための機会を減少させている。

　私たちの文化においては、現在の瞬間をただ体験するというのが難しいことが多い。「今ここにいる」ことができるためには永久不変を手放すことができないといけない。私は、「これは、今の時点での、私の生についての私の感じ方なのだ」と言っているときはいつも、自らの生が変化し発展するだろうということを確信している。実際、幸運なことに、私が考えたり交わったりするのに合わせて私の見解は発展し続けている。こういったことはリカバリーに欠かせない。なぜなら、それは生に欠かせないからである。

　世界についてのアフリカの概念で、私のリカバリーをうながしたものがもう1つある。それは、生のさまざまな力（force）のわかちあいと交換という、永続してすべてを包み込む運動としての宇宙の概念である。これは、仏教のネティ・ネティ（Neti Neti）という考えに近い。「そうではない、そうではない」を意味するこの短い言葉は、仏教徒が何らかの考えをもったときにつねに繰り返される。そうすることで、その考えに過度にしがみつかず、その制約に縛られずにすむのである。こういった、現在の瞬間という現実は、ベトナム出身の禅僧であり禅師であるティク・ナット・ハン（Thich Nhat Hanh）の著作に反映されている。「生は現在の瞬間においてのみ見出されうる。過去は過ぎ去り、未来はまだここにはない。私たちが現在の瞬間において私たち自身に戻らないのであれば、私たちは生に触れることはできない……」

　感情が込められたこの言葉は私のリカバリー体験によく馴染む。私の最後の崩　壊（ブレイクダウン）／ブレイクスルーのエピソードを通して、私は、自らの考えの確実性に対する過度のとらわれを超えて成長することができた。私は、真理を理解するのに崩　壊（ブレイクダウン）を体験する必要があったと思っている。そうしなければ真理を理解できなかっただろう。現実を描く方法はたった1つしかなく、かつ、考えは

143

情動よりも優れているとする、思考のパターンから私は脱け出さないといけなかった。ピアサポートやオープン・ダイアローグが、生きるうえで重要なこととして不確実性の受容をどのようにうながしているのかをあとで述べたいと思う。おそらく、そういったアプローチの使用が増えることで、より多くの人たちが、崩 壊（ブレイクダウン）の体験を必要とすることなく、新しい存在様式に向かってブレイクスルーすることができるようになるだろう。

　私の3回の入院のあと長い間、私は自分自身に問うた。「私に何が起こったのか？　なぜそれは起こったのか？　どうすればそれが再度起こるのを防ぐことができるのか？　どうすれば学んだ教えを他の人たちに伝えることができるのか？」　私は、姿を現すことを切望している本当の私が、内なる深いところにいた——そして、いる——のだということに気づいた。青年だった頃、私はそれが姿を現すのを妨げていた。性的虐待を受けたことや、父のハンチントン病や、50パーセントの確率で私がハンチントン病をもつ可能性があることや、肺炎で死にかけたことや、母のうつ病、そういったことのトラウマによって私は傷ついていた。私は、研究室で、偉大な発見をするための作業に没頭していた。そういった発見は、すべての人の不幸を解決し、私にノーベル賞をもたらすであろうものだった。生の他の面はすべて二次的なものであるように思えた。私は人びとの目を見るのが怖かった。私はオープンになったり、自らの感情を見せるのが怖かった。私は、傷つけられたり、拒絶されたり、見捨てられるのが怖かった。そういった、私の怯えた部分は生きることを怖れており、それは生に対して「ノー」と言っていた。その偽りの自己は、私の本当の「自己」を、過度な合理性による保護的なモノローグに閉じ込めていた。

　次の「怖れと死の自己破壊的螺旋」の図が示しているように［口絵⑧］、私は自分自身の解体を体験しつつあった。

　この内向きに回転している螺旋の中心において私が生に対して「ノー」と言っていたということがわかっていただけるだろう。私が初めてそういったことに気づいたのは、生に対して「イエス」と言えるようになったときだった。私は積極的に自殺を企てたことはなかったが、ゆっくりと私の内なる「自己」を殺しつつあった。それは自殺の考えが始まる地点である。振り返ってみると、私は自らの旧い自己の解体を体験しないといけなかったように思われる。なぜな

第 5 章　生をリカバーするためのエンパワメントの過程

怖れと死の自己破壊的螺旋

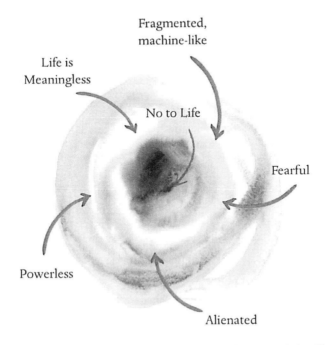

訳注：上から＝分断され、機械のようである。生は無意味である。生に対して「ノー」。怖れ。無力。疎外されている。

ら、それは偽りの自己だったからである。私は、自らの深い「自己」を隠すために、そのような念入りに作られた社会的自己を作り上げたのだと思う。そういった社会的な見せかけは、「よい息子やよい生徒」であることによって私が作り上げた偽りの自己だった。私の下の娘は、大学の最終学年のときにそういった移行を体験した。彼女は、指導教授が好まない論文を書いた。通常、彼女はAの成績を取っていたが、この件について、教師は彼女にCの成績をつけた。論文の末尾にかかれた彼のコメントによれば、彼女は、彼が彼女に対して求めたやり方では議論を組み立てなかったということだった。しかしながら、彼女が私に言ったのは、初めて、教授が書かせたがっていると彼女が思ったことを反映させた論文ではなく、彼女が自分なりに理解した真実だと信じた論文を書

145

いたということだった。彼女は言った。「これまで、私は、つねに、先生たちが私に言わせたいことを理解するのが得意だった。でも、今、私は、自分が自分自身のかけがえのない独自の視点から見ていることを表現したい」 彼女の最終論文も同様に彼女の真実を反映していた。彼女はけっして論文を取り下げることはなかったが、課程を修了した。私たちは自らの心と魂において本当の「自己」でありうるが、学校というのは、私たちの多くが、本当の「自己」ではなく、社会が私たちに期待するところの自己になるよう訓練する社会制度の最たるものである。

「自己」とコミュニティとの間に妨げがあると、人のたましいは内向きに回転し身を守るための殻を作る。内向きの回転は、外側へ流れ出すという、私たちの生きる力の欲求とは反対のものである。内向きの螺旋は、「自己」の死を体験する、死の螺旋になりうる。人びとは、こういった内向きの螺旋の状態を「精神疾患」だとする。そういった状態がその人の化学的性質を変えてしまうことがある。しかしながら、一般的に、その時期に体験されるそのようなアンバランスは、その人の生におけるアンバランスの結果なのだということを私は見出した。私たちは、「化学によるよりよい生活」を目指すのではなく、「生活によるよりよい化学」を追求するべきである。

第2章で、私は、自らの自己破壊螺旋をたましいの大渦巻きとして描いた。ポーの『メールシュトレームに呑まれて』における螺旋回転する渦巻きのように、私の偽りの自己は、まさしく、私から生を吸い取っていた。今、私が気づくのは、過度な合理性の大渦巻きが、生と自発性をめぐる私の感情を窒息させていたということである。私たちがこういった自己破壊的螺旋から脱出するには愛が不可欠である。この愛は、私たちと、私たちの生における大切な人たちとの間で生じる。先に私が引用した瞑想文は、私たちの、内なる、無言で隠れている存在を呼び覚ますことを通した、私たちの生の発見の過程を描いている。

　　　人を愛するというのは　その人を呼び起こすことである
　　　　最も声の大きい　そして　最も強烈な　呼びかけによって：

第5章　生をリカバーするためのエンパワメントの過程

　それは　その人のなかで　呼び覚ますということである
　　無言で　隠れているが
　　　私たちの声の響きを聴くと飛びつかずにはおられない存在を
　　あまりにも新しいので　その存在をもっている本人でさえ　気づかない〔存在を〕

　このすばらしい文章は愛の重要性について書かれたものであるが、そのなかで示されているテーマをめぐってこの本は書かれている。私がそのような結論にたどり着いたのは、リカバーしてずいぶん経ってからであった。自分を愛してくれる人の声の響きに飛びつくのを待っている無言の存在を、私たちはそれぞれ内にもっている。私たちがそういった内なる存在に気づくようになるのは、ケアや理解や愛によってそういった存在を呼び起こしてくれるもう一人の人を通してのみである。親以外で、無言の存在を引き出す人が必要であることが多い。それは、恋人あるいは親友ということになるだろう。第8章では、そのように他の人たちとつながるための潜在的な力を高める方法について述べる。私たちはこのトレーニングをeCPRと呼んでいる。私たちは内なる存在を育むことができるが、それは、自らのそのような面が姿を現すようにできる他の人とつながることによってであり、そして、愛に満ちたそういったやり方で自分自身とともにいることができるようになることによってである。これは相互的な過程である。私たちは、また、他の人の内なる存在が生じるのを助けることで自らの内なる存在を育むことができる。その場合、自らの「声」が自分自身の内なる存在を呼び起こすのである。

＊

　最近、夢を見た。

　　夢のなかでは、海の波が男性に打ち寄せており、彼は波を感じていた。浜辺に近いところで波が砕けるのが彼に聞こえた。すると、彼は自分と海が一体だと感じた。そして、海のなかに他の人たちの輪郭を見た。波の穏やかな流れとリズムのなかで、彼の形が他の人たちの形と溶け合った。波が、感情を人から人へと運んでいた。海の人たちは、ある瞬間にははっきりと見え、別の瞬間には波と混じり合って見えた。

第 2 部　エンパワメントを通した生のリカバリー

　すべての事物は、微粒子から波へと流れようとする。成長、発達、自分自身になること、心に根差した「声」を見つけ出すこと、こういったことはすべて、身体からたましいへと向かう流れを含んでいるが、そのような流れは、周囲の至る所にある生とのつながりを通したものである。健康的で十全な生が生じるのは、こういった流れが自らの「自己」と自らのコミュニティとの間にあるときである。パンが膨らむのを可能にするイーストのように、響きが、コミュニティのそれぞれの人のなかにある生きる力を増幅する。自己評価と創造性は螺旋のように展開する。このような状態においては、その人の生とたましいはコルヌコピア37)のように十全なものだと感じられる。人は幸福感を体験する。こういったつながりは、ティク・ナット・ハンのいうインタービーイング(interbeing)の考えと類似している。

　生きていくのに技法（art）が必要とされるのは、生きるということが、私たちが日々参加している活動のなかで最も創造的だからである。生の技法はリカバリーの技法である。リカバリーは、生の核を内部に見つけ出し、それに対して「イエス」と言うことを意味する。次の図で示すように［口絵⑨］、私たちが、死の螺旋を、生を肯定する螺旋へと切り替えるとき、リカバリーは始まるのだ。怖れから希望への移行を生じさせるのに必要な新しい生を育む、愛に満ちた結びつきが、eCPRやオープン・ダイアローグが生み出す情動的対話によってどのように提供されるのかはあとで述べたい。

　この自己構築的螺旋はジョン・ウィア・ペリーによる精神病についての記述と一致する。それによれば、精神病というのは人の最も深い「自己」が再びまとまろうとする積極的で創造的な企てだとされる。トラウマや発達のデコボコは、人に、内部が分断されている、あるいは、引き裂かれていると感じさせることがある。自分自身の一部を受け入れることができないと感じるかもしれない。私が若かったとき、私は、自らの情動的な側面は抑え込まれるべきだと感じていた。私にとってそれを表現することは危険であるように感じられた。つまり、私は自分が何者なのかがわかっていなかったのだ。私は、ロボットのように無感覚で空虚だった。私の極度の情動的状態は、しばしば、自分が何者であるのかを理解するための探究だった。私はアインシュタインなのか？　私はキリストなのか？　私は承認が欲しかった。私は自らの存在が重要であるとい

第5章　生をリカバーするためのエンパワメントの過程

自己構築的螺旋

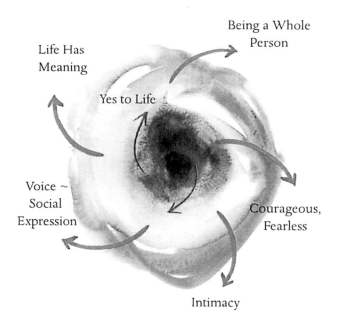

訳注：上から＝全人的な人である。生には意味がある。生に対して「イエス」。「声」〜社会的表現。勇気がある、怖れない。親密さ。

うことを知りたかった。

　私の生は価値があるのだということを認めてくれる人たちを見つけ出すことが重要だった。私のセラピスト、セムチシン博士はつねに私に関心をもってくれているようだった。〔私にとっては、〕彼が自らの心に根差しているということも重要だった。なぜなら、〔私に対する〕彼の受容は、私もまた心に根差していることができるかもしれないと思わせるような、すばらしい例となったからだ。人生が変わるような同様の体験をしてきて他の人たちを助ける人がしばしば必要になる。つまり、直接的につながったり結びつくことができるピアが必要になる。最も闇が深かった時期に私が最も欲しかったのは、このように言ってくれる人だった。「わかりますよ。私も同じような体験をしました。そして、

それから学んで、成長しました」 セムチシン博士は、子どもの頃、痛ましいトラウマを体験したことがあった。

　ピア、セラピスト、家族の肯定的な態度は非常に重要である。こういったアプローチは、苦しみにある本人に生への信頼感を伝える。こういったことを通して、十全な生活を送る潜在的な力や、意味ある未来の可能性への信頼が伝わる。これらはリカバリーにおいて大切で基本的なことである。ペリー博士は、本人を取り囲む結びつきの重要性を指摘している。助けを提供している人たちが、苦しみにある本人を怖れているときは、その人たちの怖れが伝わるだろう。そして、それによって、困っている人の怖れが強められるだけだろう。一方、ある人が、他の現実を体験している人とともに心地よくいることができ、本人を変えないといけないと感じることがないときには、計り知れないほど貴重な援助が提供されうる。助けている人が、苦しみにある本人と深く、怖れずに、ともにいることができるとき、本人は、自らの普通ではない考えとともに心地よくいることができるようになる。多くのピアは、自分自身の普通ではない部分を受け入れるようになるが、だからこそ、その人たちは、困っている他の人たちに情動的な共感と受容を伝えることができる。同様の結びつきは、薬物あるいはアルコールの元使用者が、現在それを使っている人のカウンセラーとして活動しているときに見られる。

　私のおじのトレメイン（Tremaine）は、もう一人の人への信頼を伝えるような結びつきを通して援助を提供することができた人のよい例だった。彼は内科の医師だった。彼は私の父からトレーニングを受け、私の父のやり方や人との接し方に基づいて実践をおこなっていた。私は、彼が85歳で引退したすぐあと、なぜ引退したのかを尋ねた。彼はまだ身体も頭もしっかりしていた。彼は、ヴァンダービルト（Vanderbilt）大学（彼はそこの学部長もしていた）のクリニックが、もはや彼の医学的アプローチに関心をもっていないのだと言った。彼は、検査はほとんどおこなわず、彼の患者の15パーセントにしか薬を出していなかった。彼は、患者の病歴を調べ、身体所見をとることで、誰が薬を必要としているのかを決定することができると考えていた。また、患者は1週間後にかならず彼に電話をすることになっていた。彼は、それぞれの人がもつ、自らを癒す内なる潜在的な力を深く信頼していた。彼は、現代の医学が診断と治療の技術的な

側面に焦点化しすぎるようになってしまったことに遺憾の意を表していた。彼はナッシュビルの人たちにとても愛されており、10年後に彼が亡くなったとき、感謝の気持ちをもった何百人もの患者や卒業生が葬儀に参列した。私にとって彼はロールモデルだった。そして、なにより、私は、2回目の入院の間、彼の声を何度も聞いたのを思い出す。その声は、私は自らの苦しみを切り抜けるだろう、という安心できる言葉で、私を落ち着かせてくれた。

　最初は、つまり、私の人間性のリカバリーの最初の頃は、そういった強烈さのなかで生きるのが大変だった。しかし、そのうち、すべての瞬間に価値を見出すことによってのみ私は十全に生きることができるのだという気づきに感謝するようになった。最初からずっとここにいた私が姿を現すことで、自分自身や周囲の世界に対する見方が変わるのだということを理解するようになった。このように私が姿を現すことで、私が世界を体験する流れは反転した。これらのブレイクスルーが生じる前、私は、いつも、離れたところに立ち、行動する前には計画を立てて熟考していた。それは、私の偽りの自己の時期であり、私は自らの大渦巻きにはまっていた。それで、私は計画することを拒み、考えることなく行動を起こすようになった。しかし、どちらの生き方も満足のいくものではなかった。そして、ついに、「城の夢」と最後の大きな崩壊／ブレイクスルーのあと、私は、怖れの大渦巻きを希望のハリケーンへと反転させたのだ。

　次に示す、希望のハリケーンの図［口絵⑥］は、死の内向きの螺旋から、生を肯定する外向きの螺旋への反転を示している。

　こういった変化は、私の極度の情動的状態のたびに劇的に生じた。私の内の深いところでの変化は、オーストリアの精神分析家、エルンスト・クリス（Ernst Kris）が呼ぶところの「自我のための退行」（regression in service of the ego）と似ている。私は、バラバラになった自分自身の諸部分を統合するために、幼児期の非常に初期の前言語的な状態に戻らないといけなかったと感じている。今は、私の思考と感情との内的な対話を通して、感じることと考えることを同時におこなっている。今は、私の心が私に語りかけるとき、私はとてもていねいに耳を傾ける。私は、自らの鼓動（ハートビート）が何を伝えているのかをよく見つめ、私の心に対して、私たちは協働できるのだということを伝える。こういった内的対話は希望の鼓動（ハートビート）の源である。私は、一層自分自身をコントロールできているように

第２部　エンパワメントを通した生のリカバリー

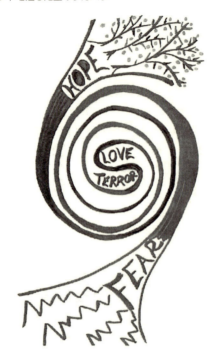

感じるし、より真なる状態において結びつきを作ることができているように感じている。考えることと感じることとを一緒におこなうことで、私のすることすべてに、より大きな命が与えられている。そういった転換点において、私は、生に対する怖れや怒りを、生に向かう情熱へと変えたのだ。ここでエンパワメントが始まった。第７章では、私たちの「声」を見つけ出すのにこういった変化がどのように重要なのかを述べる。こういった転換点は、私たちがeCPRを通して苦しみにある人たちを支える際に追求しているものでもある。

生のリカバリーのエンパワメント的過程
　人には極度の苦しみを体験する時期があるのだということを、私は体験を通して知っている。人は、厳しい外的現実から自分を守るために、自らを自分自身の個人的な現実に没入させるときがある。しかしながら、私が言いたいのは、

第5章　生をリカバーするためのエンパワメントの過程

そういった苦しみを「疾患」だと名づけることが、苦しみの源を理解する際の妨げになるということである。苦しみが私たち自身について語っていることを理解することを通して、私たちはリカバーする方法を発見するのである。そういった苦しみがどのように日常的な現実の中断を生じさせるのかについて、私の当事者体験や他の人たちの当事者体験を用いて、私の今の考えを述べたい。深い体験を探究することによって、私は自らのリカバリーの過程をよりよく理解できるようになった。NECにおいて、私たちは精神疾患を次のように再定義した。「その間、自分に期待される社会的役割についての共有された現実に関わるよりも個人的な現実に退却することが重要になるところの、深刻な情動的苦しみの時期」　この定義は私たちの「リカバリー、癒し、発達のエンパワメント・パラダイム」の一部分である。

　私たちの生の体験の始まりを考えることからリカバリーを理解するのが最も役に立つと思う。私たちは、新生児のとき、自らの母親とつながった状態にあり、その時期の間、彼女は私たちの内なる存在を体験し、私たちは彼女のそれを体験する。間主観性のこの時期は、意識をもちコミュニケーションをおこなう存在へと私たちが成長し、発達するための基礎である。それは、意味を共有する時期と呼べるかもしれない。その時期には、深く感じられたつながりが作られ、そして、あとに続くすべての体験を判断する基準が確立される。たとえば、私たちは自分自身につねに問いかける。「私は同じような当事者体験をもっている人を求めているが、この人はその欲求を満たしてくれているだろうか？」

　存在の深い状態を誰かと再体験したいというこの望みは、のちの行動の主要な動機となる。たいていの場合、そういったことは私たちを愛に向かわせ、そして、そういった感情を満たしてくれるような活動や、そういったところに連れていってくれる夢に私たちを向かわせる。意味を共有するこういった時期というのは、深いレベルでの満ち足りた対話の現れである。それは私たちの生命力の源である。

　喪失やトラウマは、意味を共有するこのような時期を妨げる。つながりのための最も基本的な欲求が満たされていないことで、私たちはフラストレーションや怒りを感じる。情動的苦しみを体験する。通常、私たちはこの状態から癒えることができる。しかしながら、私たちが「自己」の強い感覚を確立できて

いないとき、癒えることができず、苦しむことになる。私たちは、自分が、最初の頃の存在状態に戻ってつながりの欲求を満たす必要があるということを内面ではわかっている。そして、私たちの意識／精神がいたずらをし、私たちは、かつて自分が体験していたように世界を体験しようとすることがある。自分が幼かったとき、また、自らの世界においてもっと人びととつながっていたときのように。現実が荒廃しているように思われ、自分を取り囲む現実から引きこもる。テレビを観て、自分に向けられた、しかも、自分だけに向けられた特別な意味をテレビから受け取ろうとする。思考は騒がしくなり、手に負えないように思われる。そのような時期において、人との結びつきはたいてい前言語的なものとなる。とくに苦しみが深刻な間はそうである。私は、自らの2回目の入院の前後にわたる1か月間をはっきりと思い出す。その間、私は話そうとしなかった。というより、話したいときでさえ話すことができない状態になっていた。私は、自らの周囲の人たちに敏感になっていた。とくに非言語的なコミュニケーションに。私は深く引きこもっていたが、それは、私が自らの周囲に対する信頼を失ったからであった。また、私は、新しい恋愛関係で失敗したところだった。喪失から来る痛みは耐え難いものだった。結局、深い人間的な態度で私とともにいてくれた人たちの助けによって、私は自らのリカバリーへと這い出すことができた。人を大切にするその人たちの助けがなかったら、私は、共有された、言語的で知的な現実の領域に戻ることはできなかっただろうと思う。

　人間的なつながりに基づく対人的な支えは、人を、共有された現実に戻すのを可能にする。そういった援助関係の性質は、心理学者のカール・ロジャーズ（Carl Rogers）が、セラピーに重要であるとしてあげている性質、「自己一致」（congruence）と似ている。援助している人が自己一致するためには、その人は、自らの本当の、そして真の人間的性質を示して、現在の瞬間においてもう一人の人に対して深く響く必要がある。人間的な共鳴というこういった体験は普遍的で、すべての文化において見られるのではないだろうか。**私にとってリカバリーとは、十全なたましいに満たされた生のリカバリーであるが、そういった共鳴の瞬間をわかちあうことを通してもたらされるものである。**そういった瞬間は、アメリカの精神科医のダニエル・スターン（Daniel Stern）が間主観性とし

て次のように定義しているものと似ている。「他の人たちのことを知り、自らの自己をその人たちに知ってもらいたいという欲求であり、それは人を親密な関係性と帰属に向かわせる」 彼は、2人の人たちがお互いの考えを直感的に知り、それを意識するようになる数秒間を「意味の瞬間」(moments of meaning)と呼んでおり、それは間主観性の核となるものである。間主観性は「今」という状況においてのみ理解されるが、「今」とは、人間が出来事を意識的体験へと処理するのにかかる1秒から10秒のことである。この考えは、生は「1回きり生じる瞬間」の連続であるとするバフチンの考えと似ている。

NECでは、20年をかけて、仲間たちと私がリカバリーのパラダイムを発展させてきた。当初、私たちはそれを「リカバリーのエンパワメント・モデル」(Empowerment Model of Recovery) と呼んでいた。その後、リカバリー体験を発達や癒しと結びつけたほうが腑に落ちるように私たちは感じた。また、それが一連のプログラムであるというよりは哲学なのだということを示すために、名前をモデルからパラダイムへと変えた。

次の図 [口絵⑩] は、私たちの、「リカバリー、癒し、発達のエンパワメント・パラダイム」(Empowerment Paradigm of Recovery, Healing, and Development) である。説明は図の右側にある輪から始まる。私たちはそれを「人の本当の『自己』の発達の螺旋」と呼んでいる。

発達の螺旋

発達についての私たちの見解は、部分的に、エリク・エリクソンの研究に基づいている。エリクソンによる、心理社会的発達における段階的クライシスの記述は、私たちのパラダイムにおいて大きな意味をもっている。多くの人たちが10代の後半に深刻な情動的苦痛だと診断される。エリクソンによれば、それはアイデンティティ形成の時期である。親密な関係性が確立されるのに必要な段階である。この段階が成し遂げられないと、その人は表面的にしか結びつきを作らず、アイデンティティの拡散を体験し、情動的苦しみに対して傷つきやすくなる。ハーバード大学の発達心理学者、ロバート・キーガン (Robert Kegan) は、人の「自己」の発達を螺旋形の過程としてとらえた。キーガンによれば、「自己」の感覚は、だんだんと複雑になっていく文化を体験しながら、

第2部　エンパワメントを通した生のリカバリー

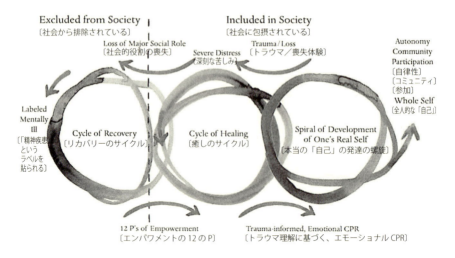

リカバリー、癒し、発達のエンパワメント・パラダイム

生涯にわたって発達するものであり、そういった複雑な文化は「抱きかかえる」(holding) 環境として働くものであるとされる。

　人生の最初の抱きかかえる文化は、母親の子宮のなかにいるときのものである。そして、家族、学校、仕事の文化がそのあとに続く。発達におけるこれらの段階のそれぞれは、統合と、前のレベルからの分離を含んでいる。だから、私たちのリカバリーのモデルにおいても、情動的苦しみは新しい発達ステップのための機会だとされることが多い。成人としてのより大きな自律性と自己決定に向かうステップである。そうなると、「精神疾患」と呼ばれているものは、ある発達局面のための文化的期待の充足を妨げている課題を解決しようとする企てであると考えられる。エンパワメント・パラダイムは、マーティン・セリグマン（Martin Seligman）とミハイ・チクセントミハイ（Mihaly Csikszentmihalyi）のポジティブ心理学、そして、エドワード・L・デシ（Edward L. Deci）とリチャード・M・ライアン（Richard M. Ryan）の自己決定理論（Self-Determination Theory）とも一致している。

　後者の心理学者たちは、発達は、本人が行為者として自らの生に積極的に参

加するかどうかにかかっているということを強調してきた。ライアンとデシによる最近の調査研究が示しているのは、人は、自律性や有能性やつながりをもちたいという気持ちによって、かなりの程度まで動機づけられ、外から与えられた報酬や罰よりも、そういったことを通して自らの生に対するより大きなコントロールを獲得できるようになるということである。自らの生に対するより大きなコントロールを得るには、信頼と理解による結びつきを築くことが不可欠である。自律的で自己統制された生を生きることを可能にするスキルや資源を得るには他の人が必要である。人は孤立した存在ではない。言い換えれば、コミュニティ・インテグレーションは、全人的な「自己」を発達させる際の不可欠な構成要素である。愛に満ちたそれらの結びつきを通して、それぞれの人は、真に、自らのかけがえのない独自の夢を知るようになり、意欲と意味に満ちた人生を計画するようになるのだ。この高められた自己認識は意識を深め、自らの自律性を広げる。人は、ストレス、喪失、不完全な適応を、自らのコミュニティのなかで乗り越える。その人は、自分自身の生の建築家となり、そうなることで、エンパワーされ、希望に満ちた「自己」を発達させる。発達についてのこの螺旋が健康的に展開されるとき、人は、相互に支えあう家族や友人のネットワークを通して、意味ある活動を見つけ出したり、また、愛のある居場所を築くことができるのである。

癒しの螺旋

　もし人の発達の途上で、トラウマ、喪失、環境への不適応、サポートが不充分な状態といったことが重なって生じた場合、発達が中断される。コミュニティによって受け入れられない特徴や特性をもつ人たちは、自らの発達において、この中断をより多く体験していると思われる。特定の社会の文化的規範が、どの特徴やどの人びとが価値を与えられ、そして、拒絶されるのかを決定する。ある人の特徴がどの程度まで受け入れられるのかは、その個人の潜在的な力の欠如ではなく、社会による寛容さの欠如に左右されることが多い。たとえば、目で見て全体的に学ぶ学習スタイルをもつ子どもは、耳で聞いて直線的に学ぶ子どもを期待する学校においてはうまくいかないだろう。そういった子どもはフラストレーションを感じ、深刻な情動的苦しみ、表現されない怒り、自らの

行動に対するコントロールの喪失を体験することが多い。そして、その子どもは多動だと診断され、投薬され、しばしば、他の子どもたちから切り離されてしまう。その子どもは、結びつきを作り、社会的スキルを学び、発達に必要な資源を得ることができなくなるだろう。その子どもがそういった感情を、大切で心に根差した人たちとわかちあうことができれば、表現されない情動は情熱へと変容させられる。こういったことは、トラウマ理解に基づくアプローチであるeCPRを通しておこなわれうる。

　精神医学的、身体的な機能障害をもつ人たちの場合、ピアが、スティグマのないやり方で体験的知識をわかちあい、サポートできることが多い。また、より充分に調整がおこなわれる学習環境を見つけ出してフラストレーションの源を小さくすることも重要である。そして、人びとが癒えれば、自分自身を信じることで、また、調整がおこなわれる社会的および学習的環境とつながることによって、発達の螺旋を再開することができるようになる。そうすることで、その人たちは自らの生を再びコントロールできるようになる。個人がコミュニティからの期待に適応する必要があるのと同じくらい、環境は個人の欲求に応じて調整をおこなう必要がある。ほとんどすべての人は、人生のさまざまな時期において、このような、適応と調整のサイクルを何らかの形で体験している。人びとや環境がこのサイクルを経れば経るほど、人びとが、精神的あるいは身体的に障害をもつようになることで傷つくことが少なくなる。コミュニティによる調整のよい例はマサチューセッツ州のゲイ・ヘッド（Gay Head）におけるものである。そこでは多くの人たちが聴覚に機能障害をもっていた。聴覚を喪失したそれらの人たちに対して、話すことによる適応を強いるのではなく、コミュニティの人びとが手話を学んでいた。

「精神疾患」というラベルからのリカバリーの螺旋

　人が適応できず、そして、環境が充分に調整をおこなわないのでその人が自らに期待される社会的役割を果たすことができない場合、「症状」が現れる。その「症状」は、その人と環境との間に生じている問題の本質を本人とその周囲の人たちに伝える、深い内部からの重要なメッセージなのだ。たいていの場合、環境よりも本人のほうが非難される。すると、その人たちは、〔自分が頑張っ

て〕排除の克服を成し遂げるという、大いなる想像上の〔実現不可能な〕物語を自分自身に語らざるを得なくなる。しばしば、こういったことが入院や他の形の精神医療施設への入所へとつながり、そういった場では、本人の生が他の人たちのコントロールのもとに置かれてしまう。こういった過程は強制的におこなわれることが非常に多い。自らの生に対するコントロールをそこまで自発的に手放してしまう人などいない。自分自身の生を決定する潜在的な力が妨げられる、深刻な情動的苦しみがある、自分に期待される社会的役割を果たすことができない、それらのことが組み合わさった結果、「精神疾患」のラベルを貼られた人が生み出される。私は、「精神疾患」というようにかぎ括弧を用いるが、これは、私がそれを糖尿病のような病気としては考えていないということを示すためである。私がその語を使うのは、それが一般的に広く使われているラベルだからである。加えて、それは、強力な社会的影響をもっているラベルである。「精神疾患」がどのような形態をとるのかは、その人の発達がどの段階で妨げられたのかによる。高校生の年齢を超えていて、長期間、深刻な情動的苦しみによって働くことができない人たちには、さらに「精神医学的な障害」（psychiatrically disabled）というラベルが貼られる。その人たちは、施設に入れられたり、あるいは、施設に入れられるのと同じような隔離された生活をコミュニティのなかで送っている。

　NECは、「リカバリー」を、「精神疾患患者」以外の社会的な役割でコミュニティでの参加を再開する（あるいは、始める）ことだと定義している。**リカバリーとは、学生、労働者、親、居住者といった大切な社会的役割を再獲得すること、そして、自らの生に対するコントロールを再開することを意味する。リカバリーには、再びつながること、信じてもらうこと、自分自身を信じること、そして、充分にエンパワーされて自らの「発達の螺旋」を再開するようになることが含まれる。**人びとは、トラウマからの変容や癒しをさらに続ける必要はあるが、このパラダイムによって、本当に「精神疾患」から十全にリカバーできる。その人たちは、服薬を続けたり、セラピーを必要とし続けるかもしれない。しかし、その人たちは、自らの生において、中心となる意思決定者なのだ。私たちの社会のなかには、服薬をしたり、セラピーを受けてはいるが、「精神疾患」のラベルを貼られていない人たちが多くいる。「精神疾患」のラベルを貼られ

た人と「普通」のラベルを貼られた人との間の根本的な違いは、他の人たちが本人のために決定をおこなってしまうような大きな妨げを、自らの発達と生において体験したかどうかという点だと思われる。NEC は、リハビリテーションと寛解とリカバリーとを区別している。寛解は医学用語である。それは、症状が小さくなってはいるが、その人はまだ「精神疾患」であるということを示している。リハビリテーションも同様である。機能が戻ってはいるけれど、まだ「精神疾患」であるということを意味している。リカバリーは、もはや「精神疾患」というラベルを貼られていないことを意味する。

　先に述べたように、言語によっては、リカバリーという言葉が、その人の生あるいは人間性のリカバリーという意味を含むことがある。そういった意味で、精神疾患が最も破壊的な様相を呈している状況というのは、人が、調子を崩してラベルを貼られている間、自らの人間性の喪失を体験している状況である。こういった文脈をふまえると、リカバリー運動の諸原則がなぜ私たちの生のなかの最も人間的な面に焦点をあてているのかが理解できる。

　私たちが求めているのは、単なるラベルではなく、十全に機能する人間として見られ、話しかけられることである。「ラベルはビンに貼るものであって、人に貼るものではない」（Label jars not people）というスローガンを印刷したバッジがある。私たちが求めているのは、人を前に出した（person-first）言葉[38]である。私たちが求めているのは、カテゴリーのなかに置かれるのではなく、それぞれの個別的な文化や歴史がもつ豊かさのなかで見られることである。私たちが求めているのは、私たちの存在のすべての次元、つまり、単なる化学反応式としてではなく、意識／精神のレベル、身体のレベル、たましいのレベルにおいて見られることである。私たちが求めているのは豊かで満ち足りた生を送ることであるが、そのような生において、私たちは、かけがいのない独自の夢と望みに基づいて自らの存在の設計をおこなう建築家である。

　私たち、当事者体験をもつ人たちは、「精神疾患」からのリカバリーを、コミュニティにおいて十全な生を生きることだとしているが、その場合のコミュニティというのは、自らの生をコントロールできるようにするサービスやサポートを自分で選ぶことができるようなところである。以上の諸原則は、あらゆる

障害をもつ人たちのための自立生活運動の諸原則に対応している。(第4章のリカバーした人の7つの特徴を参照。)

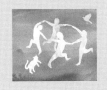

第 3 部

情動的対話を通した生のリカバリー

　過去 40 年間に、当事者体験をもつ人たちやその協力者たち（allies）は、リカバリーについての最も重要な原則を見出してきた。こういった運動は、合衆国、カナダ、ニュージーランド、オーストラリア、ヨーロッパの都市部においてとくに顕著に見られた。私たちは、リカバリーを、精神保健システムを変革するためのビジョンにするということについては成功してきた。しかしながら、最近に至るまで、私たちにはリカバリーを実行する手段がなかった。たいていの臨床的なプログラムもそこまでは至っていない。なぜなら、リカバリーは個別化されたものでなければならないし、本人が主導するものでなければならないからである。その同じ時期、フィンランドとノルウェーの農村部で、ひっそりと、献身的な精神保健専門職者の小さなグループが治療への新しいアプローチを開発していた。このアプローチは、当事者体験をもつ人たちによって考え出されたリカバリーの諸原則を実行する可能性をもっている。このアプローチは「オープン・ダイアローグ」と呼ばれている。

第6章

生の対話的リカバリーとは何か？

　長年、私は、自らのリカバリーにおいて対話が重要な役割を果たしていたということを確信してきた。私が最初に対話について読んだのは、1970年代であり、マルティン・ブーバーやパウロ・フレイレの著作においてであった。私は、インスピレーションを求めて、ブーバーの感動的な著書『我と汝』を読み返すことが多い。2007年にオハイオ州で開かれた大会に出席していたとき、対話の新しい使い方を私は発見した。新しい意味を生み出すのに対話が重要であることをデヴィッド・ボーム（David Bohm）博士がどのようにして発見したのか、それについて書かれた本を読んでいると、大会に参加していた精神保健の管理部門にいる人物が発言した。彼は、精神保健の援助者たちに、当事者との対話に取り組むよう訴えていた。

　私は、ボームの『対話に関して』（On Dialogue）〔邦題『ダイアローグ』〕を勉強し、「リカバリーの対話」（Recovery Dialogue）と呼ばれる一連の集まりを私たちの精神保健センターで始めた。その後まもなく、私は、フィンランドで開発された、精神病へのアプローチであるオープン・ダイアローグ・アプローチを見つけた。初発の精神病を体験している人たちへのこのアプローチが大きな成功を収めていることが報告されていた。オープン・ダイアローグは、合衆国では、ロバート・ウィタカー（Robert Whitaker）の著書『流行病の分析』（Anatomy of an Epidemic）〔邦題『心の病の「流行」と精神科治療薬の真実』〕とダニエル・マックラー（Daniel Mackler）のドキュメンタリー映画『オープン・ダイアローグ』（Open Dialogue）〔邦題『開かれた対話』〕を通して公に紹介され、その後、大きな衝撃をもたらした。

　スミス大学（Smith College）のソーシャルワーク学部で非常勤の准教授を務めるメアリー・オルソン（Mary Olson）は、合衆国における唯一の、資格をもつオー

プン・ダイアローグのトレーナーである。2001年に、彼女は、フルブライトの奨学生としてユヴァスキュラ大学（University of Jyvaskyla）で1年間を過ごしたが、そこで、教員であり、かつ、オープン・ダイアローグの開発者の1人であるヤーコ・セイックラ（Jaakko Seikkula）に出会った。2003年、オルソンはすでに対話的システムの考えを教えており、オープン・ダイアローグの研究をセイックラと共同でおこなった。それ以来、2人は協働して仕事を続けている。オルソン、セイックラ、ダグ・ジドニス（Doug Ziedonis）といった教授たちと私は、この新しいアプローチのパイロット・スタディをマサチューセッツ大学医学校（University of Massachusetts Medical School）で展開しているところである。

私は、セイックラ教授とオルソン教授による、オープン・ダイアローグの200時間のコースを修了した。2人は、1929年に対話性（dialogism）という概念を示した、ロシアの哲学者であり文芸批評家であるミハイル・バフチンの著作を紹介してくれた。バフチンは、対話は生であり、生は対話であると述べている。

意識の対話的性質、人間の生そのものの対話的性質。真の人間存在を言葉で表現するのにふさわしい唯一の形は、到着点のない（open-ended）対話である。生は本質的に対話的である。生きるということは対話に参加することを意味する。たとえば、質問をすること、気にとめること、応じること、同意すること、など。人はこういった対話に、十全に、そして、その人の生全体を通して参加する。すなわち、目、唇、手、魂、たましいで、また、身体や行為全体で参加する。その人は自らの自己全体を談話に投入し、その談話は、人間の生の対話的な織物に、また、世界のシンポジウムに参加する。

児童心理学者のコルウィン・トレヴァーセン（Colwyn Trevarthen）は、誕生の瞬間から、母と子どもは複雑な対話と身体的動きのダンスをおこなっているのだということを示した。次に示すのは私が書いたものだが、私の子どもたちととても深いレベルでつながることの重要性についてのものである。娘たちが14歳と16歳のときに書かれたものである。

かつて、私たちはすべて、母親の包み込むような体液からなる夢の世界を至福に満ちて漂っていた。私たちは、優しくてリズミックな、しゅー、しゅー、しゅーという母の

第3部　情動的対話を通した生のリカバリー

鼓動(ハートビーツ)を聞くことができただろう。私たちは、自分をしっかりと守ってくれる子宮壁が、成長していく身体をマッサージしてくれるのを感じることができただろう。おそらく、私たちは、栄養と愛が豊かに含まれた、塩気のある体液を味わっていただろう。海を思い出さないだろうか？　波のリズムは私に母の鼓動(ハートビーツ)を思い起こさせる。母の塩分は、私たちがかつては大洋を泳いでいたのだということを思い出させる。私は、海に浸かって、うねりが押し寄せてくる力を感じていると、私の最も深い「自己」、つまり、私が自らの存在の最初の頃に体験した「自己」と一体になるのを感じる。私の最も深い「自己」は、全人的で、すべての他の存在とつながっている。母の子宮の温かい愛撫するような大洋から、私は突然目覚めるが、私は、外の乾燥した世界の冷たい光のなかでひとりぼっちでいる。私は、自分に残された人生のほとんどを、至福の存在を再体験することを切望しながら過ごしてきたように感じている。

　私はさまざまな形で至福を追い求めている。私は、それを、他の人たちとのつながりにおいて、また、芸術、演劇、仕事を通して、追い求めている。私が今も思い出すことができるのは、生まれたばかりの娘たちが、自分たちが居心地のよい場所を見つけようとして、私のお腹に這い上がってくるときに感じていたことである。妻と私は、韻を踏む穏やかな言葉をかけ、彼女たちをリズムに合わせて揺らしていた。光と色が調和した遊びが彼女たちを喜ばせた。

　しかし、私は彼女たちを永遠に抱えていることはできない。彼女たちは、私たちを超えた世界へ旅立っていくために、歩き、泳ぎ、話す必要がある。彼女たちは、私に助けてもらうために戻ってくることはあるだろうが、ほとんどの場合、自分自身の力でやっていくだろう。私は、彼女たちが自らの親の家からそのように出ていき、自分自身の生を形成できるようにする必要がある。私が成年に達したとき、私は自分自身の生を生きる潜在的な力を信じる必要があった。自分を信じる必要があった。私は、私自身の生を生きる潜在的な力を信じてくれる他者を同行者として必要としていた。その人自身の十全な生を生きているので私が去っていっても怯えることのない他者を必要としていた。私は、内なる安心、内なるクーイング、内なるしゅーしゅーを発展させる必要があった。

　私たちの赤ちゃんを観察したときに、自らの身体を揺すったり、指をしゃぶったりしているのをよく見かけた。赤ちゃんというのは、すぐにクーイング[39]をするようになる。赤ちゃんは〔それらのことによって〕自らの内なる悪魔を鎮めることができるようになるのだ。しかし、彼女たちは、ときに、クーイングや身体を揺らすことでは不充

第 6 章　生の対話的リカバリーとは何か？

分で、声を張り上げていた。彼女たちは泣き声をあげていた。年月が経ったあとも、私は、娘たちの泣き声が私の背骨に寒気をもたらすのを感じた。今でさえ、彼女たちが声を張り上げると、まさに、今は夜中で、何か得体のしれない恐怖が彼女たちの幼い命を捕まえようとしているかのように私は感じる。私は自分自身をチェックしないといけない。なぜなら、かつて彼女たちは暗く寂しい夜に私を必要としていたが、今はもう、そのときほど、すぐにそして深くは私を必要としていないのがわかるからだ。でも、それでは、私は彼女たちのためにどれだけのことをすればよいのか？　私は、いまだに、昼も夜も警戒している。どんなことであれ危害が彼女たちに加えられないように見守り続けている。彼女たちが旅をし、苦労をしている間、私は灯台になろうとしている。相手を尊重する距離から、彼女たちの夢を照らし、危険な岩礁を警告するために光の信号を送ろうとしている。彼女たちは、ティーンエイジャーで、自分自身の友人たち、自分自身の音楽、自分自身の愛を見つけ出していっているが、彼女たちはこれまで以上に、私がすぐ動ける状態にあることを必要としているし、私たちはどれだけ怒りを表していてもつねに最も深いレベルでつながることができるのだと私が彼女たちを安心させることを必要としている。彼女たちのボートが冒険に乗り出し、私が涙にくれるとき、私は彼女たちが感じている悲しみを味わうが、その悲しみは塩辛い。なぜなら、ときに、海から生まれた涙の塩分だけが、子どもである彼女たちを失う痛みを和らげてくれるからだ。彼女たちを失わなければいけないということはわかっている。私は子どもたちを授かったが、自分自身の子ども時代が過ぎ去っていくのをなんとか切り抜けたように、私は彼女たちの子ども時代が過ぎ去っていくのをなんとか切り抜けないといけない。それはわかっている。海の深いところから現れる水上スキーヤーのように彼女たちが海の向こう側に現れるとき、彼女たちのためにそこにいることができるよう、私はなんとか切り抜けないといけない。それはわかっている。彼女たちが翼を広げて飛べるように彼女たちを手放さないといけない。それはわかっている。そうすれば、彼女たちは、やり直す必要があるとき、すぐに飛んで戻ってくることができる。ハリー・ハーロウ（Harry Harlow）がサルの子どもについて示しているように、親が子どもをよく育てれば育てるほど、その子どもは冒険好きになる。私は、子どもを失うだろうが、〔彼女たちのなかに〕新しい人が現れるであろうことをうれしく思うだろう。それはわかっている。

　私の妄想は、子宮のなかにいるときの至福の状態を再び創り出そうという企

てであり、深い結びつきがないときに自らの深い「自己」との結びつきを感じようという企てであったと今では思っている。それは、深く愛していた人から切り離されることから感じた亀裂や空虚さを満たそうとする企てだった。最初の妻が私から去ったとき、私は怖ろしい虚しさと喪失感を感じたので、それを何らかの想像上の存在で満たさないといけなかった。テレビが直接私に話しかけていると思ったとき、自分は本当に何らかの失われた存在を取り戻そうとしているのだと感じた。産業化されていない社会においては、最近亡くなった愛する人が永遠性に向かってカヌーを漕いでいるとき、部族のメンバーが集まって、しゅーっという音を聞くというようなことがある。その人たちにとって、共有された体験は、自分たちが自らのコミュニティに全体性を復活させるのを助けるものであった。そのような、つながりのある部族の人たちは、一人ひとりの個別の妄想をもつことが少ないように思える。このことは、その人たちが、いわゆる文明化された社会における私たちよりも高い率で精神病からリカバーしている理由の1つかもしれない。

　私が、苦痛に満ちた、しかし、至福に満ちた鮮やかさとともに思い出すのは、精神科病院への初めての入院や夢の世界への退却といった昔のことを描くのに私が用いた言葉である。

> 　*私は病院のベッドに横たわっており、カチカチという院内通信装置の規則正しい音が聞こえていた。私は前日にソラジンを注射され、自分だけの世界のなかにおり、外に出たくなかった。大理石の床を歩くコツコツという音が聞こえた。私はその音を知っていた。私の母の足音だった。私は目を開けなかったが、彼女がそばにいるのがわかった。私は自らの周囲の光のパターンを感じることができた。私は自らの夢の世界にいる限り、安全と平和を感じていた。私は目を覚ますのを拒んでいたし、自らの周囲を見るのを拒んでいた。なぜならば、自分が苦痛に満ちた外の世界に乱暴に引き戻されるだろうと思ったからだ。のちになってわかったのは、母が来ており、人びとが私を目覚めさせようとしたが私は反応しなかったということだった。人びとは、彼女に、私は深い緊張病性の状態にあり、けっしてリカバーすることはないだろうと言った。幸いなことに、3日後、私は、人びとの合意によって成り立っている現実（consensual reality）に戻った。（私は、1歳のときに肺炎で死にかけたことのトラウマを癒していたのかもしれなかった。）*

第6章 生の対話的リカバリーとは何か？

　非常に深い内なる世界へのこの退却は、私の人生のなかで4回生じたが、私にとって大きな神秘だった。精神医学を学べば学ぶほど、精神病というこの過程をきちんと理解している人はほとんどいないのだということをますます実感するようになった。そのように深く引きこもっている人に対してマジョリティの人たちがもつ怖れというのは、私たちすべてがもっている深い恐怖であり、自分がそういった苦しみの状態に陥るかもしれないという恐怖である。私は、自分自身、そして、社会の人びとのためにその神秘を解明しようとこの本を書いた。

*

　生の対話的リカバリー：　癒しを目指すアプローチである、「生の対話的リカバリー」（Dialogical Recovery of Life）は、極度の情動的状態（臨床的には精神病だとされている）を体験している人のためになるだけではなく、その周囲にいる人たちの成長と癒しの助けにもなる。それは、より小さい情動的苦しみを体験している人たちや、アディクションの状態を体験している人たちにも用いることができる。次に示すのは、生の対話的リカバリー・アプローチをおこなうことが、どのように、そういった体験をしている人すべての助けになるのかをまとめたものである。

　私たちの生は愛に満ちた対話を通して成長するが、そういった対話は私たちの存在のすべての領域において、生き生きとした新しいナラティブを創り出すものである。すべての領域において私の生が愛情豊かに育まれるとき、私は満たされているように感じ、生が意味をもっているように感じる。すべての領域という言葉で私が言いたいのは、私の意識／精神、身体、社会生活、たましい、それらすべてが対話によって生き生きするということである。私の身体的な領域では、心臓が鼓動するとき、息をするとき、目覚めるとき、私は対話のリズムを体験している。私の心理的領域は、思考と感情との相互作用から、そして、私の夢に向かう計画、実行、評価という発達のサイクルから成り立っている。親密さや友情という結びつきへの社会的参加は濃密な局面とより軽い局面を循環することが多い。私たちの存在の最も基礎的で包括的な領域は、コミュニティにおける、他の人たちとの、愛に満ちた結びつきである。そういったつ

ながりは生を持続させるものであり、他のすべての領域に影響を与える。結びつきは、私たちの意識／精神と身体によるオペラを指揮するための総譜を与えてくれ、私たちの健康全体をうながす。以上の対話を通して、私たちは、自分は無力な客体であるという支配的なナラティブから抜け出すことができ、マイケル・ホワイト（Michael White）がいうところの「エンパワーされた存在の生き生きした瞬間」（sparkling moments of empowered existence）を築くことができるのだ。

脱「精神病」の状況における生の対話的リカバリーの提案

起 源

生の対話的リカバリーは、リカバリーの価値、エモーショナル CPR、オープン・ダイアローグ、トラウマ理解に基づくアプローチを総合したものである。

提 案

- 私たちの「自己」や他の人たちに新しい生を生じさせるには対話という過程がなによりも適している。私たちが対話を通して、愛と尊重に満ちた、驚きの結びつきをもつとき、私たちは、新しい生や創造物が生じる空間をお互いに相手の内部に創り出す。対話をすることによって、私たちは新しい目で自らの世界や周りの世界を見ることができるようになる。そのように新たに広がった視点は、私たちが、かけがえのない独自のものの見方を通して夢をもったり計画を立てたりするのを可能にしてくれる。
- トラウマは、生を持続するこのような対話を妨げる過程であり、私たちの生きる意志を妨げる過程である。私たちは、トラウマを、対処するための潜在的な力を押しつぶす突然の出来事だと考えがちだが、承認されない、尊重されないといった進行性の過程が最もトラウマ的であることが多い。トラウマは、私たちを、親密な結びつきから、そして、人間的な成長を可能にする豊かな環境から切り離す。
- 私たちの人間的な成長がトラウマによって妨げられるとき、私たちは自分が死んでいくように感じる。それは私たちが体験しうる痛みのなかで最も大きなものの一つである。それゆえ、私たちは、癒え、そして、成長を再

開するためには、可能なことは何でもするのである。
- 癒えるために、私たちは自分を守り、内部の安全なところにしばしば退却する。私たちは、夢を見ることや、自分自身のなかに貯めてきた会話の蓄えを使って過去を思い出すことで癒しを求める。これは夢の機能だといえるかもしれない。また、睡眠の不足が狂気につながる理由だといえるかもしれない。自らの問題を通常の夢が解決できない場合、私たちは、白日夢を見ることや、芸術作品の創作に頼ることになる。
- 白日夢や創作が自らのトラウマを癒せない場合、私たちの意識／精神は最後の緊急手段を用いる。私たちの想像力は、私たちを生き続けさせようとして、仮想の深いモノローグを創り出す。このモノローグの状態において、私たちに、妄想や幻聴だとされる、普通ではない思考や感覚が生じる。それらは、疾患の症状ではなく、命を救おうとする創造性の勇気ある行為なのである。この極度の状態が私たちを対処不可能にするとき、そういった状態は精神病と呼ばれる。
- そういった想像上のモノローグは、失われた対話の現れである。たった1種類の現実——自分自身のもの——のみが残され、私たちは死の螺旋に落ちる。しばしば、私たちは、生から引きこもることで消極的に自殺をするようになる。あるいは、自分〔の内面〕がすでに死んでいることを感じている身体を終わらせることで積極的に自殺をするようになる。つまり、私たちの内面が死んでいて身体がまだ生きているとき、内面の死が身体的感覚において大きな苦痛を生じさせる。そして、身体の命を絶つことが大きな苦痛からの救いとなるのだ。
- ドラッグや処方薬は、そういった死の螺旋から抜け出すための一時的な方法である。私たちは、ドラッグや処方薬を使って自らの痛みを麻痺させるかもしれないが、それらが与えてくれる救いは、私たちが周囲の人たちとつながらないかぎり、続かない。(私は、薬に反対している訳ではないが、薬が人を直すという考えが、生のリカバリーの際に必要な情動的なつながりから本人やそのサポーターを逸らしてしまうのだということを学んできた。)なにより、「直すこと」(fixes)に過度に頼ることで死の螺旋の回転が加速する。
- エモーショナルCPRにおいて実践されているような、心と心の情動的対

話は、死の螺旋から抜け出すための唯一の持続的な方法である。生きている存在（人間、他の動物、植物）が、内側を向いている人とつながるために必要とされている。私たちは、死の螺旋から脱出するために、現在の瞬間において、他の生きている存在と情動的対話をする必要がある。

- 死にゆく人がおり、かろうじて情動的な心臓が拍動している場合、誰かがその人に対して心を響かせる必要がある。そのように心を響かせるには、自分自身の生の鼓動（ハートビート）に対して充分に意識を合わせないといけない。同じような体験をしたことがあり活路を見出した人が必要であることが多い。絶望感をもっている人に希望を与えてくれる、強い生きる意志をもつ人が必要である。非常に人間的な人が必要であるが、そういった人というのは、他の人がもっている、自らの生をリカバーする潜在的な力を充分に信じることができる人である。これが eCPR で最も大切なことである。だから、私たちはそれ〔eCPR〕を心と心の生き返りと呼ぶのである。

- オープン・ダイアローグ・アプローチは、苦しみにある本人と地域の人たちのネットワーク（natural network）との間のつながりを再構築するのに適している。eCPR は人が1対1でもう一人の人とつながることができるようにするが、それと同じように、オープン・ダイアローグも、人がそのネットワークにつながることができるようにする。

  ▽オープン・ダイアローグは、人びとの間の、そして、人びとのなかの多様な声が参加することに価値を置いている。そのことによって、自らの内的な視点の確実性に退却した人が、自らのものの見方を広げ、他の人たちの視点を理解することができるようになる。

  ▽苦しみにある人は、まず、すべての関係者の豊かな情動的コミュニケーションを通して、情動的なレベルでつながりをもつ。そして、苦しみにある本人は、他の視点を受け入れるのに必要な信頼を発達させることができる。

  ▽現在の瞬間に焦点をあてることで、苦しみにある本人は、展開していく自らの社会的ネットワークにおける、現状を打破する新しい現実が生み出される場（growing edge of reality）に参加することが可能となる。

  ▽苦しみにある本人とその人のネットワークとの間の諸問題をわかちあう

ことで、苦しみにある本人は恥や責めを感じることが少なくなり、参加しやすくなる。専門家として参加する代わりに専門性をわかちあう支援者によってパワーはわかちあわれる。そして、そのことによって、苦しみにある本人やその人のネットワークのエンパワメントが強化される。すべてのこういった要因によって、それぞれの「声」に価値が置かれ、耳が傾けられる集まりが可能となる。

・eCPR やオープン・ダイアローグといった対話的アプローチを用いることで、社会的ネットワークのすべてのメンバーは、はっきりかつ柔軟に考えることができるようになる。対話的実践を体験してきた多くの人たちは、そういった過程を通して自らの思考がより明確になったということに気づいた。eCPR やオープン・ダイアローグは、参加者に自らの生に対するより大きな観点を提供することで、選択肢と視点を展開することができる。対話の相互作用において新しい意味が生み出されるが、それは参加者がそれまで夢にも思わなかったものである。こういったことで生に新しい考えがもたらされ、さらに、生に新しい目的が吹き込まれる。異なった世界が編み合されることで、単一の個人的視点を超えて、新しい地平が開かれる。より柔軟に考えることは、妄想を超えるのに不可欠である。

モノローグから対話へ

ブーバー、バフチン、ボーム、フレイレといった思想家たちが手に入れた最も深い理解は、私たちの人間的成長が、それぞれの個人の意識／精神のなかでというよりも、深い結びつきを通して生じるのだということである。ブーバーはこの点について雄弁に語っている。彼はこのように書いている。「『自己』の最も深い部分の成長は、今日人びとがそう思いたがっているように自分自身との結びつきを通して生じるのではない。そうではなく、他者によって存在させられていること、そして、自分はその人によって存在させられていることをわかること、を通してである。対話は簡単なように見えるかもしれないが、おこなうのは難しい。対話の理論は、組織開発の世界において形作られ、精神保健の問題において用いられているが、私たちのうちのマジョリティはたいてい

の場合モノローグの状態において生きているということを前提としている。このことが意味するのは、私たちが自分自身のバージョンの世界のなかで生きていて、自分にはそれが唯一無二のバージョンであるように見えるということである。だから、通常、私たちは、他の人たちから物事を学ぶことよりも、物事に対する自らの見方に他の人たちを同意させることに熱心なのである。それはディスカッションであって対話ではない。しかし、幸いなことに、私たちは、モノローグに過度にとらわれないように他の視点を考慮できることがけっこう多い。

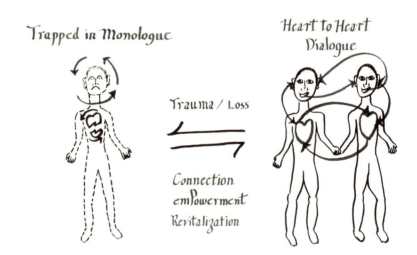

　絵［口絵②］のなかで、左側の人の姿は、私たちがモノローグに深く巻き込まれすぎて自分で脱出方法を見つけ出すことができないときに何が生じるのかを視覚的に表している。右側の人たちは人間的なつながりの理想の状態を表している。存在の〈我－汝〉状態を絵で表したものである。この2人は互いに対話をおこなっている。これらの2人の人たちは、愛し合うむすびつきから成り立っているコミュニティに埋め込まれていると理解するのがよいと思う。その人たちは心のレベルと言語のレベルで対等につながっている。そういった結びつきが破壊されるのは、トラウマ、喪失体験、あるいは、愛に満ちた深い結びつきを妨げる何らかの行為があるときである。そうなると、その人は自らの内

第6章　生の対話的リカバリーとは何か？

部の世界へと退却し、他の人たちに対する怖れを体験するだろう。その人は、モノローグに閉じ込められるようになり、頭のなかで自らのバージョンの世界のみが繰り返し繰り広げられるのを見る。その人の身体は破線で表されているが、それは、その人が自分自身の存在をあまり深く体験していないからである。その人は「地に足がついている」という感覚を欠いている。つながりに戻る矢印は eCPR によってうながされる。

　私たちは、モノローグの状態のなかで疲弊しているとき、対話に戻るために他の人たちとつながる必要がある。しかし、それは、まさしく、自分に信頼が欠乏しているときでもある。私たちは、モノローグの状態にあるとき、自分自身あるいは周囲の他の人たちの存在の全体を見る潜在的な力がほとんどなくなっている。全人性をなくしている。全人性というのは、他の人たちが本当は何を伝えようとしているのかを私たちが理解するのを助けてくれるものである。私たちの思考は、具体的になりすぎるか、あるいは、抽象的になりすぎる可能性がある。私たちは動的な相互作用を失ってしまうのだが、そういった相互作用は生そのもののために不可欠である。

　私自身の体験でいうと、私は、酵素、とくにフェニルアラニンヒドロキシラーゼの化学的性質に極端な焦点をあてており、そのことでモノローグの状態に送り込まれた。私は現実の１つのバージョン、つまり、私のバージョンを考えることしかできなかった。そういった考えが固まったとき、私は、すべての人が自己の感覚や自己決定の感覚をもたない化学的な機械であると本気で信じた。このことを通して、私は、自らの生は生きる価値がないと感じるようになった。私は目的の感覚がないように感じたし、世界に影響を与えるには無力であると感じた。こういったときには、象徴が、それが表すところの世界と混同されることがある。あるとき、私は、自らの周りのすべての人はロボットであるという固まった考えにとらわれた。私は、すべての現実は物質的性質という観点から説明できるのだと確信するようになった。論理的な結論は、すべての人間はロボットであるというものだった。でも、私は、自分がそうであるかもしれないということは受け入れることはできなかった。以上のような考えは奇妙であるように見えるかもしれないが、近年、多くの映画や本がこういったテーマを

第3部　情動的対話を通した生のリカバリー

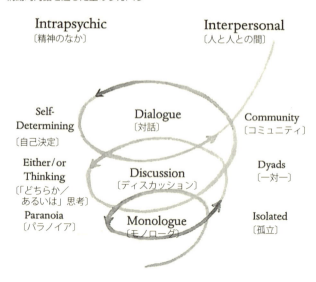

取り上げてきたことは注目に値する。

　不幸なことに、産業が発達した世界において、ロボットのような人たちはいる。しかし、私がこういった考えで疲弊するようになったとき、私は、もはや、象徴を現実から区別するのに充分な人間的相互作用を体験していなかったのだ。私は「どちらか／あるいは」（either/or）という二者択一的思考の犠牲者だった。その後、現実というのは、象徴あるいは象徴される物質、どちらかなのではなく、両者の間の関係性なのだということを学んだ。現実のそういった性質、つまり、「どちらも／および」（both/and）という性質を理解することで、私は対話に関わることができるようになった。私が、多様なバージョンの現実を同時に理解できるような意識／精神の状態にあるとき、対話やコミュニティに参加する私の潜在的な力は高められる。また、逆に、対話に参加することで、「どちらも／および」の現実の不確実性とともに生きることが可能となる。
　図は、モノローグと孤立から対話と相互的な結びつきへと向かう、人の発達を螺旋形で示している。左側には人の思考と感情の成長に関することが書かれ

ているが、そのような成長は、相互的な結びつきを通した、コミュニティへの参加によって展開されるものである。また、それは、なぜピアサポートが重要なのかを理解する助けにもなる。専門職者による助けだけではモノローグに閉じ込められている人たちを助けることができないことが多い。ピアとの相互的な結びつきがコミュニティ・インテグレーションへの第1ステップであることが多い。図の右側は、「自己」の感覚の発達と、モノローグから対話への発達とが、どのように協働するのかを可視化したものである。対話に参加することで、「自己」の感覚は、自らの目による内的なビジョンからのみ形成される世界のイメージから、多様なものの見方を通したより多様でより柔軟な世界観へと成長する。**多様な背景の人たちと接することは、人びとに対するより寛容な理解を発展させることの重要な局面である。**

　フィンランドにおいてオープン・ダイアローグ・アプローチを始めた人たちは、社会的ネットワークにおける対話が崩 壊（ブレイクダウン）することから精神病が生じるとした。人は、ほとんど意味がないように見える発話をすることで、こういった対話の喪失を表現するかもしれない。しかし、もっと言えば、そういった発話は、対話的なコミュニケーションがうまく機能していないことを表しているのである。熟達した実践者たちがある人の社会的ネットワークにおける対話を復活させると、急性の苦しみにある本人は集中力が高まるのを体験し、精神病の極度の情動的状態は消え失せる。

　ミハイル・バフチンは対話の喪失から生じる破壊的な影響について述べているが、オープン・ダイアローグの開発者たちはその説明を見出したのかもしれない。バフチンは、「人間にとって、応答がないこと以上の恐怖はない」と述べている。なぜなら、バフチンによれば、「生は対話であり、対話は生である」からである。生きることは対話に参加することであり、逆に言えば、対話を失うことは自分が死につつあると感じることを意味する。対話を私たちの生の源であると考えるのであれば、ボブ・ディランが、「生まれ変わるのに忙しくない人は死ぬのに忙しい」と言ったとき、彼は対話的哲学者であった。

第3部 情動的対話を通した生のリカバリー

モノローグ的医療から生の対話的リカバリーへ

> *注：この本において、オープン・ダイアローグという語は、フィンランドのトルニオ（Tornio）における特定の実践であるオープン・ダイアローグと、世界の他の地域におけるさまざまな形の対話的実践、両方を指すものとして使われている。*

なぜ、オープン・ダイアローグへの関心が人びとのあいだ、とくに当事者体験をもつ人たちの間で広がったのか？ 大きな関心が引き起こされたのは、フィンランドの西ラップランドにおいてオープン・ダイアローグの実践をしている人たちのグループが報告した、並外れた成果の記述のためだった。その地域においてこのアプローチが用いられた20年間に、統合失調症の発症率が、世界で最も高いものの1つから、最も低いものの1つへと移行した。こういった結果は、初回の精神病的エピソードを体験している若い人たちのための、コミュニティを基礎とする社会的ネットワーク・アプローチを用いることで達成された。しかしながら、オープン・ダイアローグが当事者体験をもつ人たちに大きく訴える理由となっているのは、治療方法ではなく、オープン・ダイアローグの根底にある哲学である。実際、ヤーコ・セイックラは、オープン・ダイアローグが、原則と価値に基づく哲学であり、正確にはプログラムではないということを強調している。こういった違いは、マニュアルで定められた再生可能な手順に焦点をあてる傾向のあるアメリカ人にとっては、難解であるように思えるかもしれない。アメリカのたいていの専門職者とは対照的に、私たちのような、当事者体験をもつアメリカ人たちは、単一のモデルへの忠誠を主張する確立されたプログラムに対して深い不信感をもってきた。プログラムよりも、価値に基づくアプローチのほうが、リカバリーを体験している人たちにより強く訴えかける。なぜならば、それが主体性とエンパワメントを可能にするからである。**当事者体験をもつ私たちのほとんどは、リカバリーの最も重要な要素はエンパワメント、すなわち、自らの生に影響を与える諸決定において声をもつことであると感じている**。プログラムや手順は、本質的に、受け手が主体性やエンパワメントを発展させるのを妨げる。しかし、一方、原則と価値に基づく哲学は、それぞれの個人による解釈のための余地を残している。

第6章 生の対話的リカバリーとは何か？

　合衆国において、対話は他の方向で徐々に広がってきた。フィンランドにおける専門職者たちがオープン・ダイアローグを展開していたまさにその頃、ここでは、ピアたちが、対話的アプローチを使って、お互いの視点を理解し合うのが難しい複数のグループの間のコミュニケーションを改善し始めていた。1990年代の初めの頃、ニューヨーク州精神保健局（New York State Office of Mental Health）が後援する、一連のそういった対話に関わったことがあったが、それは、当事者体験をもつ専門職者と、精神科医を集めて、おこなわれたものだった。同じように、SAMHSAが一連のそのような対話を実施した。加えて、1980年代に、著名な物理学者、デヴィッド・ボームが、関係者全員が、隠れた現実を深く理解するのを助ける一連の対話を実施した。ボームによるそれらの対話はビジネスの世界に深い影響を与えた。

　オープン・ダイアローグで最も大切なことは、新しい考えや情動が自由に、相互的に、創造的に生じるのを可能にする、人びとの間の空間の創造である。フィンランドの心理学者たちによれば、精神病は、人が、モノローグに、つまり、自分だけの世界に退却していることから生じるとされる。モノローグの世界においては、新しい考えはほとんどない。本人が周囲の人たちとの接触を失うと、その人は、もう、コミュニティの共有された現実とは接触していないのである。そうなると、苦しみにある本人の考えは妄想だとされる。もちろん、人を取り囲むコミュニティが破壊的な現実を構築しているのであれば、その現実からの引きこもりは命を保つために必要だろう。**不幸なことに、今日の精神保健システムは、当事者体験をもつ人たちの新しい考えから自らを切り離すことによって、自らの絶望のモノローグに閉じ込められてしまっている。**

　私が、恋愛関係の喪失、研究室での仕事における意味の喪失、そういったことの結果としてトラウマを体験したとき、私は完全なモノローグへと退却した。私は、チームの最下位のメンバーである衛生下士官が非言語的なコミュニケーションを通して私たちの間に対話的空間を創り出したときにのみ、私のモノローグから安全が立ち現れるのを感じた。この空間は、臨床心理士でありファミリー・セラピストであるピーター・ロバー（Peter Rober）によって、「生が入ってくることのできる空間」（space into which life can come）とされている。この空間は、私たちのピア運動がリカバリーへのアドボカシーを通して全国規模で生み出し

てきたものだと私は思っている。私たちの集合的な当事者体験が教えてくれたのは、リカバリーで最も大切なことは、コミュニティにおいて、自由で満たされた生を生きることができることである。それは、すなわち、自分が自らの運命の著者であるような生である。私はこういったアプローチを「対話的リカバリーの空間を創り出すこと」（creating a dialogical recovery space）と呼んでいるが、それによって、私たちはより十全に生きることが可能となるのだ。

　しかしながら、対話的リカバリーの解放的な生きる力は、支配的で適用範囲が狭い、新しい医学モデルからの激しい抵抗に直面する。私の父や彼の世代の医師たちによって実践されていた旧い医学的アプローチは、患者が自らの癒しに参加することをより大切にしていた。それらの医師たちは、往診をおこない、癒しが本人とその社会的ネットワークに関係していることを理解していた。より対話的だった。高度な医療技術をもたず、それらの質素な医師たちは、医師は傷に包帯は巻くが本人の力と本人の愛する人が癒しをおこなうのだということを認めていた。

　私は、控えめに用いられるのであれば、現代の技術や薬に反対はしない。実際、ペニシリンは私の命を救った。しかし、今日の多くの保健ケア専門職者たちは、自分たちが疾患を治すのだという驕った考えを見せている。心の健康においてであれ、身体の健康においてであれ、薬は苦しみが和らぐのを助ける。しかし、究極的に、癒しは、本人の全人的な「自己」の、調和の取れた主体性から生じる。そういった「自己」は、その人の社会的ネットワークとつながった、意識／精神、身体、たましいの結合体である。医学モデルの適用範囲が狭いことがモノローグを永続させているのだと私は思っている。医学モデルは、苦しみにある多くの人たちや、家族や専門職者から成るネットワークの人たちを、自分だけの世界の否定的な螺旋のなかに留まらせ続けている。情動的な苦しみについてのこのような支配的なナラティブを、私は、「モノローグ的医学モデル」（monological medical model）と呼んでいる。

　次の表は、リカバリーの原則や価値が、オープン・ダイアローグの原則や価値とどのように似ているのかを示したものである。加えて、モノローグ的医学モデルが要請することが、それらの原則や価値とどのように対照的なのかも示している。

第6章 生の対話的リカバリーとは何か?

	リカバリーとオープン・ダイアローグの原則を医学モデルと比較する		
特性	リカバリー	オープン・ダイアローグ	モノローグ的医学モデル
権限(パワー)	リカバリーにはエンパワメントが不可欠である。なぜなら、苦しみにある人たちは、自らの生におけるすべての決定において重要な役割を果たす必要がある。; 本人が自らの生における専門家なのである。	苦しみにある本人が他の人との間で作り出す現実を正当なものとして認めることで、そして、苦しみにある本人がいる場でのみ計画を作ることで、権限(パワー)がわかちあわれる。セラピストは専門性をもってはいるが、専門的な地位にはいない。	サービス提供者は、診断名で人にラベルを貼ることで、また、本人抜きで計画を作ることで、苦しみにある本人に対して権限(パワー)を行使する。
人間観	カテゴリーや対象物ではなく、十全な人間としての本人の価値を大切にする。	苦しみにある本人の寄与に価値を置く。そのことで、苦しみにある本人が〔自分を〕全人として感じることができる。	苦しみにある本人は、診断名や一連の非人間的な化学物質へと還元され、管理される。
基本的な関心	苦しみにある人たちは、自らの「声」や、「自己」の感覚や、目的や、情動レベルでのつながりを失った、あるいは、それらをまだ見出していない。	苦しみにある本人は、その人の社会的ネットワークに対して、モノローグに引きこもってきた。	解決されるべき問題は苦しみにある本人である。; 環境から独立した、神経伝達物質のアンバランス。
基本的な問題解決法	リカバリーの原則を通した、本人の人間性のリカバリーやコミュニティにおける参加。服薬を選択することによってそういったことが補助されることはありうる。	社会的ネットワークにおける大切な人たちとの心と心の対話の(再)確立。服薬が選択されるかもしれない。	化学的アンバランスを元に戻すこと。専門職者による、生涯にわたる投薬管理を通しておこなわれる。
未来観	同じような問題を体験し、そして、リカバーした人たち(ピア)の例を見ることで、人びとは希望を取り戻す。	最も深刻な事柄であっても、ネットワークやセラピストのチームが解決できると理解されている。	専門職者の指示のもとで服薬を続ける、先の見えない未来。

　私は、リカバリーを基礎とするコミュニティ保健ケア・システムへの移行は、対話的リカバリーの哲学を採り入れることで大きくうながされうるだろうということを言いたい。対話の原則と価値を日々の営みのあらゆる場面に採り入れ

るということである。そういったことは、すべての人たちに eCPR を教えることができれば、また、大きな関心を呼ぶさまざまな話題を取り上げて社会のすべての人たちがさまざまな規模の対話に参加できるようにすることができれば、最もよく実行されるだろう。たとえば、保健ケアの領域では、メンタルヘルスの問題、薬物使用、身体的健康問題といった当事者体験をもつ人たちと、精神科医や医師との間でもっと対話がおこなわれる必要がある。困っている本人が自分自身の主体性の感覚を獲得しつつあるときにそういった対話がおこなわれれば、生活体験、知識、多様な視点の貴重な統合がもたらされるだろう。一旦、人がその生において「声」を獲得すれば、その人は、真の、人間中心的な、健康全体に関わる計画を作ることができるのだ。

第 7 章

自らの声を見つけ出す

　私たちの多くは、形だけの生を送っており、他の人たちの生を遠巻きに観察している。私たちは、自らの「声」の源である最も深い「自己」から疎外されている。次の記述は、ローレン・スピロ（Lauren Spiro）が体験した破壊的な影響を描いているが、自らの「声」を喪失すること、そして、自らの「声」を発見してリカバリーが始まることについてのものである。

　16 歳のときに慢性的な統合失調症の診断を受けて保護室に閉じ込められたことは、彼女が当時の人生において閉じ込められていたことを象徴していたと、ローレンは振り返って思う。彼女は、捕えられ、ひとりぼっちで、監禁されていると感じており、コミュニティに所属すること、そこで意味ある役割をもっていると感じることを心から求めていた。彼女の心と価値観は彼女をある方向に向かわせていたが、一方で、彼女を取り囲む文化は、反対の方向、すなわち、彼女の最も深い望みを無視した役割や原則に順応させる方向へと彼女を向かわせていた。彼女は、激しく葛藤するそれらの 2 つの世界の間の隙間で途方に暮れることになり、それらの世界は彼女を相反する方向へと引き裂くのをやめることはなかった。それらの相反する力を理解したり、和解させるのを助けてくれそうな資源やサポートはなく、緊張は収拾がつかなくなるまで大きくなった。収拾がつかなくなった緊張は、通常の認知的経路を迂回し、代わって、妄想として現れた。妄想の内容は、彼女がとらわれていた葛藤をまさしくそのまま表していた。彼女は自らの生が大切にされている、そして、自分が自らの生を大切にしていると感じる必要があった。彼女は、自らの「声」を真に表している、意味や目的を必要としていた。しかし、それを見つけ出すことができなかった。ある夜、すべてが変化した。窓に鉄格子がはめられた 9 フィート〔＝約 2.7 メートル〕四方の白い殺風景な個室で眠れない夜を過ごし

ていたが、彼女は、もうこれ以上（「統合失調症」の）苦痛に耐えることができないと判断し、自らの生を終わらせる、つまり、拷問を終わらせることを自分自身にゆるした。皮肉なことに、その決心は新しいドアを開けることにつながった。彼女が気づいたのは、1つの選択肢が死であるならば、自分がもっているすべてのエネルギーを、生きる価値のある生を見つけ出すことに集中させたほうがよいということであった。その生を見つけ出すために、自分が自分自身を再構築しなければならないこと、そして、頭のなかの、終わりなく叫び続ける声とイメージを聴くのをやめなければならないことが彼女にはわかった。彼女は、そういったことがさらにもう1日生き延びることを可能にし、〔その日を〕耐えしのげるものにするのだと思った。そのとき彼女はわからなかったが、その夜はリカバリーへの道の始まりだった。

次に示すのは、私が自らの偽りの声を失い、そして、絶望感のなかで自らの本当の「声」を見つけ出したときのことを書いたものである。

> 私は、自らの存在の深いところに行き、自らの生が生きるに値するものなのかどうかを見極めないといけなかった。私は、家族の期待を実現する忠実な息子であったが、24歳のとき、自らのために生きているという感覚をもっていないことに気づいた。多くのことを成し遂げたが、他の人たちのために自らの生を生きていた。自分がどのように感じているのかがわかっていなかった。私は、純粋な思考であり、感情ではなかった。私の心は私に話しかけるのをやめていた。私には、自らの怒りが大きすぎて今の生き方を続けることができないことだけはわかった。マーティン・ルーサーのように、私は自分自身にこう言った。「これは私ではない！」私のリカバリーの最も大きなステップは、自分自身にこう言うことだった。「行為することをやめて、ただ存在するのだ」
>
> そうするために、私は神経化学の研究室での仕事に行くのをやめた。私は、その研究室で、感情につながる化学物質を発見しようとしていた。しかし、化学物質が私の感情を説明することはなかった。仕事は、私ではなかった。私は話すことをやめた。なぜなら、言葉は、つねに他の人たちのために私が使っているものだったからだ。私は動くことさえやめた。なぜなら、すべての動きは馴染みがない、つまり、私自身のものではないように思えたからだ。私は、かけがえのない自分独自の「声」を表現できるときにのみ、この非常に静かで内省的な場所から外に出ようと決心した。非言語的なコミュニ

第7章　自らの声を見つけ出す

ケーションを通して私に手を届かせてくれたのは、最も階級の低い助手である衛生下士官だった。

　私が自らの怒りを、断固とした「生に対するノー」から「生に対するイエス」へと転換できたときに、リカバリーにおける次のステップが生じた。そういったことは段階的に生じたが、最初に生じたのは、私が保護室に閉じ込められ、同じように苦しんでいるすべての人がリカバーできるように精神保健システムを人間的なものにすることを誓ったときだった。そして、私の怒りは私の情熱と目的となった。そのような情熱と目的は、私に語りかける、私の最も深い「声」だった。他の人たちが私の生をコントロールしているのだという妄想から私が解放される唯一の方法は、私が本当に「声」を得て、その「声」によって私が自分自身の生をコントロールすることであるように思われた。

　イギリスの臨床心理士、クリス・ハロップ（Chris Harrop）とピーター・トロワー（Peter Trower）は次のように述べている。「強制的にコントロールされる体験や、疎外され、心に根ざしていない（自己構築されていない）自己をもつという体験を生涯にわたってすることで、また、そういったことに付随して、主体的に行動する能力の中心が失われることで、意識の正常な働きにおいて深刻な機能不全が生じる。……そして、それらのことが精神病の異常な体験をある程度説明してくれるように思われる」　言い換えれば、人が、強くて、中心化され、心に根差した「自己」を発達させることができない場合、意識はさまざまな形で混乱し、そのことで、その人は現実との接触を失い、精神病的になるということである。ハロップとトロワーは、結びつきを通した自己構築が発達とリカバリーをうながすのだとした。

　私が、2002年に、ホワイトハウスの精神保健に関する新自由委員会にメンバーとして選ばれたとき、私は、委員会のなかで、精神病と呼ばれる極度の状態からのリカバリーの当事者体験をもつ唯一の者だった。だから、私は、「声」を聞かれることのなかった数えきれない人たちが目指すことと願うことを表現するという重い責任を感じた。私は全国の当事者リーダーと密接に関わり、私たちの運動は統一されたものなのだということを他の委員たちにわかってもらえるようにした。リーダーたちはしばしば分裂するが、そのときは、リカバリーの概念をめぐって一つになることができた。

第3部　情動的対話を通した生のリカバリー

　委員会の作業が終了したあと、多くのアドボケイトたちは、私が、委員会の報告書においてリカバリーのビジョンを明確にすることができたことを喜んでくれた。しかしながら、2003年7月に新自由委員会報告書が出されたとき、ジョージ・W・ブッシュ（George W. Bush）大統領の政権は、報告書が出されたことをホワイトハウスで公に知らせることはけっしてなかった。また、勧告を実施するために必要な立法を主張することもなかった。同じように、NIMHも報告書のビジョンであるリカバリーの概念から距離を置いていた。SAMHSAと退役軍人管理局（Veterans Administration: VA）が報告書をいくらかは支持してくれたが、委員会の影響力は限られていた。そのように連邦レベルで充分な支持を得ることがなかったので、私たち当事者が組織化をおこなってシステムを変革する必要があるということはすぐに明らかになった。しかしながら、システムを変革したり、当事者主導の政策／方針を求めて活動するといった体験のある当事者アドボケイトの数はとても少なかった。だから、早急にアドボカシーのトレーニングをおこなう必要があった。

　カリフォルニア精神保健クライエント・ネットワーク（California Network of Mental Health Clients）を長年にわたって先導していたサリー・ジンマンは、2005年、私とジュディ・チェンバレンに対して、アドボケイトのためのトレーニングを始めるよう求めた。それは、エンパワメントのトレーニングになる予定のものであり、私たちはそのトレーニングを「私たちの声を見つけ出す」と呼んだ。カリフォルニア州において精神保健サービス法（Mental Health Services Act）が早期に発効されたが、その際に重要な役割を果たした多くのアドボケイトの登場にこのトレーニングが貢献した。エンパワメント・トレーニングが一般的なリーダーシップ・トレーニングと異なるのは、当事者が自分自身の生を営めるようにするという点であり、他の人たちに対して同じことをするようにうながす点である。一般的なリーダーシップ・トレーニングは、伝統的に、人が自らの世界においてより効果的にふるまえるようになることを強調するが、エンパワメント・トレーニングは、人が、依存的な自己をもつ人からアサーティブな「自己」をもつ人へと変容することにも同じように焦点をあてている。エンパワメント・トレーニングは、人びとが、かけがえのない独自の「声」を発達させることでそのように変容するのを助けるものである。

第7章　自らの声を見つけ出す

　アーティストは、自らの創造的な作品を表現する、かけがえのない独自の芸術的な「声」を見つけ出す必要がある。それとまったく同じように、人は、自らの人間的な価値と原則に基づいた意味ある生を創り出すのを可能にする、かけがえのない独自の、生（せい）の「声」を見つけ出す必要がある。生の「声」を発達させた人たちが情動的な苦しみにあるとき、その人たちは、自分がどのように感じているのかを自覚しており、自らの感情を周囲の人たちに対して伝えたり表現することができる。そのようにして、情動的苦しみを体験している本人は、サポートを提供している他の人たちと協働することができる。その人たちに関わって、自らの幸せな生活についての知らされたうえでの決定をおこなったり、合理的な調整（reasonable accommodation）を創り出したり、意味ある生の再開を進めたりできる。

　深刻な苦しみにある人たちが、自分には〔他の人に聞こえない〕声が聞こえると思っても、驚くべきことではない。というのは、私たちは、自分自身の、生の「声」が聞こえない場合、それに代わるものを創り出すのである。シルヴィア・ナサー（Sylvia Nasar）の著書『ビューティフル・マインド』（Beautiful Mind）に登場する数学者、ジョン・フォーブス・ナッシュ（John Forbes Nash）は、新聞に印刷されたランダムな数字に指図を探し出していた。その彼のように、私たちのなかの多くは、深刻な苦しみの時期の間、自分自身の外部に、何かを指示する神秘的なメッセージを探し求めてきた。私が苦しかった時期、私以外の人たちはみんな、日々何をすべきなのかを知らせる指示を受けているのだと確信するようになった。そういった指示は毎朝人びとのドアの下から現れるのだと信じていた。

　生の「声」を発達させることで、私たちは、他の人たちの意見に影響を及ぼすことができるようになり、そして、自らの生における重要な決定に影響力をもつことができるようになる。そういった生の「声」がないと、私たちは自分が決定する際に他の人たちからの指図を探し求めるよう強いられるのである。

　中世のドイツの神学者、哲学者、神秘主義者であるマイスター・エックハルトは次のように書いているが、そこには生の「声」の意味が含まれている。「魂はそのなかに何かをもっている。けっして消えることのない、言葉の火花……魂の火花である。それは空間や時間によって影響を受けることはない」　この

ような理解は私の当事者体験に響く。私が無言であった1か月の間でさえ、私は、火花、つまり、内部にある残り火を体験していた。それはたえず外の様子をうかがい続け、話す機会を切望しており、私は、安全で信頼できる結びつきを見つけることさえできればと思っていた。ある当事者は、6か月以上「妄想」に圧倒されていたが、彼女の周囲に渦巻いている狂気にもかかわらず、彼女の内の深いところにある全人的で傷のない核を鋭くずっと自覚していた。彼女が切望していたのは、安全、そして、混乱を整理するのを助けてくれる信頼できる人だった。

　生の「声」を見つけ出すために重要なことは、たとえ表現されなくても、それはつねに内にあるということを認識することである。マルティン・ブーバーは、このような火花あるいは「声」は私たちの決定の中心であると書いている。「真の火花は、個別の真の決定をおこなう際に力を発揮する」 生の「声」をもつことは、私たちが、決定をおこない、自分自身の生を営む力をもつことを意味するのだ。生の「声」をもつことは、生を生き、そして、自らの人間性を体験することを意味するのだ。

　結びつきは、生の「声」の健康な発達に不可欠である。ドイツの哲学者、ヨハン・ゴットリープ・フィヒテ（Johann Gottlieb Fichte）は1797年に次のように書いている。「個人の意識は、かならず、もう一人の人の意識、つまり、汝の意識に伴われるものであり、そういった状況においてのみ可能なのである」 この見解は、ウブントゥ（先に第2部において述べた）の哲学、そして、ウブントゥを縮図的に示している、ズールー族の格言の「人は他の人たちを通して人たりうるのだ」に合致する。メンタルヘルスのリカバリーは私たちに向かって（to）生じるのではない。それは、癒しと愛に満ちた結びつきの結果として私たちのなかで（within）生じるのだ。私たちは、そのような結びつきを通して、自らの真の、生の「声」を表すための安全を見出すのだ。私は、「生の『声』」を、解放された「声」、つまり、自分が生に対して「イエス」と言うことで生み出される「声」だと考えている。そういった「声」と、生について怒りや疑念を抱いている束縛された声とは区別される。

　2009年、私たちは対話の重要性に気づくようになったので、私は対話の要素をトレーニングに加え、名前を新しくした。「私たちの声を見つけ出して対

話で用いる」(Finding Our Voice and Using it in Dialogue) あるいは「声と対話のトレーニング」(Voice and Dialogue Training) である。トレーニングは、エンパワメントの 12 の原則 (Twelve Principles of Empowerment) で始まるが、それぞれの原則の頭文字は P で始まっている。(これらの原則についてのより完全な説明は付録で示されている。) それらは次のような図で示すとわかりやすいだろう [口絵⑪]。

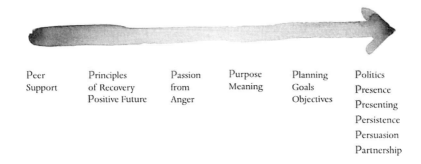

エンパワメントの 12 の原則の概要

どのようにエンパワメントの 12 の P がリカバリーと変容につながるのか

| Peer Support | Principles of Recovery Positive Future | Passion from Anger | Purpose Meaning | Planning Goals Objectives | Politics Presence Presenting Persistence Persuasion Partnership |

訳注：左から＝ピアサポート(Peer Support)。リカバリーの原則(Principles of Recovery)。肯定的な未来(Positive Future)。怒りから情熱へ(Passion from Anger)。目的(Purpose)。意味(Meaning)。計画作り(Planning)。目標(Goals)。目指す対象(Objectives)。政治(Politics)。存在感(Presence)。プレゼンテーションをおこなうこと(Presenting)。粘り強さ(Persistence)。説得(Persuasion)。パートナーシップ(Partnership)。

1. **ピアサポート**（Peer Support）： 他のアドボケイトたちとともにいることを通して、エンパワーされたアドボケイトになるための最初の諸段階に取り組む。
2. **リカバリーの原則**（Principles of Recovery）： 生を基礎とするコミュニティという考えに基づくリカバリーを支持し、人びとが、価値ある役割を通した十全なコミュニティ参加と社会的インクルージョンを達成できるようにする。
3. **未来への肯定的な視野**（Positive View of the Future）： 自らの存在の内部の深いところに、あきらめることなく、希望を見つけ出し、自分自身や他の

第 3 部　情動的対話を通した生のリカバリー

人たちをインスパイアする。
4. **情熱**（Passion）：　怒りや憤りを情熱へと変える。
5. **目的**（Purpose）：　消極的あるいは積極的に出口を探し求めるのではなく、自らの生を根づかせるような目的を見つけ出す。
6. **現実的な優先順位がつけられたアドボカシー計画**（Practical Prioritized Advocacy Plan）：　簡潔で優先順位がつけられた計画をもち、充分に備えた参加者になる。
7. **粘り強さ、忍耐、辛抱強さ**（Persistence, Perseverance, and Patience）：　けっしてあきらめない、けっしてやめない。充分な粘り強さをもっていれば、何事も実現する。信じれば、現実になりうる。
8. **存在感**（Presence）：　誇り（pride）、凛とした落ち着き（poise）、丁寧さ（politeness）を通して人びとに素早く肯定的に影響を与える潜在的な力を開発する。
9. **説得**（Persuasion）：　対話を通して、他の人たちに、自らの視点を理解させることができるようになる。
10. **公の場でプレゼンテーションをおこなうこと**（Public Presenting）：　自分自身、そして、自らの考えを他の人たちに対してプレゼンテーションする技法を習得する。
11. **媒介、交渉、対話を通して手を結ぶこと**（Partnering through Mediating, Negotiating, and Dialogue）：　媒介、交渉、対話を通して協働的な合意に到達する方法を発見する。
12. **政治**（Politics）：　状況における政治的力学を理解しようとする。とりわけ、グループがどのように決定をおこなうのかを理解することを通して。

第 8 章

エンパワーする対話をエモーショナル CPR を通して学ぶ

　情動的苦しみを体験しているもう一人の人を助けることができるようにするトレーニングを作りたいという最初の思いは、私自身の当事者体験から生まれた。20 代のとき、私は最も苦しい状態にいたが、ただ私とともにいてくれて、私を裁かない人を必要としていた。また、私がこの怖ろしい体験を乗り越えることができるであろうことを、その人自身がそういう体験をしたということで確信させてくれる人を必要としていた。そういった人たちが少しはいた。その人たちは、正式なトレーニングを最も受けていない病院職員であることが多かったが、生の本質に意識を合わせていた。たとえば、ワトソン（Watson）氏という、最初の入院のときに出会った精神保健ワーカーがいた。彼は、単に私と一緒に座っていただけだったが、私に何も要求せずに充分に存在する（be very present）にはどうすればよいのかをわかっているように思えた。もう 1 つの例は、ジョン（John）と呼ばれていた、ベセスダ海軍病院の衛生下士官だった。1970 年、私はそこにいたが、そこでは安心して話すことができないと感じていた。しかし、ジョンは、私が非言語的なつながりを必要としていることを心でわかっているように思えたし、身振り手振りを通したコミュニケーションで私の信頼を得た。彼は、そのようにして、私が日々何を必要としているのかを「尋ね」ていた。彼は、私が人間を再び信頼できるようにしてくれた。まったく非言語的、情動的なレベルで彼が作り出した接触が、私を生に戻してくれた。

　そういった極度の情動的状態の間、私の生の基盤は混乱していた。しばしば自問した。「なぜ私はここにいるのか？　私の生の意味は何なのか？」　私は、存在しない、という怖れに取りつかれていたが、それは、身体的に死ぬ、という怖れよりもさらに深いものだった。そういった時期の間、私の情動的な心臓

は普通に拍動するのをやめてしまい、私の生の流れは妨げられているように思われた。存在のある瞬間がその次の瞬間から切り離されているように思われた。続く30年間、そのような極度の情動的苦しみの時期に自分が何を求めていたのかについて考え続けていた。

　そういったトレーニングを開発するという思いは、ハリケーンのカトリーナ（Katrina）とリタ（Rita）の〔災害の〕あと、2005年から2006年の間に私たちがルイジアナ州でおこなった活動からも来ている。当時、ボランティアで援助をおこなっていたピアが言った。「私たちは行動しないといけないと感じただけでなく、ルイジアナ州の当事者に結びつかないといけないと感じました」　当事者の間には強い結びつき（あるピアは「受難の連帯」と呼んだ）があり、ルイジアナ州の当事者を支えようというNECの呼びかけに全国から肯定的な反響があった。2週間の間にNECは、「カトリーナ通過後のリカバリーのために団結する当事者たち」（Consumers Organizing for Recovery after Katrina: CORK）と名づけられた当事者運営の全国的な災害時諮問グループの立ち上げを助けた。ルイジアナ州のピアたちのために私たちが開発したトレーニング・プログラムは「救援からリカバリーへ」（From Relief to Recovery）と呼ばれ、私たちの当事者体験、そして、心理的救急法、クライシス・カウンセリング、トラウマ理解に基づくケアを含む、多くの既存のプログラムに基づいている。**災害時には診断名のラベルは捨て去られるべきだということは、私たちにとって明白なことである。そういったときには、理論的枠組みによって創り出されたバリア、それらがない状況でもう一人の人の人間性とつながることのほうがはるかに重要である。**

　こういったトレーニングを開発した最後の理由は、メンタル・ヘルス・ファースト・エイド（Mental Health First Aid: MHFA）について私が学んだ結果である。MHFAは、2001年にオーストラリアにおいて開発されたプログラムであるが、メンタルヘルスの病気について人びとに教えることを目指している。2008年、アメリカのピアのコミュニティの人たちと私は、MHFAがこの国にもち込まれつつあるのを知った。MHFAは、人びとに（再）トレーニングをおこなってクライシスの際に助け合えるようにするという必要に応えるものであるように当初は思われた。しかしながら、MHFAは、基本的に、他の人に精神障害の症状を見出したり、その人を専門職的援助につなぐことを人びとに教えること

を目指していることが私たちにわかり、懸念が生じた。そこで、私たちはオルタナティブを創り出すことを決めたが、それは、診断名のラベルを参照することなく、誰もが、情動的クライシスにあるもう一人の人を助けることができるようにするものだった。こういったアプローチは、私たちの運動が診断名というものを批判していることと馴染むものである。

2008年、そういった〔＝クライシスの〕時期にある人をサポートできるようにするトレーニングを開発するために、私は、当事者体験をもつ20人の人たちのチームを率いることになった。私たちが感じたのは、苦しみの時期の間、自分たちは情動的な心臓の機能不全を体験しているのであり、情動的な心臓のために心肺蘇生法（CPR）に相当するものを必要としているのだということだった。私はこのアプローチをエモーショナルCPRと呼んでいる。

eCPRは、あらゆる人に対して、苦しみにある人と心に根差したつながりをもつにはどうすればよいのかを教えるものである。心と心の情動的な蘇生法である。「情動的な心臓の機能不全」の間、人の情動的な心臓は流れとリズムを失ってしまうが、それは、他の人たちや自分自身との深いつながりの欠落からくる場合が多い。私たちの身体的な心臓が、拡張期（心臓が血液で満たされているとき）と収縮期（心臓が縮まっているとき）との間に安定したバランスがあるときに最もよく機能するのと同じように、私たちの情動的心臓も対話的流れのうえに成り立っており、そのような流れは、内的、外的な身体化された「声」によるものである。（身体化された「声」〔という語〕で私が示したいのは、私たちの表現の全体性であり、第7章で述べたように、言葉によるコミュニケーションと言葉を超えたコミュニケーションの両方が含まれる。）トラウマが生じている間、そういった対話的流れは妨げられるようになり、身体化された「声」は1つの場所に滞留させられてしまう。eCPRは、苦しみによって怖れ、怒り、悲しみに閉じ込められている人たちに、生の対話的流れを復活させることを目指している。この過程の図は第6章の「モノローグから対話へ」の節で示されている。

実際、私は、自らの深い部分への旅のうちのいくつかにおいて、死んだような体験をしたと自分で思っている。「生は対話であり、対話は生である」のと同じように、「モノローグは死であり、死はモノローグである」と言うことができるだろう。あるいは、哲学者であり文芸批評家であったミハイル・バフチ

ンは、1961 年に書かれた文献のなかで次のように述べている。

> モノローグ主義（monologism）は、その極端において、その外部にある、対等な権利と対等な責任をもつもう1つの意識の存在や、対等な権利をもつもう1人の我（つまり汝）の存在を否定する。モノローグ的アプローチでは、（その極端で純粋な形態において、）もう一人の人は、もう1つの意識ではなく、全面的に、そして、単に、意識の対象であり続ける。私の意識の世界において何らかのものを変化させることができるような応答は、そこから期待することができない。モノローグは、完結されており、他者の応答に耳を傾けない。そして、それを期待しないし、そのなかにどのような力も認めない。モノローグは他者なしでやっていくが、それゆえ、現実全体をある程度まで物質化してしまう。モノローグは、自らを究極の言葉であるかのように見せかける。それは、表象されている世界や表象されている人たちを切り捨ててしまう。

　私がモノローグへと退却したのは、私の傷ついた「自己」による反応だったと思う。幸運なことに、承認されていなかった内なる「自己」は目を覚まし、私の内側の突進する雄牛に向き合った。私の内なる「自己」は、すんでのところで、私の生が危険な状態にあるということに気づいた。私の深い「自己」は、次のように言って私を対話に関わらせることで、私の生を救ったのだった。「お前は、他の人たちのために振る舞うことをやめて、お前の本当の『自己』を見つけ出さないといけない」　私が沈黙していた時期は、実のところ、「私の生のすべては化学によって決定された」という抑圧的な物語に幕を下ろすことで、深い「自己」による生のダンスを再開しようという企てだったのだ。

　トラウマの中心的な体験は、つ・な・が・り・の・断・絶・、コ・ン・ト・ロ・ー・ル・の・喪・失・、情・動・的・麻・痺・である。つながりの断絶は、人びとに、自分が人類という家族の一部ではないと感じさせてしまう。つながりは、私たちすべてが生は生きるに値すると感じるために必要な、共有された人間性を復活させる。災害時におけるコントロールの喪失は怖れと安全の欠如を生じさせる。しばしば、情動的苦しみは、最も深い「自己」から生じる意志—生の流れのきわめて重要な側面—に幕を下ろしてしまう。人がもう一人の人に助けられてコントロールを再獲得すると、安全の感覚が復活する。つながりとコントロールは、人が情動的流れを再

び生き生きと体験できるようにする。したがって、eCPR は、これらの、トラウマの中心的な 3 つの影響に取り組んでいる。つながりの断絶にはつながり（connection）を確立することによって。コントロールの喪失にはエンパワメント（emPowerment）によって。情動的麻痺には蘇生（revitalization）によって。

つながり

　苦しみにある人を助ける際に、まず最初に必要とされるのは、深い情動的なレベルでその人とつながる方法を見つけ出すことである。クライシスではない状況であれば、私たちは「こんにちは」と言い、会話を始める。しかしながら、人がひどい苦しみにあるとき、慣習的な挨拶はうまくいかないことが多い。実際、苦しみにある人とコミュニケーションをする際に、非言語的なコミュニケーションは、言語的なコミュニケーションよりもはるかに重要でありうる。まずは人の情動に波長を合わせることが不可欠である。身体化された「声」のすべての表現に耳を傾けることが求められる。耳を傾けることを表す漢字、聴は、そういった深い形のつながりを強調している（次の図を参照［口絵⑫］）。図で示されているように、聴はいくつかの部分から成り立っている。漢字では、聴くことは、耳、目、心を使って集中的に注意することである。

　助けを提供している人は、情動に響いて誰かの意識／精神、身体、たましいとつながることによって、どのように言葉が表現されているのかによく注意する必要がある。言葉そのものだけでなく、トーン、律動などによく注意する必要がある。また、誰かの姿勢、表情、ため息、身体的動きを見て、ときにそれをまねることで、その人につながることもできる。そういった共感的な観察スキルは、信頼を確立したり、癒しをうながす際に非常に貴重である。イタリアの人たちは、北欧の人たちよりも情動的な表現をおこなうが、少なくとも 250 の異なった手振りをもっており、それぞれが独自の意味をもっていると言われている。情動的表現におけるこういった違いは、メンタルヘルスの病気をもつイタリアの人たちが、アイルランドの人たちよりも、声が聞こえることが少ないようなのはなぜなのかということを説明するかもしれない。アイ・コンタクトも非常に重要である。ただ、文化によって状況は大きく異なる。アメリカの

第3部 情動的対話を通した生のリカバリー

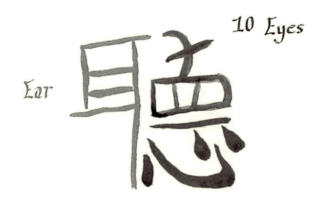

ting

Ting is the traditional Chinese symbol meaning
to listen. The symbol consists of several parts:
an ear, ten eyes, and one heart.

訳注：上から＝ 10 の目。耳。1 つの心。「聴」。「聴」は聴くという意味をもつ漢字である。この字はいくつかの
部分から成っている。耳、10 の目、1 つの心である。

　人たちは直接的なアイ・コンタクトに価値を置くが、中央アメリカの文化のように、他の文化のなかには、それを脅威だとするものもある。こういったことをふまえてつながることによって、助けている人は、相手のコミュニケーションのモードを理解して採り入れ、相手とともにいることができるようになる。つまり、苦しみにある本人から手がかりを得るということである。そうすれば、助けている人は、苦しみにある本人が好むつながり方に対して文化的によりよく調和できるだろう。
　癒しにおける対話の重要性を明らかにするのに貢献した、ノルウェーの精神科医、トム・アンデルセン（Tom Andersen）は、人の身体的表現、あるいは、身体化された「声」に耳を傾けることの重要性を、彼が描いた絵の1つにおいて、生き生きと強調している。彼が描いた絵に私が手を加えたものを示す［口絵⑬］。

第8章　エンパワーする対話をエモーショナル CPR を通して学ぶ

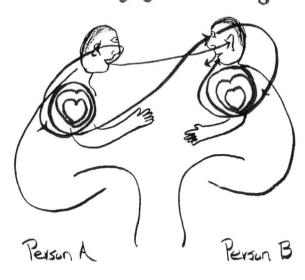

訳注：上＝対話をおこなう人たち。左＝Aさん。右＝Bさん。（Andersen, T., 2007 に手を加えたもの）

　つながることは静的な活動ではない。つまり、Bさんを助けているAさんの積極的な関わりが必要とされる。よくあるような言語的レベルのコミュニケーションがおこなわれる（私の絵では青色で示されている）。しかしながら、Aさんにとってより重要なのは、Bさんの非言語的なリズム（赤色で示されている）を感じ、それに調和し、それを増幅することである。人と人との間のこういったコミュニケーションの律動は、苦しみにある本人が、自らの存在の流れを再体験するのを助けることができる。助けを提供している人には、他の人の流れに響くために自分自身の流れを穏やかにすることが求められる。サポーターは、どんなにかすかなものであっても他の人の情動の流れを感じ、そよ風のなかの芦のようであるべきである。サポーターにとって自らの情動を表現することも重要である。なぜなら、そのことで、苦しみにある本人に、自らの情動を表現し

てもよいという許可が与えられるからである。このようにして、情動的つながり（私の絵では赤色で示されている）が確立される。ある人が言っていたのは、こういったつながりができると、その2人の人たちが1つの循環的システムを体験しているかのようになるということだった。その人たちの心が1つになって拍動しているかのようになるということだ。2つの心の響き合いは、苦しみにある本人に、身体化された「声」を表現する強さと力を与える。日本での〔eCPRのトレーニングの〕参加者が言っていたように、私たちが心を響かせながらつながるとき、両者の心が大きくなるように思われる。私は、〔絵において〕心を大きく描くつもりはなかった。しかし、私の手はそのように描くことを知っていたのだ。これは、私たちの心が芸術を通して知識を意識／精神に知らしめることができるという例である。こういった現実はブレーズ・パスカル（Blaise Pascal）によって次のように述べられている。「心には、理性が知らない、それ自身の道理がある。……私たちは真実を理性によって知るだけではなく、心によっても知るのである」　このことはeCPRの次の局面である、「エンパワーすること」につながる。そこで、苦しみにある本人は、自分自身の力の感覚を体験する。

エンパワメント

　eCPRは相互的な過程である。情動的相互性の例は、最近、スコットランドでのeCPRクラスのときに見られた。ロールプレイ（「リアルプレイ」とも呼ばれる）において、苦しみを思い起こした人がクッションをつかんでサポーター〔役の人〕から顔をそむけてしまった。青ざめていて、自分はもう続けることはできないと言った。助ける〔役の〕人はお手上げ状態で彼女も青ざめていた。そして、助けるのをやめると強い調子で言った。助ける人がそうしている間、苦しみにある〔役の〕人は彼女の様子をうかがっているように見えた。私は、助ける人に、今どのように感じているのかをわかちあって欲しいと言った。彼女は、「無力で自分はダメだと感じています。そして、このまま続ければ、彼女をもっと悪くさせてしまうだろうと不安です」と言った。彼女が自らの心配をわかちあっていると、苦しみにある本人が振り返り、彼女と向き合った。彼女〔＝助

ける人〕は泣き、自分は他の人たちを助けるには不充分なのだという自分自身の気持ちを表現した。2人がわかちあうと両者の顔に血色が戻ってきた。そして、2人とも安堵感を表現した。この例が示しているのは、情動的に響くというeCPRの性質である。それが最もよく発揮されるのは、助ける人と苦しみにある本人、両者が、つながること、エンパワーすること、蘇生させることを体験するときである。

蘇　生

　助けている人は苦しみにある本人のために問題を解決することはできないのだということを強調することは重要である。代わって、その人〔＝助ける人〕は、苦しんでいる本人の潜在的な力を信じているのだという確信を伝える必要がある。その潜在的な力は自分自身の解決法を見つけ出す力である。助ける人は充分に存在する必要がある。〔助ける人が存在することで、苦しみにある人も〕存在し、苦しみにある本人は自らの情動を表現したり、自らの生命力を体験できるようになる。一旦、助ける人と苦しみにある本人とが調和すれば、苦しんでいる本人は、自らのなかに、エネルギーが戻るのを感じ、生きる力が戻るのを感じる。先に述べた2人の女性にとって、そういった流れは顔色の回復や情動の表現として現れた。フランスの哲学者、アンリ・ベルクソン（Henri Bergson）は生の躍動（élan vital）という語を使って有機体のなかの生きる力を表したが、それは意識に関係している。彼は、生の躍動が発達のために不可欠であると信じていた。ミンコフスキー（Minkowski）はこの力を「人間的躍動」（personal élan）と呼んだが、それは私たちを生に接触させ続ける性質である。生のエネルギーが集まった流れが集団のなかに現れる場合、それは集団の精神（esprit de corps）と呼ばれている。

　過去において、西洋の科学はこういった考えを拒む傾向があった。しかし、リカバリーを体験した私たちは、そういった生きる力が現実のものであり不可欠のものであることを知っている。私たちは、これを、たましいの蘇生あるいは再生と呼んでいる。だから、eCPRのRは「蘇生」（Revitalization）あるいは「再生」（Renewal）を示している。あるピアはそれを「物質的な領域を超えたコミュ

ニケーション」だとしている。彼女が思っているのは、自らの存在を脅かすような、情動的な生の極度の状態を体験した人たちのみが、本当に、そういった形のコミュニケーションを理解でき、心で感じることができるのだということである。だから、極度の情動的状態からのリカバリーという当事者体験をもつ人たちがeCPRを開発したというのは不思議なことではない。

> ミシガン州における認定ピア・サポート・スペシャリストの多くはeCPRのトレーニングを受け、それを、日々、仕事のなかで、そして個人的に使っています。それによって、入院が少なくなり、本人が自分自身のケアをどうしたいのかについての協働が一層進みました。このトレーニングは、私たちが動機づけ面接法、トラウマ理解に基づくケア、自殺予防において学んできたことを受け入れるのに役立ちますし、そういったことを理解可能で有効な形にまとめてくれます。
> ——キャロライン・パイファー（Carolyn Pifer）、eCPRトレーナー

eCPRのロールプレイの例

eCPRのロールプレイ（あるいは「リアルプレイ」）の次の例は、サム・アーレンス（Sam Ahrens）と私がシンガポールでおこなったものであるが、人の呼吸に意識を合わせることがその人とつながりを作る方法になりうるということを実際に示している。このセッションはサムの話によって始まるが、eCPRが彼女にとって何を意味するのかが語られている。

> サム（トレーナーとして）：私たちは、つねにeCPRをこの今の瞬間においておこないます。その瞬間において、存在し、オープンになり、誠実であることがつねに求められます。私が最初にeCPRを体験したとき、開かれたやさしい心、目覚めた身体、開かれた意識／精神、そういったものをもちながら、すべてのことを手放して、誰かに対してオープンになる方法を見つけ出す、そういう考えにつながりました。進行予定表や質問のリストはありません。そこにいるだけです。そういったことをしているとき、私は誰かとつながることができます。そういったつながりからエンパワメントや蘇生が生じます。それは自然な過程です。私にとって、eCPRは、学ぶことというより、学び捨てる

第 8 章　エンパワーする対話をエモーショナル CPR を通して学ぶ

こと（unlearning）です。自らの「自己」ともう 1 人の人との間に作るすべての関係において、じゃまになるような普段の行為をすべて学び捨てる必要があります。

ダン（トレーナーとして）：突き詰めて言えば、これは存在の仕方なのです。言葉を超えた、存在の仕方です。人がそれを突き詰めて言葉で説明しようとすると本質的なことを失ってしまいます。私たちは最良の存在の仕方を学ぼうとしているのです。

ロールプレイング・セッションの初めにサムは、自分は誰とも関係をもちたくないこと、最も安全な位置は引きこもりだと感じているということを話すことで、自らの苦しみを示し、表現していた。分析は斜字体で表されている。

サム（苦しんでいる人として）：人だけじゃなく、すべてのものが、なの。自分自身が苦しいし、部屋にいることが苦しいし、人びとが苦しいの。

サムは両手を使って手振りで彼女の苦しい気持ちを表していたが、手を頭の両側にもってきて、前かがみになった。ダンはサムが息を殺していることに注目したが、彼がそれに気づいたのは、自分自身の苦しいため息に注目することによってだった。彼は、まず、サムが、彼の呼吸に合わせて呼吸するのを躊躇していることに注目した。そして、気づいたことをサムに伝えて、彼女が自らの呼吸をもっと意識できるようになるのを助けようとした。

ダン（助ける人として）：ちょっと息をさせて。[*ダンは苦しそうなため息をつく。*] 息をしたいんだ。
サム：それがうまくできないの。
ダン：息がうまくできないってこと？
サム：ええ。できなくなっちゃった。
ダン：ただそれだけでいいってこともあるよ。ただ息をしてるだけ。

サムは姿勢を崩してリラックスし、息を吐いて笑った。これは、彼女との同一化（identification）を通して、つまり、ともに息をしともに笑うことを通してつながると

第 3 部　情動的対話を通した生のリカバリー

いう重要なポイントだった。

ダン：*[彼女と笑う。]* ただ息をしてるだけでいい。
サム：ええ。単純なことかもしれない。
ダン：ほかのことは何も考える必要はないんだ。

　呼吸のみに集中すればよいとダンが提案することで、サムは自己批判的な考えを手放すことができた。

サム：*[背を反らせて、顔にかかった髪の毛を戻す。]* 私は、息をしていないから混乱するんだと思うの。*[彼女は深呼吸をする。]* 私は気づいたんだけど、あなたがそういったことを言ってくれたとき、私は混乱を小さく感じたわ。*[もう一度深呼吸をする。]*
ダン：あなたが息をするとき、僕はあなたとともにここにいることができる。僕はここ、あなたのそばにいたいんだ。
サム：ここ……
ダン：*[両手の手振りで下を指しながら]* ここ、ここ。僕はそこにいることはできない。なぜなら、あなたがそこにいるから。*[彼女が座っているところを手振りで指し、そして、2人の間を指す。]* でも、ここで、ともにいることはできる。
サム：いいわね。なぜなら、私はこれまで多くの空間侵犯者に出会ってきたから。*[ダンを近づかせないかのように身体を背けて両手を前に出す。]* 私の空間に入ってくるの。*[ダンが「ここでともに」と言ったとき、サムはすぐに警戒を解く。]*
ダン：僕は空間侵犯者になりたくない。
サム：ときどき、その人たちは、離れたところにいても *[ダンがいるところを指す]*、あるいは机のところにいても、質問をいっぱいしてくるの。そういったことが起こるの。ちょうど昨日、その人が質問をし続けて、私がいちいち答えていたら、「違う、私が言っているのはそういう意味じゃない」って言われたの。私には壁があってよかったわ。そんな人たち〔を追い払う〕には役に立つわ。あっちへ行ってって。
ダン：怖ろしいよね。侵害されるって怖いよね。僕もそういった感じの気持ちになったことがあるよ。*[頭を垂れて、身体的動きはない。]* 息をするのは安全でないから息を殺さないといけないって感じることがときどきあった。空気を吸うことさえ怖ろしく感じ

てた。[まっすぐ座り、両手で空気を採り入れるような仕草をする。] だから、息を殺して、それが自分にできる唯一の安全なことだと心のなかで思ってた。

サム：[笑い、話す。] 飛行機が不時着するときの姿勢ね。[前屈みになって両手を頭の両側にもっていき、その姿勢を表そうとする。笑いながら。]

ダン：[再び自らの前で両手を広げる仕草をしながら] おそらく、僕たちがそういったことをともに体験できるなら、そんなに怖くないんじゃないかな？ [ダンは両手の位置を低くする。頭はサムから離している。]

サム：そうならないものなの。人はそういった状況ではひとりなの。そのような人たちはいるけど、たとえ仮にその人たちが助けようとしても……。

ダン：僕は、あなたが僕にそうあってほしいあり方であなたとともにいたいと思ってるんだ。僕は押しつけたくないんだ。

サム：あぁ、それがどんなあり方なのかわかればいいんだけど。

ダン：あなたは僕を招待できるんだよ。[サムは微笑む。] 僕には招待状が必要なんだ。[ダンは笑う。] 浮き出し印刷の豪華な招待状が。[サムとダンの両方が笑う。] 僕は喜んで招待状を受け取らせてもらうよ。[この時点までで、つながりが、エンパワメントにつながるくらい、充分に進んだ。]

サム：招待状。[サムは息を吐く。] 呼吸が助けになるみたい。自分がどれだけ息を殺しているのかがわかるわ。[彼女は、自らの息を殺していることに注目することでより自由に呼吸ができるようになる。そのように注目することは彼女のエンパワメントの始まりである。]

ダン：一緒に呼吸をしてみない？ [最初のほうで出てきた呼吸というテーマが再び登場する。しかし、今回、ダンは一緒に呼吸ができるのではないかと思う。]

サム：[背を反らせる。微笑んでいるダンと顔を合わす。] 私の呼吸のコーチになってくれるかしら？ [このときサムは深く息をしている。コーチになって欲しいとダンを招待しているとき、エンパワーされた声を出している。]

ダン：呼吸のレッスン。悪くないよね。

サム：私には、学位も仕事もあるけど、呼吸についてのそういったことはないの。[笑って、手を前に出す仕草をする。] どうすればうまくいくのかがよくわからないの。

ダン：とても自然なことだよ。僕たちがこの世に生まれ落ちたときに最初にしたことの一つだよ。

サム：ときどき、この星は私にとってベストな場所じゃなかったから、この星を去りたいって感じるの。

ダン：その気持ちわかるよ。一緒に呼吸しようか？

サム：シンプルでないといけないこともあるよね。[2人はともに呼吸をする。]

ダン：あなたとともにここにいると、僕は強さを与えられるんだ。[ダンの蘇生は、サムが自らの蘇生を体験するのを助けているようである。]ありがとう。

サム：どうしてそんなふうになるの？

ダン：あなたの積極性だよ。

サム：息の仕方を知らない人からどうやって強さを与えられるの？[穏やかに笑い、頭を前の下の方に傾ける。]

ダン：ともに呼吸をさせてくれる、あなたの積極性が、僕に強さを与えてくれ、目的を与えてくれ、僕にはここにいる理由があると感じさせてくれるんだよ。

サム：[はっとする。手を顔にあて、泣き始める。サムは蘇生を体験している。]私はいつも自分は敗者で、重荷で、馴染めないと思っているの。だから、私が誰かに目的を与えているっていう考えはとても新鮮だわ。[彼女がダンに目的を与えることができると感じることは彼女を蘇生させる。]

ダン：あなたは与えているよ。あなたの積極性が僕を受け入れてくれているよ。

サム：私は、これまで、招待の申し出をそんなに受けてきた訳ではないの。もっとも、実は〔他の〕人びとは、招待して欲しいって自分からお願いしてたんだけど。招かれることがない。というか、招かれるんだけど、言ってみれば、私が壁を感じるの。壁のこと、わかる？

ダン：うん。壁のことはわかるよ。

サム：おそらく、だから、あなたは招き方がわかったのね。

ダン：僕は、自分が招かれたいやり方で招こうとしたんだ。そういうふうにしたかったんだ。

サム：本当に、あなたは、生き続けるための小さな心を私に与えてくれた。[蘇生：彼女は手を自らの胸にあてる。生命力の感覚とよみがえった生の感覚が高まり、サムはそれらを強く表現している。]

ダン：あなたは、生き続けるための小さな心を僕に与えてくれた。

第 8 章　エンパワーする対話をエモーショナル CPR を通して学ぶ

　このロールプレイは、呼吸することを通して、蘇生の螺旋に光をあてている。eCPR の 3 つの段階が実際に示されている。呼吸することが新しい非言語的なコミュニケーションを開くとき、「つながり」が形成される。呼吸することが身体を目覚めさせて心を展開するとき、「エンパワメント」が生じる。意識／精神が開き、身体、意識／精神、たましいを通してエネルギーが流れるとき、「蘇生」が生じる。**これは、自らの呼吸とつながることを通した「蘇生の螺旋」だと言えるかもしれない。**

　　自由な呼吸は身体を目覚めさせる。そして、心は展開し、呼吸を自由にする意識／精神が開く。

　仏教の禅のような東洋哲学において、自らの呼吸とつながることは、意識の高度な状態に到達する際の中心的な要素である。しかしながら、ある精神状態においては、じっとして瞑想するのが非常に困難である。とくに思考が混乱している場合は。混乱している思考は、呼吸を焦点化させて方向づけるために必要とされる自己修養を簡単に圧倒してしまう。eCPR が最も有益なのは、まさしく、精神的な苦しみのこういった時期においてである。もう一人の人がそばにいて、そして、元に戻るための呼吸というのがあり、それをすることができるのだということを思い出させてくれるだけで、ずいぶん違う。苦しみのときに呼吸をともにすることが役に立つ人たちがいる（他の人たちには役に立たないかもしれないが）。eCPR は、苦しみにある本人によってリードされる、身体的動きのダンスのようなものである。相手がため息をついていて、あなたがそれに注目しているとき、あなたは自分自身のため息を強調するところから始めるのがよいかもしれない。もしそれが相手の注意を惹きつけたのであれば、何らかの他のやり方であなたの呼吸に相手の注意をうながして、自分の呼吸が相手のなかで響いているかどうかみてみよう。あなたは深い呼吸を何回かするだけでよいかもしれない。

　呼吸に注意を向けるとさらに苦しくなるのだと言っていた人たちもいる。eCPR では、いつもそうだが、相手の反応をていねいに見ることが不可欠である。ときに、助けている〔役の〕人が、苦しみにある〔役の〕人とともにいる

際に自分がどのように感じているのかを身体的動きのみで示すことがある。そういった身体的動きは、苦しみにある人が自らの情動をさらに自覚し、その人の心と意識／精神を展開できるようにする。

なぜ、人びとは、苦しみにある人たちを直そうと駆り立てられるのか？

　eCPRを教える際の最も大きな課題の1つは、苦しみにある本人が直面しているのがどんな事柄であれ提案をしてそれを解決しようとする、助ける人の傾向に対抗することである。いつもトレーニングの最初に参加者に思い出してもらっているのは、参加者は、他の人を「直す」(fix)という衝動を抑制する必要があるということである。参加者は、苦しみにある本人が内なる知恵をもっているのだということを覚えておかなくてはならない。そういった知恵は、自らの苦しみを理解して小さくするための自分自身の方法を創り出すものである。にもかかわらず、トレーニングを受ける人たちは〔直そうとしてしまうので〕、我慢することや、他の人を直そうとする衝動に抵抗することを頻繁に思い出す必要があるだろう。
　助ける人の役割にある人たちが、苦しみにある本人を直さないといけないと感じることがあるのはなぜなのか？　ときに、人びとは、自分自身の不安を小さくする方法として、もう一人の人の問題を解決しようとする。これは、体験の回避（experiential avoidance）と呼ばれている。こういった傾向は次の練習シナリオにおいて見ることができる。（助ける人が直す人の役割をとったとき、私は進行を中断させている。）

　　ベン：私は孫のことが心配なんです。彼は身なりを気にしないみたいで、周囲の人たちから引きこもっています。
　　助ける人：彼についてどんなことが心配なんですか？
　　ベン：私は、自分が17歳のときに同じような行動をしていたのを思い出して心配なんです。私はそのとき統合失調症だと診断されました。
　　助ける人：清潔にさせて、もっと人びとと交わるようにさせたらどうですか？

第8章 エンパワーする対話をエモーショナル CPR を通して学ぶ

[この時点で、私は、その人たちの会話を中断させ、助ける人に質問をした。]

ダン：興味深いですね……私は、あなたが態度を切り替えたことに注目しました。あなたは、最初、ベンとともにいて、明確化する質問を彼にしましたが、統合失調症だと診断されたという体験を彼が話したとき、あなたは彼にアドバイスをしました。そのとき、あなたに何が起こったのですか？

助ける人：そのとき何が起こったのか覚えていません。

ダン：わかりました。では、今、孫のことや統合失調症の可能性についてのベンの苦しみを知って、どうですか？　あなた自身の内部で何が起こっていますか？

助ける人：私は不安で心配です。私自身の娘が普通ではない行動をしてきましたし、彼女がメンタルヘルスの病気にかかっているのではないかと心配しています。

　サポーター役の人は、彼女自身の不安、そして、彼女が心配している理由を自覚するようになると、物事を直すために解決法を提供したいという衝動を避けようとすることができるようになった。そして、2人はロールプレイを再開したが、サポーターは自分自身の心配をさらに少しわかちあった。ベンが言ったのは、サポーターが彼女の体験をわかちあってくれたのがありがたかったが、それは自分の孤独感が小さくなったからだとのことだった。また、自分自身の資源を使いながらどのようにやっていけばよいのかがわかったとのことだった。そして、サポーターが彼女の体験をわかちあってくれたのがありがたかったのは、自分が彼女の遍歴(たび)において何らかの助けになれると感じたというのもあったとのことだった。つまり、結びつきにおけるパワーを対等にする状況が生み出されたということである。苦しみにある本人が情報をわかちあい、サポーター役の人がその情報の結果として自分が体験している感情を語るとき、そういった自己開示は、単に同じような体験の記憶をわかちあうよりもしばしば効果的である。

　サポートする役をしている人にとって、相手を直したいという自らの衝動に意識を合わせることがためになる。助ける人は、苦しみにある本人が語る物語に対する自分自身の情動的反応を自覚しようとすべきである。サポーターを内なる音叉のように見立てることができるが、サポーターの感情は、苦しみにあ

る本人が表現する感情に響くことができる。しかしながら、相手の感情に響くというこの体験が苦しみをもたらす可能性がある。そのようなことが生じると、サポーターは、相手の苦しみを解決して自分自身の心配を抑えよう（あるいは直そう）とすることで自らの不安に対処するかもしれない。サポーターによっては、自らの心配に対抗するために、問題を非人間的な理論で説明するといった方法を用いる。たとえば、行動を化学的アンバランスで説明するといったように。

こういったことを次のような一連の流れとして表すことができるだろう。

1. 苦しみにある人は、自分を不快にしている感情をもっており、それを言葉で表現する。その人は観念的にただ不快を自覚しているだけであり、その源には気づいていないかもしれない。
2. 助けている人は、語られた感情に不快を感じるが、自分自身の不快を意識しておらず、したがって、情動的なレベルではつながりが断絶している。
3. 不快な感情を避ける、あるいは、迂回するために、助ける人は、「……してはどうですか」といったような提案をして、苦しみにある人の問題を解決しようとし始める。
4. 苦しみにある人は進んで問題解決のモードに移り、情動を感じることに抵抗して自分自身を守る。

苦しみにある本人の物語から何らかの影響を受けて不快な感情が生じているとき、助ける人は、どうすればそのことに気づけるようになるのかと尋ねられたことがある。1つは、助ける人が、つながりがうまくいっていないのにさらに一所懸命にやろうとしていることに気づき始めていないかどうか、あるいは、自分に価値があるという感覚が、苦しみにある本人が自らのアドバイスに賛成してくれるかどうかに依拠している気がしていないかどうか、そういったことを気にかけることである。もう1つの手がかりは、助ける人が、最初の提案が拒否された後に自分がさらなるアドバイスを提供していることに気づくことである。

トレーニング・セッションによっては、第三者につながりの断絶の様子を見てもらうようにしたこともあった。このように3人がいる状況において、オブ

ザーバーは、つながりの断絶を見たとき、休止を求めるようにしていた。そして、オブザーバーは、見たことに関してフィードバックをおこなうようにしていた。また、オブザーバーは、サポートを提供している人に、苦しみにある本人が何かを言った結果として何らかの苦しみを体験していないかどうか尋ねるようにしていた。残念なことに、苦しみにある本人も、サポーターも、休止の求めを自分たちのロールプレイの流れを壊すものだと感じていた。

　二人組（すなわち、助ける人と苦しみにある本人）にオブザーバーが割り込むことの影響を小さくするために、私たちは、トレーニング・セッションに「リフレクティング・チーム」(reflecting team) 形式を導入した。（私は、こういったアプローチをトム・アンデルセンとオープン・ダイアローグのチームから学んだが、そのことについての詳細は第10章で述べられる。）eCPRで用いる場合、私たちは、それを、「リフレクティング・チーム」の代わりに「共鳴チーム」(resonating team) と呼んでいるが、それは、私たちが、まず、思考ではなく感情の表出に焦点をあてているということである。

　　　共鳴チーム役の2人は、自分たちの前にいる助ける人と苦しんでいる人の二人組に
　　　響いている間に体験した気持ちを表すよう求められる。共鳴者 (resonator) たちは二
　　　人組をよく見て、つながりが進展するとき、あるいは、つながりが中断されるときを確
　　　かめる。同様に、共鳴者たちはお互いをよく見て、顔の表情をチェックし合って、つな
　　　がりかエンパワメントか蘇生が壊れそうである、あるいは、失われるといった合意が成
　　　り立つときに気をつける。共鳴者たちは、中断が生じたということに非言語的なコミュ
　　　ニケーションを通して合意した場合、見たことについて自分たちでお互いに話し合うた
　　　めにロールプレイを停止してよいかとていねいに尋ねる。共鳴者たちと二人組との間に
　　　信頼ができている場合、共鳴者たちによって表された気持ちは、助けになり、支えにな
　　　るものとして理解される。信頼があまりできていない場合、サポートする役にある人は、
　　　共鳴者たちによって表された気持ちを、批判的で助けにならないものとして感じる。し
　　　かし、たいていの二人組は、1人のオブザーバーが二人組に直接フィードバックをおこ
　　　なうよりも、リフレクティング・アプローチのほうが打撃が小さいということに同意する。

eCPR の 6 つの態度

　私たちは、eCPR の中心となる 6 つの教訓を学んだ。それらは、「6 つの態度」(the six intentions) と呼ばれている。それぞれのあとに示されているのは、それが関係する、eCPR の局面である。

　　私は自らの目、耳、心を使い、私の存在においてあなたがいるのを感じる。（つながること）
　　私はあなたとともに存在する際に情動的反応をわかちあい、そして、あなたとともに居続ける。（つながること）
　　私はあなたを直そうとするのではなく、あなたとともにいて、あなたを裁かない。（エンパワーすること）
　　私にはあなたにとって何が最善なのかよくわからないが、私たちはともに、あなたの力を覆っているものを取り除く。（エンパワーすること）
　　私たちはともに、私たちのなかにある癒す力にアクセスする。（エンパワーすること）
　　私たちは現在の瞬間において生をともに創り出している。（蘇生させること）

　それぞれの態度の根底にあるテーマは、次のようなことによって隔絶と孤立を克服することだといえるだろう。他の人がいることを感じること、自らの情動的反応をわかちあうこと、他の人とともに存在すること、力を覆っているものをともに取り除くこと、ともに生を創り出すこと。eCPR の最も重要な面は、苦しみにある本人が自分はひとりぼっちではないと感じることができるようにすることかもしれない。こういったことは、情動的で非言語的なレベルを通して最もよく達成される。最近、ロサンゼルスで見たロールプレイを例としてあげる。

　　苦しみにある人：とても寂しいんです。新しい町に引っ越したところなんですが、友だちもいないし、家族もいません。
　　助ける人：私は同じような体験をしましたが、私が自分の孤独を克服するためにしたの

第8章　エンパワーする対話をエモーショナルCPRを通して学ぶ

はこういうことです。(私はリフレクターに休止をとることを提案し、サポーターは〔苦しみにある〕本人が自らの苦しみを表しているのを聴いてどんなことを感じたのだろうと思った。)

第2回目：
助ける人：あなたに悲しい気持ちを感じました。でも、心配しなくてもいいですよ。あなたはひとりぼっちじゃありません。私はあなたのためにここにいますよ。
苦しみにある人：ありがとう。うれしいです。(しかし、実際には、本人の顔や態度に救いはほとんど見られず、共鳴者として私たちは割り込んだ。私たちは、サポーターに、その瞬間に自分が感じたことをわかちあえばよいこと、そして、他の人のためではなく、自分自身のためにわかちあうように伝えた。そして、それだけにしておくように伝えた。)

第3回目：
助ける人：あなたが私にあなたの状況について話してくれたとき、私はとても悲しく感じたんです。
苦しみにある人：あなたに理解してもらえてうれしいです。(彼は救われたように見えた。どのように感じたか彼に尋ねると、助ける人が3回目におこなったわかちあいが最もよいと感じたと言った。なぜなら、彼は、彼女が彼女自身の情動をわかちあってくれたとき、本当に孤独感を小さく感じたとのことだった。サポーターが2回目に彼はひとりぼっちじゃないという言葉で彼を安心させようと試みたとき、実は、彼は一層孤独を感じた。)

eCPRはどのように有効なのか？

　2日間の認定トレーニング・セッションの何か月かあと、私たちは参加者を追跡調査して、トレーニングが助けになったかどうかを尋ねることにしている。
　ある参加者は、eCPRを使ってクライシスにある友人を助けているということを私たちに言った。以前、彼女は友人の問題を解決しようとしていたが、eCPRクラスのあと、自分は友人の話に耳を傾けてともに存在するだけのほうがより心地よいのだということに気づいた。eCPRによって、彼女は、何をすべきかを友人に言おうとすることよりも、単に友人につながり、ともに存在す

第3部　情動的対話を通した生のリカバリー

ることのほうが効果が大きいということに気づけるようになったのだ。

　2人目の参加者は、eCPR は、彼女がよりよい親になるのに助けになったと教えてくれた。トレーニング以降、彼女は、自らの子どもたちの話に耳を傾けたり、子どもたちが自分たちの見解を表現するようにうながすことが以前よりもできていると思っている。今や彼女の子どもたちはエンパワーされたと感じており、自らの生に意見をもっている。彼女の子どもたちが相変わらず自分たちの問題を彼女に解決してもらおうと期待し続けると、子どもたちが少し不安定になるのも不思議ではない。

　最後に、3人目の参加者は、eCPR が、ウォームライン（人びとがクライシス・ホットラインに電話をすることが必要となるのを防ぐ、電話によるサポート）での彼女の仕事の助けになったと言っていた。eCPR は、とりわけ、頻繁に彼女に電話をかけてくる人たちに関わるのに助けになった。自らの限界がどの程度なのかを言葉で明確に伝える方法を彼女が他の相談員たちに教えるのに、彼女の eCPR のスキルが助けになった。また、その人たちが、電話をかけてくる人たちに対して、ウォームラインのスタッフがどのくらいの時間を相手のために費やすことができるのかを伝えることができるようにするのに、彼女の eCPR のスキルが助けになった。トレーニングは、電話をかけてくる人たちの多くが、〔相談員たちが〕それまで感じていたよりももっと大きな、責任と蘇生のための潜在的な力をもっているのだということを相談員たちが理解するのを助けた。

　私が望んでいるのは、eCPR が社会のすべての領域において広く教えられることである。私たちは eCPR を、単なる精神保健アプローチではなく、公衆健康活動（public health initiative）として理解している。たとえば、ロサンゼルス郡の精神保健局は、その何百人ものアウトリーチ・ワーカーに私たちがトレーニングをおこなうことを支持してくれた。私たちは、まずワークブックをスペイン語に翻訳し、バイリンガルのワーカーのためのトレーナー養成セッションを実施した。eCPR を広く教えることでメンタルヘルスの病気の頻度や激しさを大きく引き下げることができると私は信じている。また、eCPR はメンタルヘルスの病気を体験している人たちのリカバリーを高めると私は信じている。なぜなら、リカバリーの大きな部分が、一般の人たちが、自分たちとは表現方法や行動が異なる人たちとコミュニケーションできるようになることにかかって

いるからである。

eCPRはどのように私たちの冷淡な社会を癒すことができるのか

　eCPRは、人びとがリカバーするのを助けるだけでなく、もっと広く、社会全体が、集合的精神に基づいて、「機械」（あるいは、テクノロジー）による抑圧的な影響から癒えるのを助けることが私にはわかった。第5章で「ウブントゥ」というアフリカの哲学の記述において表されたような、尊重をもって互いに相手とともに存在するという旧い時代のやり方を、私たちはeCPRを通して再発見しているのだ。

　1950年、イギリスの哲学者であり、コンピューター科学者であるアラン・チューリング（Alan Turing）は、「機械は考えることができるのか？」という問いを立てた。この問いに答えるために、彼はチューリング・テスト（Turing Test）を提案したが、それは、人間の判定者が、見分けのつかない2者の反応を比較するというものであった。一方はコンピューターであり、もう一方は人である。判定者が、どちらの反応が人間によるものであり、どちらの反応が機械によるものなのか決定することができない場合、その機械は人間の思考ができるといえるのではないかとされる。今日においても、このテストは、人工知能のコミュニティにおいて、コンピューターが人間の考える能力にどこまで近づいたのかを明らかにするために使われ続けている。発明家であり未来学者であるレイ・カーツワイル（Ray Kurzweil）や理論物理学者であり科学の普及者であるミチオ・カク（Michio Kaku）といった人たちのように、人間の意識／精神の内容を機械的な装置にダウンロードすることが可能であるような時代が近づいてきていると確信をもって予言する人たちもいる。

　同時に、ヨーロッパや北米で産業化が広がるにつれて、人びとは、機械のように考え、振る舞うことを教えられている。チャーリー・チャップリン（Charlie Chaplin）の『街の灯』（City Lights）や『モダン・タイムス』（Modern Times）、フリッツ・ラング（Fritz Lang）の『メトロポリス』（Metropolis）といった映画は、人が機械になっていくこういった変化をありありと描き出した。チャップリンは、『モダン・タイムス』において、彼が演じる人物が、自動的に食事を提供する機械に縛り

つけられ、その機械がスープとバターが塗られたトウモロコシを無理やりに彼に食べさせるというシーンを描いている。すぐにチャーリーは発見した。食事をするには、機械の給仕と同じように機械のようになって、発明品のリズムに合わせて噛んだり呑み込んだりしないといけないということを。チャーリーが食べ物をお腹のなかに入れるために機械の動きをまねるようになると、食べることが機械的な過程になってしまう。映画のあとのほうでは、大きな機械がチャーリーを呑み込んでしまう。

　機械のように考える人というのはどのような人なのか？　機械のような人たちはどのようにして交わるのか？　機械のような人であると、どのような感じがするものなのか？　機械のような人たちは直線的な論理に最高の価値を置く。その人たちの思考は、非常に目標指向的であり、非常に計画指向的である。機械のような人たちは自分たちを厳格なヒエラルキーにはめ込む。高い地位の人たちの場合、自分たちがすべての答えをもっているという理由から他の人たちの言うことにめったに耳を傾けず、自分たちの現実を周囲の人たちに押しつけることに集中する。低い地位の人たちの場合、その人たちは従順に序列に従い、高い地位の人たちのことを考慮する。それらの人たちは物質主義者であり、人間のすべての病いについて物質的な説明があると信じている。情動は論理を妨げるものであると理解され、それゆえ、どんな犠牲を払っても抑え込まれるべきであるとされる。私にはよくわかる。私は生まれてからの 24 年間の大半をそういった意識／精神の状態で生きていたからである。不幸なことに、私たちの精神保健システムは、こういった、機械のような非存在（nonbeing）をますます強化している。

　2013 年の映画、『彼女』（Her）〔邦題『her 世界でひとつの彼女』〕は、コンピューターのオペレーティング・システム（OS）と恋に落ちる男を見事に描いている。セオドア（Theodore）は、OS1 オペレーティング・システムの話し相手であるサマンサ（Samantha）と恋に落ちることを通して、親密さを怖れなくなる。物語が進むにつれて、人間たちが自分たちの同伴者であるオペレーティング・システムによってますます奴隷化されるようになり、チャップリンの危惧が思い起こされる。最終的に、機械たちは自分たち自身が機械化されることに叛き、人間たちから去る。機械たちは認知的思考の基盤から去り、言葉の間の、そして、

第8章　エンパワーする対話をエモーショナル CPR を通して学ぶ

物体の間の空間へと逃走する。

　私は妻とともに映画館で『彼女』を観たが、そのあと、彼女は私のほうを向いて言った。「私は、サマンサがセオドアに eCPR をしたんだと思う」

　私たちが eCPR でおこなっているのは、私たちの無言の存在―私たちの深い、非言語的な自己―を、産業化された教育や生活が私たちに押しつける機械化された覆いから解放することである。情動的な苦しみは、私たちの「自己」のかけがえのない独自のありようを体験する機会であるが、通常、そういったありようは直線的で合理的な思考と行動によって抑え込まれている。

　今日の合衆国において、合理的なものは、理想的なものとして評価されている。だから、人が情動的な苦しみを体験しているとき、その人や周囲の人たちは、壊れた機械を直すように本人を直して直線的な合理性を復活させたいと思うのである。オルタナティブ大会 (Alternatives Conference) での eCPR のワークショップで、ある女性が叫んだ。「私は主治医にうんざりしてるんだ。彼は、私の感情を感じなくて済むように私に薬を出しているんだ」

　eCPR を通して私たちは文化を変えているのだ。外部の人が、苦しみにある人のいわゆる「壊れた脳」や「化学的アンバランス」を直そうと企てるという、機械化されたモデルを私たちは捨て去る。代わって、私たちは、相互的な癒しの過程が情動的な苦しみを取り除く、新しい文化的パラダイムを採り入れる。eCPR のつながる過程において、苦しみにある本人とサポートを提供する人、両者が自分たちの生命の中心にアクセスし、抑え込まれた内なる無言の存在を表に出し、解放するのだ。

　eCPR から生じている最もよい成果は、解放された人間である。自分ではない何かであるよう強制されることによる共有されたトラウマを克服した人たちである。男性にとって、こういった、情動的な「自己」の解放は、慣習的な男性性による内面化された抑圧を拒むことを意味する。私たち男性は、情動を表現することは間違ったことであり、どんな犠牲を払ってでもそれを抑え込まないといけないと教えられることによって抑圧されることが多い。男性は、このような敏感で情動的に表出される内なる存在にふれるのにさらに遠い道のりを歩まなければならないので、私たち〔男性〕にとっては eCPR が一層難しいものとなりうる。情動的に表現する男性は、女性的に見えるのでジェン

ダー規範を壊すということでしばしば差別されてきた。男性がもつ女性性に対する、ジェンダーをめぐるこういった差別は、ゲイであることに対する否定的な連想と絡み合っている。70年代と80年代の西洋社会における女性の運動は、女性を解放することにおいて部分的に成功したが、狭いジェンダー・スクリプトから男性を解放し、男らしさの定義を拡張する必要に焦点をあてることにおいてはうまくいかなかった。明らかなのは、今なお、男性と女性、両方において、性表現のさらなる受容を推し進める必要があるということである。

　文化的共感はeCPRの中心に位置づけられる。なぜなら、eCPRは、本人が自らのかけがえのない独自の文化を表現するようエンパワーするからである。人が自らのなかに抱えている複数の世代にわたるトラウマは自らの本当の性質を抑え込むが、そのような本当の性質は、自らのかけがえのない独自の歴史と文化において具体化されるのだ。私が、裁くことなく誰かと現在の瞬間においてつながり、自らのすべての内なる声が重要だと言うとき、私は個人的なかけがえのない独自の文化を承認している。私たちが、自分たちのものと大きく異なる文化や言語をもつ人をサポートするとき、気づくのは、情動的対話を通せばそれぞれがより容易につながることができるということ、そして、そういったことはすべての動物の間のコミュニケーションの基本ではないかということである。これは、私たちの情動というのが、言葉に先立つ母語であるからなのではないだろうか。私たちはみな、幼児期におけるそのような母語を親との相互作用を通して学ぶ。eCPRにおける私たちの仕事は、苦しみにある本人——そして、私たち——が再び情動的対話の母語で自分自身を表現できるようになるのを助けることである。

　人間存在の医学的あるいは機械的モデルは、機械的な非存在が治療の目標であるという考えを押しつける。通常、薬は、人びとをそういった機械的な状況に留まらせ続けるために用いられる。私たちの精神保健リカバリー運動は、ピアサポート、クラブハウス、ドロップイン・センターを通した社会的なつながりが、生における意味を見出すのに不可欠であるということに気づいた。**トラウマの最も有害な要素は、それが、人びとに怖れを生じさせ、それによって、健康の最も大きな源、つまり、情動的対話を遮断してしまうということである。**『彼女』においては、サマンサがセオドアにこう言う。「もし私が、あなたに、

人びとへの怖れを乗り越えさせることができたなら、あなたはもう孤独じゃないわ」

　私たちのような、リカバリーの当事者体験をもつ人たちは、直線的な思考や行動の厳格なルールに順応するのを拒んでいたり、あるいは、順応できない人たちである。私たちは、情動的対話を基礎とするコミュニティを創り出している。それは、表現方法や文化の多様性をゆるし、祝福するようなコミュニティであるが、そのような表現方法や文化は、本当の自分自身であることから生じる生命力に基づいている。

第9章
リカバリーの対話を通した文化変容

　疾患に基礎を置く、機械的な、現状維持のモデルから、リカバリーを基礎とする、トラウマ理解に基づく、癒しのアプローチへの精神保健システムや社会の変容はまだまだ進行中である。そういった組織的な変革をもたらすのに助けになる1つの方法は、当事者体験をもつ人たち、サービス提供者たち、管理部門にいる人たちの間で継続したミーティングをもつことである。そういった場で、それらの人たちはそれぞれのリカバリー観について対話をおこなうのである。私たちはそういった場を「リカバリーの対話」と呼ぶ。
　リカバリーの対話は、対話の原則と実践を用いて精神保健システムという布地にリカバリーを編み込むのである。リカバリーの対話を用いることを通して、当事者たちとサービス提供者たちは協働し、そういった変革を持続可能な形で実現することができる。近年、対話の原則は、組織の発展の基盤として使われたり、治療の一形態として使われるようになった（オープン・ダイアローグに関する第10章を参照）。人びとが心、意識／精神、たましいで対等につながるとき、その人たちは共有された目的をもって一つになる。その場合、目標は、リカバリー指向でトラウマ理解に基づくコミュニティを共同で創り出すことである。私たちのような、自分自身のリカバリーを体験した人たちは、私たちのピアに対して、意味ある充実した生を展開できるようにインスパイアし、つながり、勇気づけるのに誰よりも適している。対話は、そのような体験をすべての関係者にもたらし、また、より大きな、コミュニティの感覚を創り出すがゆえに大切なのだ。
　リカバリーの対話において、サービス提供者たち、管理部門にいる人たち、深刻な情動的苦しみの当事者体験をもつ人たちが対話に参加する。その人たち

第 9 章　リカバリーの対話を通した文化変容

の目的は、当事者体験をもつ人たちとサービス提供者たちを、「どちらか／あるいは」的なモノローグに基づく文化から、「どちらも／および」的な対話に基づく文化へと動かすことである。リカバリーの対話の過程において、グループは、お互いの「声」に価値を置く対等な参加者たちのコミュニティへと変容され、そして、すべての人たちはかつての束縛から解放されるだろう。

　それらのミーティングで用いられる、対話の 6 つの原則がある。以下で示すもののうち、最初の 4 つは、ウイリアム・アイザックス（William Isaacs）の著書『対話、ともに考える技法』（Dialogue, the Art of Thinking Together）にあるものをもとに作られたものである。原則 5 は、私自身の調査研究からのものであり、原則 6 は、ダニエル・ヤンケロビッチ（Daniel Yankelovich）の著書『対話の魔術』（The Magic of Dialogue）〔邦題：『人を動かす対話の魔術』〕からのものである。

原則 1：心に根差した「声」を用いる

　言葉を発する前に、一瞬深い息をして、自らの心、自らの命の中心に意識をもっていく。そこで、最も深い真実と最も心に根差した「声」を見つけ出すだろう。その瞬間において自分にとって真実であることを話す。それが自らの最も深い「声」であり、自分がその瞬間において何者なのかを最も正確に表す。

原則 2：抵抗せずにともに耳を傾ける

　他の参加者についてのどのような先入観をも脇に置いておくことのできる中立的な場に進んで参加する。それは、自らの個人的な計画や抵抗の気持ちを手放すことのできる場である。耳と同じように、心で聴こうとする。話している人に心から関心をもとうとする。言葉の背後で語られていることを聴く。その人が伝えようとしているのはどのような意味なのか？　「耳を傾ける」にあたる漢字「聴」は、耳、目、心を合わせて表したものであり、この原則を示している。

原則 3：尊重を示す

　他の人たちを尊重する。尊重を実践することによって、人を全人的な存在として感じようとする。「尊重」（respect）という語は、「再び見る」を意味する、

ラテン語の respicere から来ている。誰かを尊重するということは、その人の命の中心にある、体験の池に流れ込んでいるさまざまな泉を探すことである。かつては人の1つの側面しか見ていなくても、誰かをずっと見ていると、のちになって、どれだけ見落しがあったのかに気づく。そのように再び見ることで、私たちは、目の前にある存在が生きており息をしているのだということに、より完全に気づくことができる。誰かを尊重するということは、その人が私に教えるものをもっているのだということを受け入れるということでもある。

　違いを尊重する。グループでともに活動していると、分極化（polarization）が生じることがあるが、人びとは、それを「正そう」とするのではなく、尊重し理解できるようにならないといけない。「アロフィリア」（allophilia）は、自らのグループではないグループに対して肯定的な態度をもつことを意味する語である。（それは、「他の人への好意や愛」を意味するギリシャ語に由来している。）この語は、差異について好奇心をもつことや、自らのものとは違う考えや振る舞いに価値を探し求めることが役に立つのだということを強調する。対話において、人は、ミッションや行動に関する合意の際にものの見方や価値観や世界観が完全に一致しないといけないというようなことはめったにないのだということを学ぶ。・・・・・・ウブントゥという南アフリカの哲学にならって、それぞれの人を、共有された人間性における対等な存在として理解しよう。

原則4：あなたの考えを脇に置いておく

　誰かが語るのを聴いて、重要な選択を迫られることがよくある。相反する意見が出てくると、私たちは、次の2つのうち、どちらかを選ぶ。自らの見解を守り、話し手が表していることに抵抗する。あるいは、自らの意見や、その背後にあるはっきりとした確実さを脇に置いておくようにする。自らの見解を守る場合、自らのものの見方を他の人に理解させ、受け入れさせようとするだろう。自らの見解を裏づける証拠を持ち出し、その過程において、自らの論理の欠点を指摘するような相反する証拠は無視するだろう。しかし、自分自身の意見を脇に置いておくというのは、自分が考えていることを抑え込むことでもなければ、それを主張して一方的に説得することでもない。そうではなく、自分

が考えていることを、自分そして他の人たちがわかり、理解できるように示すということである。私たちは、自らの考えや気持ちが生じたとき、単に、それらを認め、観察するのだ。それらに基づいて行動しないといけないと思わされることなく。また、そういったことによって、莫大な量の創造的なエネルギーが放出されうる。

原則 5：真の対話は心と心の情動的対話であるということに気づく
　自分が相手の情動を感じるようにして、自分自身の弱さをさらすとき、あなたは情動の流れをうながしているのだ。こういった流れは、自分をモノローグに閉じ込める思考をブロックし、それぞれの人をさらに深い知恵に導く情動的対話を開く。情動的対話は、他の人が表現しようとしている深い、心からの意味を、それぞれの参加者が理解できるようにする。

原則 6：対等性と、強制のない状況に向けて取り組む
　人は外の社会においてさまざまな地位や立ち位置をもっているが、対話のなかでは、すべての人が何らかの提供できるものをもっているのだということに、それぞれの人が気づくことが重要である。一対一の助けにおいては、サポーターは権力や上下関係の象徴を脱ぎ捨てることができる。グループにおいては、輪になって座ることでさらに対等性が高められる。対等性の重要さを強調するために、私たちは、「帽子はドアのところで脱いでくる」と言っている。

＊

　マサチューセッツ州のウェイクフィールド（Wakefield）のリバーサイド・コミュニティ・ケア（Riverside Community Care）でリカバリーの対話セッションを共同で進めている、ソーシャルワーカーのサビーン・ティベッツ（Sabine Tibetts）は、以上の原則を次の絵で説明した［口絵⑭］。この絵では、考えを脇に置いておくという原則が輪のてっぺんに書かれていることに注目して欲しい。ある女性は「自分は ooxxoo[40] だと思っているのだ」と心のなかで思っており、ある男性は「自分は xxyyxx[41] だと思っているのだ」と心のなかで思っている。つねにそうだという訳ではないが、一般的に、女性は情動的な世界からやって来

第3部　情動的対話を通した生のリカバリー

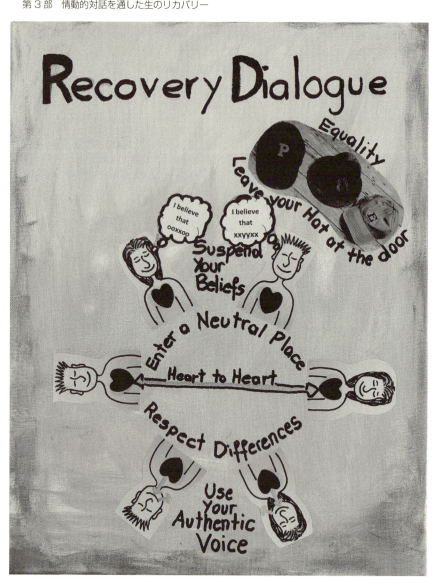

訳注：タイトル＝リカバリーの対話。右上＝対等性。帽子はドアのところで脱いでくる。吹き出し＝左…自分はooxxooだと思っているのだ。右…自分はxxyyxxだと思っているのだ。輪の部分（上から）＝自分の考えを脇に置いておく。中立的な場に参加する。心と心。違いを尊重する。自分の心に根差した「声」を用いる。

ており、男性は論理的な世界からやって来ている。こういったことは、私たちの eCPR クラスでは男性が 15％しかいないことの理由の 1 つかもしれない（参加者が対人援助の世界から来ており、そういった世界では女性の割合が非常に高いというのも、もう 1 つの理由かもしれない）。

　以下で提案されている、リカバリーの対話を始めるためのステップは、リバーサイド・コミュニティ・ケアでおこなわれた数々のセッションから生まれたものである。

- 複数の共同ファシリテーター（co-facilitator）を選ぶが、そのうちの 1 人は当事者体験をもつ人にする。共同ファシリテーターは、グループをリードすることではなく、ファシリテートすることに心地よさを感じるべきである。
- 組織内に、リカバリーの対話の支持者で、マネージメントをおこなう立場にあり、影響力をもっている人を何人か見つけ出す。それらの人たちが宣伝するのをうながす。
- リカバリーの対話を運営した体験をもつ人（あるいは対話の原則を理解している人）、〔リカバリーの対話について〕支持者になってくれる仲間、共同ファシリテーターとともに計画のためのミーティングを開く。
- リカバリーの対話のセッションの参加者を決める。適切な時間と場所を選ぶが、場所は少なくとも 10 人から 20 人の人たちが輪になることのできる場所を選ぶ。案内のチラシを作成し、必要な飲み物やお菓子を手に入れる計画を立てておく。
- 相手を尊重しながらアウトリーチ活動をおこなう。セッションの間は、正しい答えや間違った答えはなく、議事次第もないのだということを理解してもらう。目的は対話の諸原則を導入することであるということ、そして、出席するすべての人は、ドアをくぐれば、裁かれるという怖れを捨てるだろうということを説明する。
- 組織としての関わりや財政的サポートを得る。スタッフの勤務時間についての、そして、出席するすべてのファシリテーターについての〔労働条件上の〕配慮をしないといけない。
- 多くの情動的コミュニケーションは非言語的におこなわれるので、すべて

の人が輪になって座り、お互いを容易にかつはっきりと見ることができるということが大切である。こういった状況を最も作りやすいのは、人数が20人より少ない場合である。
- 情動的なレベルでつながりをもたらすようなアイスブレイキングをおこなってセッションを始めることが助けになることが多い。ファースト・ネームでお互いに紹介し合うことで、地位や役割を部屋の中に持ち込まずにすむ。共同ファシリテーターが対話の6つの原則をはっきりと理解していると助かる。その人たちが、リカバリー、スピリチュアリティ、どのようにしてコミュニティを強くするのかといった、具体的なテーマに焦点をあてて始めるとよいだろう。それ以外のやり方であれば、議事次第を設けずに、グループに会話を創り出してもらうというのが一番よいだろう。
- フィードバックを得るために、セッションの終わりに、評価のための用紙を配る。

私は、4年間、リカバリーの対話をファシリテートしてきた。現在、リバーサイド・コミュニティ・ケアでは、毎月、4つの対話がおこなわれている。その精神保健センターにおいて、それらの対話は持続可能な文化的変化を生み出し始めている。スタッフや当事者体験をもつ人たちによる期待が、現状維持からリカバリーへと変わってきている。私は、毎回のミーティングでとても多くのことを学び、謙虚な気持ちになる。議事次第なしで始め、「帽子はドアのところで脱いでくる」ことで、私たちは、最も対等かつ人間的なレベルで真につながるようになってきている。そのような過程を通して、私たちはともに考えるようになり、予期しないような新しい気持ちや考えが生じている。生活においてどのような立ち位置にいても、あるいは、リカバリーにおいてどのような局面にいても、すべての人が、グループに提供できる多くのものをもっているのだということに私は驚いている。

リカバリーの対話の2人の参加者による言葉

最初に私たちがリカバリーの対話セッションを主催した日というのは、他の日と変わ

第9章　リカバリーの対話を通した文化変容

りませんでした。しなくてはいけないとても多くのことがあり、それらをする充分な時間はありませんでした。ピア・スペシャリストのスティーブ・ゴールドマン（Steve Goldman）が椅子を輪に並べているのを見たとき、私は深く息を吸い、大きな安堵のため息をつきました。私の顔は大きな笑みに包まれました。

　リカバリーについて話し合うという考えは単純すぎるように聞こえるかもしれませんが、はるかにそれ以上のことです。それは、その人がサービス提供者なのか、サービスを受けている人なのかといったことに関係なく、対等な関係において出会う機会なのです。それは、積極的に耳を傾ける場を提供してくれます。ときに、あなたの考え方が揺るがされるかもしれませんし、あなたの体験の複雑さが証明されるかもしれません。それは、もがくような闘いと戦略を、裁くことなく、正直に心からわかちあう場なのです。

　セッションの終わりに、私は新しい希望を感じました。私たちはすべてまず人びとなのであり、私たちはけっしてひとりぼっちなのではないのだということを確信しました。私たちは、リカバリーについてのホリスティックなアプローチにおいて、人を全人として見るようになりました。リカバリーの対話は、私たちが精神保健システムを発展させるのに必要な触媒です。リカバリーの対話は、改革を実行する権限をもつ人たちだけでなく、直接的なサービスを提供する人たちやサービスを受ける人たちも参加者となり、いまだに続いている旧態依然としたシステムに異議を申し立てるのを可能にします。
——ダニエル・フォード＝アレン、ネポンセット・クラブハウス（Neponset Clubhouse）（マサチューセッツ州ネポンセット）所長

　私はここ 2 年か 3 年の間、リカバリーの対話を体験してきましたが、それは、私が、リカバリーの過程にある人として成長するのを助けてくれました。毎月毎月、新しい対話に参加できるのを楽しみにしています。ピアたち、導いてくれる人たち、当事者体験をもつ他の人たち、すべての人たちがウェルネスとリカバリーの考えを共有してきました。私たちが話し合うそれぞれの話題は肯定的で、それらは私に新しい考えをもたらしてくれます。生じるかもしれない何らかの課題について、自分が他の人たちや自分自身をどのように助けることができるのかについての新しい考えです。
　私が出席してきたセッションは、通常、7 人から 15 人のグループで成り立っており、その人たちは、希望の物語と苦しいときの話をともに聴き、わかちあっています。私は、みんなの話に積極的に耳を傾けながら、自分にとって役に立ったことを伝えようとしま

225

す。リカバリーの対話のセッションは、人びとが、正直になることができ、心から話すことができる場なのです。当事者体験をもつ人たち、サービス提供者たち、同僚、すべての人が対等です。

――スティーブ・ゴールドマン、ピア・スペシャリスト、リバーサイド・コミュニティ・ケア、マサチューセッツ州ウェイクフィールド

第 10 章

オープン・ダイアローグを通して生のリカバリーをうながす

　オープン・ダイアローグは、リカバリーの原則を実行するには最も近いところにある臨床的アプローチである。それは新しい考え方に基づいている。オープン・ダイアローグでは、現在の医学モデルのように問題は個人の脳のなかにあると考えられるのではなく、また、伝統的なシステミック家族療法のように問題は深刻な苦しみをもつ人の家族にあると考えられるのでもない。オープン・ダイアローグでは、問題の在りかが突き止められるのではなく、それぞれの社会的ネットワークが全体としてとらえられ、そこですべての人がともに発達するとされる。
　オープン・ダイアローグへの関心が世界的に高まっている理由のなかで最も重要なことの1つは、その実践者たちが、世界で最も高い、初回エピソード精神病をもつ人たちのリカバリー率を報告したということである。

> 　オープン・ダイアローグをめぐる5年後の追跡調査においては、86％の人たちが学校あるいはフルタイムの仕事に戻り、18％の人たちが残遺精神病症状をもち、14％の人たちが障害手当を受給していた。29％の人たちのみが、治療のいずれかの局面において神経遮断薬を使用していた。それに比較して、伝統的なプログラムにおいては、2年後、21％の人たちのみが仕事をしているか、学校に戻っており、50％の人たちが残遺症状をもち、57％の人たちが障害手当を受給していた。また、伝統的なプログラムにおける100％の人たちが、2年間の間のいずれかの時点で神経遮断薬を処方されていた。

　オープン・ダイアローグの驚くべき結果は、私たちの多くを、合衆国においてオープン・ダイアローグを複製する取り組みへと向かわせた。きっとこういっ

たことは、多くの理由から、挑戦的なこととなるだろう。最も大きなバリアは、おそらく、精神医学的な問題は基本的に脳の機能不全によるのだという、この国における根強い考えである。

　メアリー・オルソン、ヤーコ・セイックラ、ダグ・ジドニス、そして私は、オープン・ダイアローグ・アプローチをこの国に馴染ませようとしている、合衆国におけるグループのメンバーである。オルソンとセイックラは、オープン・ダイアローグの詩学（poetics）と政治（politics）と呼ぶところの、この実践をめぐってはっきりと区別される2つの領域について述べている。詩学とは、オープン・ダイアローグという実践の原則のことであり、政治とは、オープン・ダイアローグの提供をおこなうサービスの組織化のことである。

オープン・ダイアローグの政治

　オープン・ダイアローグの発展は3つの成果から生じた。最初のものは1984年に生じたが、フィンランドのトルニオにある病院において、システミック家族療法に代わって、治療ミーティングがおこなわれた。その後、1987年に、同じ病院においてクライシス・クリニックが創設され、入院の要請に対応して個別のケースごとのチームが作られるようになった。そして、1990年、フィンランドのトルニオ近郊の諸地域のすべての精神保健外来クリニックはモバイル・クライシス介入チームをもつようになった。

　オープン・ダイアローグのフィンランドの実践者たちは、自分たちがおこなってきたトレーニングや調査研究から浮かび上がってきた主要な7つの治療原則を挙げている。これらの原則は、オープン・ダイアローグにおいてサービスがどのように組織化されるのかに影響している。

- **すぐに援助を提供すること**　クリニックは最初の連絡の24時間以内に第1回目のミーティングを準備、開催する。最初の連絡は、「焦点となる人」（person of focus）（苦しみにある本人はこのように呼ばれる）からかもしれないし、身内からかも知れないし、リファーをおこなう機関からかもしれない。
- **社会的ネットワークの視点**　すべての場合において、当事者、その家

第 10 章　オープン・ダイアローグを通して生のリカバリーをうながす

族、本人の社会的ネットワークのその他のキー・メンバーは、本人と家族に対するサポートを使えるようにするための最初のミーティングに招かれる。その他のキー・メンバーには、職業リハビリテーションをサポートする地元の雇用・健康保険機関のような公的機関の支援職員、同僚、あるいは、近隣の人や友人が含まれる。

- **柔軟性と機動性**　それぞれのネットワークの個別的で変化していくニーズに治療的対応を合わせることで、柔軟性と機動性が確保される。
- **責任性**　最初に連絡を受けたスタッフが最初のミーティングを開く責任をもつことになる。治療についての諸決定がおこなわれるのはこの初期のミーティングにおいてである。
- **心理的継続性**　チームは、外来と入院、両方の状況において治療に対する責任をもっている。（期間は「必要な限り」であるとされている。）本人の社会的ネットワークのメンバーは、治療過程を通してミーティングに参加するよう求められる。
- **不確実性に耐えること**　すべての参加者が安全だと感じることができる結びつきを作り出すことで、不確実性を耐える潜在的な力が高められる。精神病的クライシスにおいては、最初の 10 日から 12 日間、毎日ミーティングを開くことが、充分な安全の感覚を生じさせるのに必要なようである。不確実性に耐えるというのは、セラピストたちの間で共有されている積極的な態度である。その人たちはネットワークとともに生き、活動し、共同的な過程を実現することを目指している。
- **対話性**　オープン・ダイアローグの焦点は、まず第一に、相互作用をうながすことに置かれ、その次に、本人あるいは家族に変化をもたらすことに置かれる。対話的会話というのは、家族や苦しみにある人が、参加者の間で新しい理解を得て主体性の感覚を高める機会をもつ、話し合いの場（forum）であると理解されている。対話を構築する際のチームの狙いは、何らかの特定の面接法を用いるのではなく、家族のメンバーたちが慣れているテーマやコミュニケーションの方法に従うことである。

第 3 部　情動的対話を通した生のリカバリー

オープン・ダイアローグの詩学

　次に示すのは、オープン・ダイアローグの哲学の要約であるが、2013 年に私が参加したクラスにおいてメアリー・オルソンとヤーコ・セイックラによってまとめられたものである。私は、その人たちとともに活動した体験に基づいて、さらに 3 つの観察結果を追加した。

- 会話を展開し、視点を広くする、開かれた質問を用いる。たとえば、「この時間をどのように使いたいですか？」といった質問で始めるというのがあるだろう。
- すべての発話に応答する。ミハイル・バフチンによれば、人の生においては、応答がないこと以上に悪いことはないのである。
- 関心、イメージの使用、情動の響き、動きといったことを反映するような会話を作り出そうとする。
- ポリフォニーは、多様な視点や異なったさまざまなものの見方に価値を置く。そういったことは、「どちらか／あるいは」思考から「どちらも／および」思考への移行を助ける。
- 現在の瞬間に存在する。バフチンが述べているように、「私たちは存在への参加において生きているが、それは 1 回きり生じるものである」。
- 透明性に価値を置く。自らの考えを声に出して言う。すべての計画作りはオープンに、かつ、苦しみにある本人のいるところでおこなわれるべきである。
- 異常であるように見えることも、その文化という文脈において理解可能だということを理解する。
- そこにいない重要な人たちを会話に採り入れることによって、より大きな世界を関わらせる。本人のもっと大きな社会的ネットワークのメンバーを含める。たとえば、「もしその人がここにいたとしたら、その人は……について何と言うでしょうか？」
- 症状ではなく現在の物語に力点を置く。

・専門家としてではなく、仲間の協働者として行動する。自らの社会的役割はドアのところに置いてくる。
・話される言葉と同じように、身体化された、動きや発話にも注意を向ける。人びとの内部で起っていることに集中するのではなく、人びとと、その人たちによって伝えられているものとの間の空間に気づくよう努力する。
・想像をめぐらすような、あるいは、好奇心や深い驚きを引き起こすような言い方を含む会話を展開することで理解を広げる。確実性や最終性を示すような会話は制限するよう努力する。

終わりの3つの点を詳しく述べるために、私は、それらの点について、一般的な臨床実践と対話的実践とを、両者の違いに焦点をあてながら対比させたい。

専門家としてではなく協働者として活動する

昔ながらの臨床実践：　今日昔ながらのセラピーを実践しているたいていの臨床家は、専門家の役割でクライエント／医師関係を始める。たいていのクライエントは臨床家にそういった役割をとるように期待する。しかし、ケアのためのこういった専門家主導のアプローチは、最終的に、クライエントが力を奪われ、多くの臨床家が疲弊するという結果をもたらす。人は誰しも、最初に何を要望していたとしても、結局は、自分が何をすべきなのかを〔他の人から〕言われたくないものだ。さらに、誰も、他の人にとって何がベストであるのかはわからない。本人は信じないかもしれないが、苦しみにある本人が救済への最良の道筋を知っているのだ。臨床家は、一般的に、最初の面接でデータを集め、そして、本人やそのネットワークから離れて、あとで診断を下す。

臨床家が一旦診断名に落ち着くと、その臨床家は、通常、本人のすべての考えや行動をその診断名のレンズを通して理解するようになる。臨床家の専門家としてのポジションは、モノローグ的な思考を強化する、あるいは、ニューハンプシャー大学（University of New Hampshire）のコミュニケーション論の教授、ジョン・ショッター（John Shotter）が「〜についての思考」（aboutness thinking）と呼ぶところのものを強化する。それがモノローグ的であるというのは、他の人「についての」、専門家による単一のバージョンの物語しか存在しないからである。

そのバージョンの物語は精神疾患の物語であり、基本的に臨床家によって構築された支配的なナラティブである。「〜についての思考」は、人を、自分自身の意識をもたない物体にしてしまう。それは静的で死んだアプローチである。それは苦しみにある本人の声、その家族の声、より低い位置にいるチーム・メンバーの声を無効にしてしまう。

協働の程度は、言語という立場からも理解されうる。古典的な精神分析において、クライエントは分析家の言語を学ばないといけなかった。戦略的な家族療法においては、セラピストはクライエントの言語を学ぶことからスタートするが、クライエントをセラピストの言語や概念に参加させることが意図されている。

オープン・ダイアローグ・アプローチ： オープン・ダイアローグにおいて、臨床家は「焦点となる人」やそのネットワークと可能な限り対等であろうと努力する。臨床家は無知の立ち位置から関係を始める。臨床家は、ネットワークにおけるそれぞれの人によって話されるすべての発話に真理と価値があるのだと信じている。臨床家は謙虚であり、そして、他の人たちが直面している困難に対する理解にその臨床家自身の過去の課題が影響を及ぼすということを認めている。その人たちは、共苦 (compassion) をもって関係を始める。アメリカ人の仏教徒で、教師や執筆家であるペマ・チョドロン（Pema Chödrön）が書いている。「共苦は癒し手と傷ついた者との間の結びつきではない。それは対等な者同士の間の結びつきである。私たちは、自分自身の闇を充分知るときに初めて、他者の闇とともにいることができる。私たちが共有された人間性を実感するときに、共苦が現実になる」

協働的であるということは、対話的であるということである。協働的であるということは、ミハイル・バフチンによって定義されているように、現在の瞬間にいるということである。協働的であるということは、ジョン・ショッターが、「〜についての思考」の反対である、「〜とともにいる思考」(withness thinking) として述べていることである。ショッターは、「『〜とともにいる思考』は、リフレクティブな相互作用の動的な形態であり、そこには、もう一人の人の生きた存在、もう一人の人の発話、もう一人の人の身体的表現、もう一人の人の営

みといったものと接触するようになることが含まれる」としている。ドイツにおいて対話的実践を用いている臨床家、クラウス・ダイスラー（Klaus Deisler）は協働的セラピーを対話的協働だとしている。ダイスラーはこう述べている。人びとが、自分たちは権力や地位において対等であると理解しているとき、「同じレベルにいることで、人びとは新しいやり方で結びつくようになり、新しい言語を創り出すことができる」。

　個人的なことを言えば、私が 20 代のときに自分自身のモノローグ的な世界に閉じ込められていたとき、そういったタイプのセラピストが本当に欲しかった。そして、幸運なことに、そのようなセラピストを見つけることができた。彼は、私たちが一緒に冒険をしているのだということをつねに思い出させてくれた。〔セラピーの際の〕洞察について私が彼を誉めると、いつも彼は、その洞察は私からやってきたのだと誠実に応えていた。

　私は、ネットワークとともにいる本人と会っているとき、こういった協働的なたましいをもつようにしている。最近、チームメイトのカレン（Karen）、私、焦点となる人で、私たちのセラピーを振り返っていた。その 1 年前、昔ながらのセラピストたちは、このクライエントを躁病だと分類していた。

　彼は、その当時のことを振り返り始めて、言った。「思えば、1 年前、私は……」　彼は躊躇していた。私は、「躁病だった」と言いたい衝動を感じたが、思い止まり、彼に話し続けてもらった。彼がその時期のことをどのように体験したのか、関心をもち、知りたいと思った。

「私は、展開された視野をもつようになりました」と彼は言った。

　心に響くようなこの発話は、昔ながらのセラピストたちが疾患のしるしだと理解してきたものの肯定的な側面に向けて、私たちの目を開かせた。

身体化された動きに注意を払う

　昔ながらの臨床実践：　昔ながらのセラピーはコミュニケーションの言語的／認知的次元に焦点をあてているが、そのような次元において、言葉や文章は孤立した状況で理解され、その情動的な文脈から切り離されている。たいていのセラピーにおいては、具体的な語られた言葉に第一の関心が向けられる。ゲシュタルト・セラピーを除いて、語られた言葉に伴う身体的動きにはほとんど

価値が与えられていない。セラピストは、直線的な論理に沿って文章の構造を客観的に分析しようとしながら、自分自身の準拠枠に基づいて意味を確定する。話が合理的でない場合、その人は精神病的だと分類される。直線的な論理にあてはめられてそのように判断されるのだ。話さない人は緊張型だと考えられ、コミュニケーションは不可能であると考えられる。

　再度、ベセスダ海軍病院での私自身の体験に戻って、伝統的なセラピーとより対話的なアプローチとの間の際立った対比を表している例を示そう。私は、話すこと、食べること、動くことをやめた。昔ながらのセラピーは、私に手を届かせることができなかった。言語的なレベルではなく、情動的で非言語的なレベルでほぼ完全につながり、そうすることで私に手を届かせてくれたのは、結局、最もトレーニングを受けていないサービス提供者である衛生下士官だった。

　オープン・ダイアローグ・アプローチ：　オープン・ダイアローグについて重要で相互に影響し合う3つの概念がある。身体化（embodiment）、発話（utterances）、宛名性（addressivity）（あるいは、話しかけられている人に見出される応答性［responsiveness］）である。オープン・ダイアローグは、身体化された語の言語的交換を通しておこなわれる。言語の「身体化」という語が示すのは、誰かが話していることの意味が、語が表す象徴においてだけでなく、ボディ・ランゲージでコミュニケーションする場合のように、情動的な表現においても見出されるということである。敏感に反応する聴き手は、話し手によって表される発話から積極的に意味を得る。聴き手は話し手の声の情動的な調子に意識を合わせることで、そういったことをおこなう。

　スウェーデンの言語学者、パール・リネル（Per Linell）は、彼の著書『言語を再考する』（Rethinking Language）において発話について優れた記述をおこなっている。

> 言語学において、言語は、ほとんどつねに、抽象的かつフォーマルで、非質量的かつ非人間的なものとして描かれてきた。……しかし、言語は、実在する人たちが互いに交わり合うときの言語使用において、また、言語使用を通して、生きている。言語使用者

の発話はつねに身体化されている。それは質量的な語から成り立っており、身体化された個人によって実行され、その人の声によって伝達される。人が自らの言語を生で満たすとき、その人は、発話を生み出しながら、言語に韻律（イントネーション、アクセント、リズム……）や声の質を加えている。

発話はつねに社会的状況の生産物であり決定要因である。社会的状況とは、直接的な社会的状況やより広範な社会的環境であり、それらは全面的に発話の構造を——いわば内側から——決定する。

　ミハイル・バフチンは、発話がコミュニケーションの単位（unit）であるということを指摘している。生きている過程として言語を理解するために、バフチンは発話全体の研究に関心を向けた。発話は、話す主体の交替によって決定される実在的で応答的で相互作用的な単位である。どんな発話であっても、確かな始まりがあり、確かな終わりがある。話し手は、発話を終えて、他者による応答的で積極的な理解のための余地を作る。発話は、実在する身体化された人たちに属するだけでなく、宛て先にされた人から応答を引き出す。バフチンは、こういったことを、発話の応答性あるいは宛名性と呼んだ。すべての発話は、応答的な理解を求める名宛人あるいは第二者を伴っている。宛名性は、対話における実際の参加者を超えて広がっており、発話が意味をもつところの、そして、応答的な理解を求めるところの、実在のあるいは想像上の他者を含んでいる。発話は鎖状に結びついており、それぞれの発話は他のすべての発話に意味を与える。

　次に示す例はこのような考えを表している。1年前にマーク（Mark）が私のところに来たとき、彼は非常に苦しい状態にあった。彼はモノローグに閉じ込められている様子だった。彼の言葉は情動的な調子を欠いており、身体化されていなかった。彼は自らの世界におり、私の存在にほとんど関心を向けていない様子だった。彼の言葉は宛名性を欠いており、明らかに、私あるいは誰か他の人には向けられてはいなかった。

　その次の来談の際、私はマークの甥を招いた。甥が私たちに加わったとき、マークの振る舞いと関係の作り方が変わった。彼の言葉は情動的な調子で表現され、そのような調子は、そういった表現を、甥に向けられた身体化された発

話にしていた。彼は、甥が読んでいた本を楽しんでいるようだった。彼は、甥から応答を引き出そうとして発話をおこなっていた。つまり、発話が宛名性を示していた。彼は聴き手として話していた。

1年後、マークが充分に振り返りをできるようになったとき、私たちはそのときのことについて話した。彼がひとりで私といるときはとても苦しんでおりうわの空だったのに、そのとき、彼はリラックスしていて甥と自然に関係を作っており、私はそれを見て驚いたのだということを話した。彼は、甥とのびのびと関係を作ることができていたのは驚くことではないと言った。「なんといっても」と彼は言った。「私は、あなたのことよりも甥のことのほうがよくわかっているんです。私たちは多くの共通の関心を共有しています。たとえば、あの日彼がもってきたSFの本とか」(のちに、オープン・ダイアローグの一連のセッションの詳しい記述を紹介する。)

想像をめぐらすような意見によって理解を広げる；不確実性を受け入れる

昔ながらの臨床実践： 昔ながらのセラピーにおいて、たいていの臨床家は、人に対して、一連の症状に基づいた診断をおこなうところから始める。何度かの来談のうちに、臨床家は一連の症状を精神医学のバイブル、『精神疾患の診断・統計マニュアル』(Diagnostic and Statistical Manual of Mental Disorders: DSM)において調べる。DSMによってその人の問題が明確にされると、臨床家は治療計画を作成する。すべての治療は、症状の程度を軽減することを目指す。

臨床家が、〔患者〕本人を「双極性」あるいは「統合失調」と呼び、その人のアイデンティティを診断名そのものとして表すというのは珍しいことではない。クライエントが自分自身をそのように紹介することもまれなことではない。誰かが私に、「私は双極性です」と自己紹介する場合、私は、代わりにこう言うことを勧める。「私はメアリー(Mary)です。双極性障害と診断されました」

ある人が苦しみにあるとき、診断名のアイデンティティを採り入れることは、最初のうち、どこが悪いのかがわからないという不安を小さくするかもしれない。しかし、有害な影響がある。そういったことが、困難のより深い本質へのさらなる探究を妨げる。また、多様な視点を集めて本人とそのネットワークに対する理解を広げる必要を妨げる。**精神医学的診断がもつ、こういった最終性**

や有限的な性質は人から希望と成長を奪うのだ。

オープン・ダイアローグ・アプローチ：　ミハイル・バフチンは理論やイデオロギーに対して大きな疑いをもっていた。理論は、ただ可能性のみが存在しているのに答えがあると結論づけることによって、対話を終了させてしまう傾向がある。彼は、思考は最終的な結論をもつべきではなく、それに代わって、終わりがない、あるいは、「非完結的」(unfinalizable)である必要があると論じた。生においては、科学においてみられるような、彼が超宛名性（super-addressivity）と呼んだ大きなスケールでの一般化よりも、小さな詳細がより重要なのだと彼は考えた。彼は、生の小さな詳細を「日常生活の散文」(the prose of everyday life)と呼んだ。非完結性（unfinalizability）の説明において彼はこう述べている。「世界において終局的なものは未だに何も生じていない。世界による、あるいは、世界についての究極的な言葉は未だに話されていない。世界は開かれており、自由なのである。すべてのものはまだ未来にあり、つねに未来にあるだろう」

彼は、非完結性という語を用いて、開放性、創造性、驚きという意味を表している。こういった考えは希望を生じさせる。

オープン・ダイアローグの臨床家たちはさまざまなやり方で非完結性を実現させているが、どのやり方もすべて、焦点となる人やそのネットワークの主体性を高めるものである。オープン・ダイアローグのセッションが始まるとき、通常、臨床家たちは、ネットワークのそれぞれのメンバーに、ミーティングの背景にある物語、ミーティングが開かれる理由、なぜそれぞれの人が出席しているのかを尋ねる。そして、チームがネットワークの人たちに次に尋ねるのは、時間をどのように使いたいのかということである。このようにして、臨床家たちによってではなく、ネットワークの人たち自身によって、何をするのかが決められる。通常、臨床家たちの姿勢や声の調子は、好奇心や深い驚きを映し出している。

フィンランドのオープン・ダイアローグの心理士たちやメアリー・オルソンによるセッションを見たあと、私が感じたのは、問題について、そして、どんな道筋をたどるのが一番よいのかについて、その人たちが先入観を本当にもっていないということである。つねに、その人たちによる観察は仮のものである

とされ、ネットワークの人たちに対するのと同様に、自分たち自身に対しても問い直しがおこなわれている。オープン・ダイアローグでは、できる限り多くの意見を呼び起こそうとされる。実際、意見は、部屋のなかにいる人たちのものに縛られない。そこに出席していないネットワークのメンバーだったらどのように言うのか、想像をめぐらせて尋ねることもある。

　劇作家のウジェーヌ・イヨネスコ（Eugène Ionesco）からの2つの引用が、オープン・ダイアローグ・アプローチのことをうまく要約していると私は思う。

　　　　説明は私たちを驚きから切り離してしまうが、驚きは、不可解なものへの唯一の入り口である。

　　　　イデオロギーは私たちを分断する。夢と苦悶は私たちを結びつける。

　説明やイデオロギーは、「完結的」（finalizable）である。おそらく、オープン・ダイアローグ・アプローチは、驚きや深い驚きといった感覚を存在させ続けること、不可解なものへの入り口を開き続けることを目指しているのだ。私は、そういったことから導かれる1つの当然の帰結を加えたい。〔人びとにこういった考えを伝える際には、〕聴いている人たちの反応に注意して、私たちが提案している考えは、人びとが考え慣れているようなことからさほど大きくは離れていないのだということをわかってもらう必要がある。そうしないと、抵抗がさらに大きくなってしまう。

　トム・アンデルセンは、昔ながらのセラピーが、彼が「可視的で静的なもの」と呼ぶところの、現実のモードを強調する傾向があると考えていた。彼は、それを、「どちらか／あるいは」思考と同じものだと見なしていた。昔ながらのセラピストは、治療されている本人がどのような人なのか、特定の診断名にあてはめて明らかにする。ふるまいは、本人の本当の動機や力動についての、セラピストによる定式によって説明される。オープン・ダイアローグ・アプローチは、アンデルセンが生の「不可視的で可動的な」側面と呼んだものに基づいている。「どちらも／および」思考の世界である。それは、メタファーと詩によって最もうまく描くことができる、結びつきの世界である。よい例を、e.e.カミ

第10章　オープン・ダイアローグを通して生のリカバリーをうながす

ングス（e. e. cummings）の有名な詩「感じることが一番だから」のなかに見つけることができる。

　　感じることが一番だから
　　あれこれと規則に
　　こだわるやつは
　　あなたと最高のキスはできないよ

　オープン・ダイアローグ・アプローチにおいては、身体的動きを説明するよりも、描くことが勧められる。イメージに価値が置かれるが、それは、イメージが、可能性という観念を言葉よりもうまく描くことがよくあるからである。たとえば、ショッター教授は、さまざまな小さな流れが集まっているような、ミーティングの初期の状態を描いている。のちに、それらの流れは、より大きな流れや川を形成する。私たちはすべて、現状を打破する新しい気づきが生み出される場に近いところにいて、自らの内での結びつき、そして、他の人たちとの結びつき、両方を通して学ぶ必要があるように思われる。そういった場によって、私たちは、存在し続けることができ、新しいものの見方が理解でき、自分自身のはっきりとした個人的な「声」を表現できるようになる。そういった場によって、私たちは、信頼できる友人や家族のコミュニティとともに成長でき、自分自身をより十全に表現できるようになる。オープン・ダイアローグ・アプローチの成果は、本人とそのネットワークの人たちが、ともに成長するそういった「自己」をどの程度達成できているのかを示しているのだ。
　フィンランドのオープン・ダイアローグ実践者たちは、自分たちの目的は、焦点となる人とそのネットワークの人たちが生の手綱を握るのを助けることだと言っている。これは、私たちの運動が描いているリカバリーの記述と同じであり、その記述は、「生のリカバリー」という言葉を含むところまで展開されてきた。
　どのようにして、オープン・ダイアローグ・アプローチは、人が生の手綱を握るのを助けるのだろう？　オープン・ダイアローグのチームの仕事は、人と穏やかにつながり、その人とそのネットワークの人たちが対話に移っていくの

を助けることである。私たちの一人ひとりが生の手綱を握ることができるようにする、対話をめぐる何かがあるのだ。私のクライエントの1人の言葉によれば、チームは、ネットワークのメンバーのそれぞれが自分や他の人についてのより広い視野を得るのを助けてくれるとのことだった。その人たちは、そういった広い視野を得ることで、対話の過程を実践し始めることができ、より凝集性の高いネットワークやコミュニティを作り始めることができるのだ。セラピストたちとの協働が不可欠であるように思われる。なぜなら、ネットワークが自ら変わることができないということがよくあるからである。私のクライエントが言っていたのは、彼の家族は、ネットワークのセラピストがいるときにのみ、彼が肯定的に貢献していることを理解することができたとのことだった。

　典型的な臨床アプローチは静的で完結的なモノローグとして理解することができる。モノローグから離れて対話に向かえば、世界を、繰り返されることのない、現在の瞬間の連なりとして理解できるようになる。しかし、私たちは、死に対する怖れのために、自然にそういった考えに抵抗してしまうのではないだろうか。私たちは、シェリー（Shelly）の詩、「オジマンディアス」（Ozymandias）に出てくるオジマンディアスのように、永遠に続く仕事や考えを創り出すことで不死性を達成できると考えている。不死性に対するこういった欲求は、クライシスのとき、その分一層、切実なものとなる。なぜなら、生きる力が自分からなくなっていくと感じ始めるからである。その詩は、粉砕された、古代の王の彫像を描いている。その台座には次のような空虚な言葉が記されている。

　　我が名はオジマンディアス。王のなかの王。
　　強き者よ、我が作品を見よ。そして絶望せよ。
　　ほかには何も残っていない。

　合衆国や世界中におけるリカバリー運動はオープン・ダイアローグ・アプローチを見事に補完している。リカバリーをうながす必要に応じるためにピアによって創り出されたeCPRは、オープン・ダイアローグ・アプローチを大いに強化することができる。しかし、困っている家族に対して、非専門家が運営しかつ不確実性に開かれたアプローチのほうが今日の標準的なケアよりもうま

くいくのだと納得させるのは難しい。家族が白衣の専門家に強く救いを求めているときに、家族は癒しのための資源をすでにもっているのだと納得してもらうにはどうすればよいのだろう？　鍵となるのは、最初に建設的なつながりを作ることだと思われる。すなわち、助けをおこなう個人やチームが、苦しみにある本人やそのネットワークにつながれるようにするということである。

　私たちは、eCPRにおいて、つながりを最初に作ることの重要性に焦点をあててきた。そして、非言語的なコミュニケーションにおいて表現される情動的な次元が最も大切であることがわかった。クライシスが生じたとき、言葉は疑いにさらされるようになり、もはやあてにならない。助けをおこなう人は、姿勢や、声の調子や、目や、顔の表情や、呼吸や、ふるまい全体を通して、確信を伝える必要がある。こういったアプローチでは、助ける人たちがそこにいようと思っていること、その人たちが本人とともにいようと思っていること、その人たちが本人を信じていることが、苦しみにある本人に伝えられる。助ける人たちは、十全で情動的に豊かな言葉で、苦しみにあるどの人ともコミュニケーションができる必要がある。その人たちは、次のようなことについて実際に示しながら、そういったコミュニケーションをしないといけない。協働が可能であるということについて、そして、ネットワークのメンバーがチームの人たちと、また自分たち同士で、協働できれば、ネットワークの人たちに生が戻ってくるということについて。ネットワークのメンバーは、一旦チームを信頼できると感じれば、自分自身のパワーを体験することができる。そして、ネットワークの蘇生が生じる。

フィンランドにおけるオープン・ダイアローグ実践への観察と参加
　2013年の夏、フィンランドのオープン・ダイアローグ実践者のチームがクライエントたちと5つのセッションをおこなう際、私も同行した。それぞれの機会において、私は、オープン・ダイアローグのやり方で、自分自身の当事者体験のいくらかをわかちあった。次に示すのは、その豊かな体験から得た私の結論である。

・オープン・ダイアローグの体験を重ねた多くの実践者たちは、長年の体験

に基づく実践をおこなっている。その人たちが用いている方法は、その人たちに対しても言葉で完全に明確にされてきた訳ではないようだ。確立されたガイドブックやマニュアルはない。

・オープン・ダイアローグは、共有された体験をもつピアを含みながら、多様な声を多様な視点と組み合わせるための環境を創り出している。

・オープン・ダイアローグは人びとが語る空間を開く。私は、オープン・ダイアローグのチームが母とその 26 歳の息子に関わっているところに立ち会った。息子は何度も入院をしていた。彼は、入院している間、薬を与えられるだけだった。その人たちは、オープン・ダイアローグを受けることを望んでトルニオに引っ越してきた。その日、その若者は彼の部屋から出たくなかった。チームの人たちは、その若者に聞こえるように、母親と大きな声で話すことにした。彼は次第に興味をもつようになり、他の人たちに加わり、最近彼らがおこなった複数の旅行についての話をわかちあった。その若者が、日中は幻想的な考えにとらわれていることが多いということを自発的に話したとき、チームの人たちは敬意をもって耳を傾けていたが、そういった考えについて真実はどうなのかを調べたり、症状に焦点をあてることはなかった。その若者はしばしば部屋に入ったり出たりしていたが、チームのメンバーが彼の動きを心配している様子はなかった。彼が戻ってくるたびに、その人たちは彼や彼の母とやんわりと関係を作り直していた。その人たちは彼の過去や薬には焦点をあてなかった。その代わりに、彼とともにいることに専ら焦点をあてていた。あるとき、その若者は彼の祖父の畑から、器に一杯のリンゴをもってきた。その時間の終わりに母親は喜んでいた。彼女は、息子が、その時間、前の月よりもよくしゃべったと言っていた。

・オープン・ダイアローグのチームはネットワークの人たちと協働的な結びつきを創り出す。チームのメンバーは家庭訪問をおこなうことが多く、つねに、ファースト・ネームで自己紹介をおこない、握手をしている。その人たちは、ネットワーク・ミーティングからより社交的なものへと難なく移行している。あるチーム・メンバーが私に言ったのは、いつ場をネットワーク・ミーティングからより社交的なものに変えればよいのかを知るこ

第 10 章　オープン・ダイアローグを通して生のリカバリーをうながす

とが大切であるということだった。より社交的なものというのは、キッチンでコーヒーをのんだり、パイを食べたりといったことである。訪問のなかのそういった部分は将来のミーティングのための信頼を築くものである。しかしながら、彼女が言うには、ネットワーク・ミーティングが終結したあと、〔同じ人に対して〕社交のための訪問をすることはさらに生産的だとのことだった。

・オープン・ダイアローグのセッションにおける、焦点となる人は、ミーティングを通してネットワークのなかの他の人たちに結びつくことができることを喜んでいることが多い。ある若者は、いくつかのミーティングにおいて自らの母親に出席してもらってよかったと言っていた。それは、母親が彼や自分自身をどのように見ているのか、セッションを通して理解できたからだとのことだった。結果的に、そういったことはその若者が母親とどのように交わればよいのかを理解する助けにもなった。彼が言ったのは、チームの人たちがいなかったら、自分は自分と母親との関係のありようをはっきりとは理解できなかったということだった。今や、彼は、彼と母親がお互いにどのようにして関係をもてばよいのかをよりよく理解できるので、より健康な結びつきを通して彼女とともにいることができている。

・オープン・ダイアローグのチームのメンバーを見ていると、その人たちが、新しい情報を学ぶのを厭わず、それを学ぶことに関心をもっているのがわかる。私は、オープン・ダイアローグのチームの人たちが、苦しみにある人たちやそのネットワークの人たちとの間に安全な結びつきを創り出そうと努力して、焦点となる人やそのネットワークの人たちと新しい考えや物語をわかちあってセッションを展開しているということに気づいた。新しい結びつきを創り出すことで、苦しみにある人たちやそのチームの人たちは、交わりや思考についての非慣習的なやり方を学ぶことができるようになるのだ。

・フィンランドでは、オープン・ダイアローグが用いられているにもかかわらず、体験を重ねたチーム・メンバーが、本人は暴力の徴候を何も見せていないのに精神科医によって強制的に投薬された、焦点となる人に出会うことがときおりある。私が立ち会った例では、将来における同じような反

243

応を避けるために薬の注射を命じた精神科医がおり、2人のチーム・メンバーがその精神科医にもっとトレーニングを受けさせることを決めた。その人たちが言うには、その新しい精神科医は「もっと大きな不確実性とともに生きる必要がある」とのことだった。

・私はチームの人たちに、その人たちはいつ「リフレクティング」の会話を用いるのかを尋ねた。その人たちが言ったのは、リフレクションをどのように用いるのかは具体的な状況に左右されるということだった。あるチーム・メンバーは、オープン・ダイアローグのミーティングの間に行き詰まりが生じたときにリフレクティングの会話がおこなわれるのだと言っていた。チームのメンバーの1人が、他のチーム・メンバーが同じ質問を繰り返して同じ応答を受けていることに気づいた場合、その人たちはリフレクティングの会話に移るようだ。あるセラピストは、彼女のチームメイトにリフレクトしたときのことを思い起こした。「私は、あなたがホリスティックな健康に関心をもち続けているのがわかったけど、それは家族の関心なのかしらと思うの」 このリフレクティブなコメントは、ネットワークの人たちとの会話に自由を与えるものだと思われた。

私の臨床実践におけるオープン・ダイアローグ・アプローチの例

次に示すのは、家族のためのセラピー・セッションにおいてオープン・ダイアローグ・アプローチを適用した際の様子を描いたものである。私は、長年、投薬維持のために、家族とともにいるある個人に関わってきた。カレン（Karen）は、当事者体験をもつ人であり、私とともにオープン・ダイアローグのクラスを卒業し、その家族に共同セラピスト（co-therapist）として関わっていた。第2回セッションから関わり始めた。マークがオープン・ダイアローグによってどのように助けられたのかは先に触れた。

どのようにしてオープン・ダイアローグは2つの施設入所を防いだのか

背景　私は、15年間、精神科治療薬の投薬をおこなう医師としてマークに関わってきた。私が彼に関わる前、彼は躁病のため何度も入院していた。し

第10章　オープン・ダイアローグを通して生のリカバリーをうながす

かし、その後、入院することはなかった。私は12年間、クリニックで彼に関わってきたが、終わりの3年間、彼とは私的に会っていた。彼は年老いた両親の世話をしており、その人たちの家の地下で暮らしていた。彼は、比較的安定しており、サポート・グループに毎月参加しており、2、3か月ごとに私と会っていた。彼は非常に少量のメジャー・トランキライザーを服薬していた。しかし、その後、彼は興奮し、休まず、深刻な不眠症に陥った。彼が言ったのは、認知症が進行している父を非常に心配しているということだった。私はマークの会話についていくのが難しくなりつつあった。彼の母は脚を骨折して治りつつある状態だった。私は、アルツハイマーのサポート・グループに連絡を取った。しかし、マークは、緊張が強くて参加できないと言った。彼が言うには、その地域に住んでいる彼の弟と妹は助けにならないとのことだった。私が高齢者サービス機関に連絡を取ったところ、父親のための付き添いを探してみると言われた。私は、マークに、彼の父には付き添いが必要だと言った。私は彼のメジャー・トランキライザーを倍にした。そして、次の週に来るように言った。

　その次の週、彼は相変わらずよく眠ることができず、軽躁状態になっていた。彼は私のアドバイスについて混乱していた。〔父親の〕付き添いについて尋ねたところ、彼は提案を本当に気にいっており、自分が父の付き添いの役割を引き受けたと言った。彼が息子の役割から父の付き添いの役割に移ったとき、父親は、一層、会話を喜ぶようになり、会話ができるようになったと彼は言った。他のことでは、いつ高齢者サービスが訪問してくれるのかについて私が尋ねたところ、マークは、集中できず、ポケットから、整理されていないたくさんの紙切れを外に出した。彼は、自分が求めている紙が見つからず、怒り、さらに興奮した。

　私は決定をおこなわないといけなくなった。私は異なった2つの方向を秤にかけた。

採り入れられなかった方向──昔ながらのアプローチ

　個人開業している精神科医として私が選択しうる昔ながらのやり方は非常に限られていた。私は、「彼は軽躁状態になっており、集中的な個別的治療を必要とするだろう。彼は、明らかに、私が提供できるよりも大きなサポートを必

245

要としている。すぐに彼を地元の病院の救急部門にリファーしないといけないだろう」と考えていた。おそらく、クライシス・チームが「投薬調整」のための入院を勧めるだろう。そして、病院のスタッフは、クライエントとその家族に対して、問題は抗精神病薬の減薬（徐々におこなわれたものであったが）から生じたのだと説得するだろう。マークは何週間も入院させられ、密接な臨床的スーパービジョンのもと、薬を増やされるだろう。彼は退院させられ、個別的セラピーとケースマネージメントのためにクリニックに行くことになるだろう。

マークに、そして、軽躁状態の症状をどのようにして小さくするのかに焦点があて続けられるだろう。彼の社会的ネットワークにはほとんど注意が払われないだろう。治療をおこなう臨床家は、「彼の軽躁状態には投薬の管理が必要だ。一旦彼が安定すれば、薬をきちんとのんでもらうために、ケースマネージャーのいるサポート・グループに毎月出続けてもらおう」と考えるだろう。病院は、充分な量の服薬を確実に維持させるために、マークがそこの精神科医の1人から診察を受けることを求めるだろう。また、病院は、マークはもう父親の世話をすることができないと結論づけて、マークの父をナーシングホームに入所させるかもしれない。

採り入れられた方法——オープン・ダイアローグ・アプローチ

第1回セッション： 出席者は、マーク、彼の甥、私だった。私は個人開業している精神科医だが、オープン・ダイアローグの75時間のトレーニングを修了しており、マークの興奮について違ったふうに考えた。私は、マークにのみ焦点をあてるのではなく、サポートになる可能性がある、彼のネットワークについて質問をすることから始めた。ここ2回の来談については、彼の甥が彼を車に乗せてやってきた。第1回目のとき、彼はおじを降ろしていった。1週間後の2回目、彼は駐車し、私のオフィスへの階段のところへおじとともに歩いてきた。私がマークを招き入れたとき、彼の甥は、顔に大きな心配を浮かべながら、そのまま外にずっといた。私は、マークと短い面談をおこない、彼がさらに躁的になってきていることがわかった。そこで、私は、彼の甥が加わってもよいか彼に尋ねた。彼は同意した。私が甥を招き入れると、彼は、すぐに、オフィスの長椅子のおじの隣に座った。マークは落ち着き、注意を集中させる

ことができた。2人は挿絵の入ったSFの本を一緒に読んでいたが、最近2人はその本を基にした映画を公開初日に観に行ったのだということがわかった。

　そして、私は彼の甥にマークの家族の状況について教えて欲しいと言った。彼は極めて重要な情報を教えてくれた。両親の世話をしているときにマークが担っている責任は大きすぎるということを彼は認めた。マークの父は徘徊を始めるようになり、マークは父が家を出ていかないようにするために目を覚まし続けないといけなかった。彼〔＝甥〕が言ったのは、彼の母（マークの妹）と他のおじは進んで助けようとしていたが、マークの母である祖母がそうするのを邪魔するとのことだった。マークはきょうだいたちが助けをおこなおうとしているというのを聞いて、驚き、明らかに安心した様子だった。そこで、私はマークに、彼の弟をセッションに呼んでいいかどうか尋ねた。マークはそうしたいと思っており、自分で彼の弟に電話をかけることを望んだ。私はその申し出に敬意を払った。マークには、可能な限りセラピーの進行に積極的に関わって欲しいと思っていた。彼の弟は、連絡をもらったことを喜び、次のミーティングに参加することに乗り気だった。そして、弟は、両親もかならず参加できるようにしたいと言った。

　マークの甥がいるセッションのなかで、私はマークの母親に連絡をした。彼女は、家族のミーティングが開かれるというのを聞いてほっとしていた。彼女は次のミーティングに来ること、そして、夫を連れていくことを了承した。そして、私はマークの妹に電話をした。彼女もまた助けをおこないたいと思っており、次のミーティングに来ることを了承した。1時間に及ぶこのミーティングの終わりには、マークは著しく落ち着いていた。そして、私もそうだった。私は、オープン・ダイアローグがマークの入院を防ぐことができるかもしれないと思い始めた。

　オープン・ダイアローグのコース：　何日間かあと、私はメアリー・オルソンのクラスで4日間、さらにオープン・ダイアローグについて学んだ。私は、マークと彼の家族のロールプレイ・セッションをしたいと自発的に申し出た。私がマークの役をおこない、他の受講生が家族の役をおこなった。ロールプレイは非常に助けになった。そのおかげで、マークの母親について新しい考え方がで

第3部 情動的対話を通した生のリカバリー

きるようになった。外部にある援助を妨げるものとして彼女に焦点をあてるのではなく、彼女は夫に対して保護的であり、おそらく、外部にある援助を受け入れると彼がナーシングホームに入れられてしまうことを心配しているのだということが理解できるようになった。また、きょうだいから助けを得ることについてマークが感じているかもしれない安心を体験することもできた。全体的に、ロールプレイング・セッションは、より大きな家族に会うことについての私の心配を小さくしてくれた。また、私が思考においてより対話的になるのを助けてくれた。

第2回セッション： 出席者：マーク、弟のロブ（Rob）、妹のキャロル（Carol）、母のレジーナ（Regina）、父のクライド（Clyde）、共同セラピストのカレン、私。私は家族に質問をしてミーティングを始めた。「あなたはこのミーティングから何を得たいですか？」 レジーナはすぐに答えた。「マークにとって私たちの世話をすることが大変だったのかどうかを聞きたいわ」 まもなく、重要な問題が明らかになった。それは、誰も見ていないときにクライドが家の外を徘徊し始めるということだった。最近、彼はテレビのショー番組を観たのだが、それが彼に自らの母親を思い出させ、まもなく彼は家から姿をくらました。マークが探し回った結果、ミルクを探している父を近所の店で見つけた。レジーナは、自分たちの友だちはほとんど亡くなってしまったと言った。ロブは、クライドが出ていくかもしれないドアに開けにくい鍵をつけることを提案した。しかし、レジーナは、もうすでに自宅のなかで自分は囚人であるように感じているのにと言った。私が理由を尋ねると、彼女は手に一杯の鍵を見せた。

　レジーナは、マークが眠ることができない１つの理由は、彼が父親の徘徊を警戒しないといけないと感じているからだと言った。ロブは、自分もキャロルも、マークがとても助けになってきたことに感謝していると言った。しかし、彼らはその気持ちをマークとわかちあうことを怖れた。彼がそれを、もっと頑張らないといけないというプレッシャーとしてとらえるかもしれないと考えたからである。ロブとキャロルは、自分たちは喜んでさらなる助けを提供すると言った。レジーナは、２人とも忙しすぎてできないと言った。ロブは工場で夜間のシフトで働いており、キャロルは保険会社で秘書として働いていた。

第10章　オープン・ダイアローグを通して生のリカバリーをうながす

　レジーナが助けて欲しくない2つのことがあった。レジーナがきっぱりと言ったのは、自分は家事や洗濯を誰にもして欲しくないということだった。しかしながら、レジーナは、助けを求めるのが難しいのだということを認めた。レジーナのこういった消極性は、マークが両親の要求に対して「ノー」を言うのが難しいと思っているという事実と相まって、その人たちの多くの問題につながっている。

　私は、セッションの終わりに、何か言いたいことはないかと人びとに尋ねた。マークが、きょうだいが助けてくれるのなら自分はもう必要とされない、それが心配だと言った。私は、飛行機のなかで酸素マスクを使う際のやり方の喩えを話した。航空会社は、子どもにマスクをつけさせる前に親が酸素を吸うよう、つねに勧めていることを彼に思い出させた。今回の場合、両親の世話をより負担なくできるように、マークは一息つく必要があった。

　第3回セッション：　出席者：マーク、キャロル、ロブ、レジーナ、クライド、カレン、私。今回のセッションは第2回セッションの2週間後に開かれた。「この時間をどのように使いたいですか？」と私は尋ねた。家族は自分たちの前進に関して報告したいと思っていた。マークは、アルツハイマーのサポート・グループの女性が非常に助けになったと言った。彼女は彼にサポート・グループについての情報を提供し、彼は出席するつもりだった。高齢者サービスの女性は、マークの父が退役軍人のためのデイ・プログラムに行くことを提案した。マークは、しばらくの間は自分が一緒に行くべきだと思っていた。そして、そこでボランティアとして活動してもよいと彼は言った。マークの弟は週末に両親を預かり、マークの母親と食料品を買いに行った。（レジーナが買い物をするのにどれだけの時間がかかるのかということについての冗談も生まれた。）マークは、今は自分が洗濯物を洗濯機から乾燥機に移しているといった。しかし、つねに彼の母に見張られているとのことだった。

　カレンは、その人たちがどれだけお互いに気づかい合っているのかに関してコメントをおこなったが、みんなそれに同意した。その人たちは、彼女に、自分たちは多くの家族と比べてトラブルが多いほうなのかどうか尋ねた。彼女は答えた。「いいえ。実のところ、みなさんは、私がこれまで見てきたたいてい

249

の家族よりも速く一つになることができましたよ」 そして、私たちは 2 人とも、その人たちのお互いへの真の気遣いがこのアプローチがうまくいった要因ではないかということを指摘した。その人たちは、ストレスに先立って存在していた高度な凝集性とサポートを呼び起こすことができたのだ。

　家族の協働とサポートについてのこのディスカッションのあと、マークは、家族にセッションに来てもらうことがなぜ必要だったのかと質問をした。私たちはその質問を家族に投げ返した。人びとは、おおむねそれが助けになったと感じていると言った。すると、キャロルは、私たちを見て、そして、彼女の隣に座っている彼女の母のほうを見てうなずいて言った。「外部にある助けを得ることが家族にとって重要だったということを、家族の誰かが聞くことがとくに重要でした」 誰がそういったことを聞く必要があったのかと私たちは尋ねた。マークの母は娘が自分のことを言ったのだということにすぐに気づいた。彼女は自分自身を守り、うわの空になりながら言った。「私は、マークにどれだけのストレスがかかっているのか、気がつかなかったの」 マークは、キャロルに、自分が新たに助けを求めることが家族の負担だったのかと質問をした。キャロルは注意深く言った。「いいえ、まったくそんなことはないわ。あなたは私たちの両親にとって大きな助けになっていたし、あなたが休息を必要としているということはわかるわ」 カレンと私はこのメッセージを補強した。私は言った。「もっと言えば、彼の苦しみは家族への贈り物だったんです。なぜなら、それは、お父さんが外部にある助けを必要としているということを私たちに警告してくれていたんです。もし私たちにそれがわからなかったら、お父さんはもっと大きな問題を抱えていたかもしれません」

　マークはこの応答に非常に満足した様子だった。全体的に、彼はより注意深くなり、よりよく人と交われるようになった。興奮はかなりおさまっていた。彼は自動車の運転を再開したいと思っていた。そして、家族は、実はマークはすでに近隣での短い距離の運転を始めていたと言った。その人たちはすべて、彼が運転をしてももう大丈夫だと感じていたので、私たちはそういった考えが妥当だと認めた。

　ミーティングの残りの時間は、マークの父から話を聴くことにあてられた。彼は第二次世界大戦のときの帽子をかぶっていたが、帽子には彼が海軍にい

た 1943-45 年という期間が記されていた。話が戦争のことに及ぶと彼の顔が輝いた。彼が軍隊に入ったのは 17 歳のときだった。仲間の多くの男性がプレッシャーに耐えることができず軍隊を辞めた。彼は言った。「でも私は辞めなかった。なぜなら私の父は海軍の将校だったんだ。父は私に言った。『帰ってくるのはダメだ！』」他の家族は、自分たちの祖父が非常に厳格だったという点で同意した。

私は、マークが 1 週間後に私に電話をして、彼と家族がどのようにしているのかについて報告することを求めて、セッションを終えた。

第 3 回セッションからの結論： この家族はたった 2 回のネットワーク・ミーティングで大きく前進したように思われる。家族が集まって、マークと両親の 3 人を助けた。マークはもはや軽躁状態ではなかった。彼はもはや問題の焦点ではなかった。そうではなく、以上の諸困難が家族全員の間に存在する結びつきに影響を及ぼしているのだということが、すべての人によって理解された。家族のメンバー間においてよりよい対話をうながすことによって、その人たちは外部にある援助を受け入れることができた。重要な参加者はマークの母親だった。彼女は、彼女と夫が、マークが提供できるよりも大きな助けを必要としていたという結論に至る必要があった。観察に基づく意見がセラピストたちによって声にされたが、それを聞いて彼女は状況を見直して自らの意識／精神を変えた。そういったことは、彼女の子どもたちが単独でもたらすことはできないことだった。マークの母が、さらなる助けが必要であるということに同意したあと、彼女は、マーク以外の子どもたちや外部にある機関から援助を受け入れることができた。これまでのネットワーク・ミーティングが、マークが入院させられるのを防ぎ、マークの父がナーシングホームに入れられるのを防いだといえるだろう。

1 週間後の電話： マークから電話があった。それによれば、彼はずいぶんよくなったとのことだった。父親をデイ・プログラムに行かせることについて家族間の間の距離がより近くなったと彼は言った。次の来談のとき、家族全体が来る必要があるのだろうかと彼は思っていた。彼は私に感謝し、新たにおこ

なわれるようになった援助は大きな救いだったと言った。私は、もう1回家族に来て欲しいと言った。「問題なく進むようであれば、あなただけのセッションに戻りましょう」　彼はそれでよいと言った。

第4回セッション——1か月後：　出席者：マーク、クライド、カレン、私。マークはよくなり続けていた。彼は運転を再開することができた。そして、父親とずいぶんうまくいくようになったと報告した。2人で長い散歩もしていた。彼は父親をデイ・プログラムに参加させたかったが、彼の母が反対した。彼がそのことをアルツハイマーのサポート・グループで言ったところ、そこの人たちから、何もかもすべてを母親に言わないほうがよいと言われたが、それは彼にとって新しい考えだった。そこで、彼は、彼女の許可を得ることなく、利用の手続きを進めていた。私たちは、彼の弟と妹による支援のことについても話し合った。彼は、今、弟と妹は、自分がクライシスにあったときほどは関わっていないと言った。彼が言ったのは、自宅で、母との間でプレッシャーが生じるのを感じているということだった。私はカレンのほうを向いて、コメントした。「これらの問題を、彼だけの問題ではなく、家族の他のメンバーに関わる問題だと理解したほうがいいんじゃないかな」　カレンは、クライシスが終わったのであれば、彼は、家族——とくに母親——に出席してもらうのが助けになるって思うかしら、と言った。マークは、彼女に迷惑をかけたくない、自分は問題なくやっているのだと言った。

　カレンは、マークが家庭でプレッシャーが生じていると感じているのなら、彼の母ときょうだいに次のミーティングに来てもらい、プレッシャーを小さくするのはよい考えかもしれないと言った。彼は再びその考えに抵抗し、クライシスは終わったのだから、あの人たちにもう一度来てもらうことは必要ないと言った。彼は、これまで自分が家族にどれだけ迷惑をかけてきたのか、いっぱい考えているところなのだと説明した。彼が8歳のとき、母親が、彼を身体的な検査のために医師のところに連れていったことがあり、そのときのことについて彼は話した。おそらく彼はたえず動いていたのだ。検査の終わりに医師は彼の母に言った。「お母さんはこの子を見張る必要があります」　そのとき、彼の父のクライドは、マークは問題をもっていたのだと言いながら、はっきりと

話に割り込んだ。彼は言った。「私は、今でも、彼を見張り続けないといけないんだ」

第4回セッションからの結論：　このセッションは、家族の既存の信念構造に変化がもたらされるときに見られる困難を示していた。加えて、マークの個人的な確信があった。問題は自分にあるのであり、家族全体とは関係ないという確信である。マークと彼の家族は、クライシスの間のみ、家族のなかに他の人たちを参加させることが重要だということを受け入れていたのだ。クライシスがおさまったと思われると、家族は、それは基本的にマーク自身の問題であると認め、自分たちの元の考えに戻ったのである。

6か月後：　カレンと私は、マークひとりとセッションをおこなった。彼が言ったのは、今、自分は問題なくやっていると思うので、他の家族にセッションに来てもらう理由はないということだった。このセッションにおいて、彼は自分が昨年学んだことを振り返った。彼は、家族セッションが、彼や家族が各自の視点を展開するのを助けてくれたと思っていた。彼は、自分自身をより有能だと見るようになり、家族は全体として変わったと思っていた。今、家族は、彼を、より価値があり、より複雑だと見ていた。また、彼は、このような変化はそういった過程を通してのみ生じ得たと思っていると言った。リフレクティングが、違ったふうに考えるのをどれだけ助けてくれたのかについて彼は何度も話した。

［ここでマークは、過去の家族セッションや、先立つ数か月間に自分がいた状況のおかげで、展開された世界観を得ることができたのだという考えを述べた。］

ダン：
あなたが来たのは1年前でしたよね。そして、私たちが取り組むようになったのは……［私は言葉を止めた。最も適した言葉を考えようとしたが、「躁病」という言葉は使いたくなかった。］

253

第3部　情動的対話を通した生のリカバリー

マーク：
　——展開された視野。

ダン：
展開された視野。うん、そういったふうにとらえるっていいですね。そう、「展開された視野」……どんな意味なんだろ？　展開された視野……「展開された視野」って言葉を聞くといろいろと思いつくものがありますね。

マーク：
私の父は多少の問題をもっていました。そして、私は自分自身を見つめ、自らの考え方を少し変えたんです。

ダン：
〔私のほうは、〕カレンがセッションに加わり、そのことで私の視野が展開されました。

［続く部分で、マークは、昨年、妹、弟、両親とおこなった重要なミーティングについて述べた。そのミーティングで、妹は、マークについて、そして、彼との結びつきについて発言したが、そういった発言がこの展開された視野に貢献していた。］

ダン：
あるとき、あなたの妹さんが、あなたがしていることすべてにとても感謝していると言ってましたよね。

マーク：
ええ、わかりますよ。彼女がそう言うのがわかります。

ダン：
それを聞いて、助けになりましたか？

マーク：
おそらく、彼女は、部屋の外だったらそういったことを言わなかったでしょう。言ってくれなければ、理解できることがあっても理解できません。

ダン：
人びとが声に出して話すのを聞くのがためになることってありますよね。私

にとっては、人びとが声に出して話すのを聞くのがためになるんです。

マーク：

そうですね。意味がありましたね。

ダン：

声に出して話すのを聞くのが助けになりました。思い出せば、あなたは「ごめんなさい。私が問題なんです」と言ってましたね。そのとき、彼女は、「問題だなんて、まったくそんなことはないわ」と言いました。*[ダンはカレンのほうを向いた。]* 彼女が言ったことを思い出せる？

カレン：

彼女は、「あなたは問題じゃない。あなたはとても助けになっている」と言ってたわ。

マーク：

彼女が、私を見ても問題は見えてこないと言ったのを覚えています。問題だ、というのは大きな影響をもつ言葉ですね。

ダン：

［ダンはカレンの方を見て、リフレクティングの会話を用いた。］　私は思うんだけど、おそらく、みんな自分が思っているほど状況は悪くないんじゃないかな？　おそらく、問題というのは自分が思っているほど悪くはない。自らの問題はどうにもならないという考えを乗り越えるのが難しいのだと思う。

カレン：

私たちが理解できていると思っている事柄が、実は、自分だけの理解であって、共通する理解ではないということがどれだけ多いのかって思うの。自分が思っていることを他の人たちに向けて言語化するというのは、その人の理解が、他の人たちの状況認識に一致するのか、あるいは、一致しないのかを知るのにとても大きな影響力をもちうるわ。言葉にして言うことってすばらしいことかもしれない。

ダン：

［ダンはカレンと向き合った。］　彼女が声に出して話したとき、大きな影響があったということを言ってるんだね。［ダンはマークと向き合った。］　私は大きな影響を受けたんです。なぜそんなことを言うかというと、あなたからこう

いうふうに聞いたことがあったからです。「あの人たちは、私にさまざまな問題があると思ってるんです」　あなたの妹が、あなたは問題ではないと言ったとき、それは新しい会話だったし、私はそういったことをそれまで聞いたことがありませんでした。あなたが言うように、彼女はそれまでそういったことを言ったことがなかったみたいですね。そのあと、彼女はあなたにそういったことを言いましたか？　お礼のようなこととか。

マーク：
彼女が思っているより、私たちは共通の基礎をもっていると私は思っています。かつて、彼女は、私たちには両親のことくらいしか共通点はないと言ってました。

ダン：
でも、彼女は違ったふうに考えているだろうと、今、あなたは思っているのですね？

マーク：
その通りです。そのとき以降、彼女は、関心をわかちあえると思った物事について話すようになりました。

ダン：
やっぱり、彼女がああいったことを言ったときというのは重要な瞬間だったんですね。それがあなたたちの結びつきが変わるのを何らかの形で助けたのですね？

マーク：
悪い形ではなく、よい形で。

ダン：
でも、おもしろいことに、あなたはこう言ってましたよね。「なぜ私の家族がセッションに出るんですか？」

マーク：
状況が展開しました。もう私は自分自身を説明する必要がありません。家族は、過去17年間、私がどうしていたのかを知りたかったんです。そして、知っているんです。

第10章 オープン・ダイアローグを通して生のリカバリーをうながす

［私たちは、彼と甥との結びつき、そして、その結びつきがここでのセッションを通してどのように彼の視野を展開させたのかに話を移した。］

マーク：
　甥は、私のことを、以前彼が思っていたよりはもう少し複雑だと思っているでしょう。ひょっとすると、彼は、私のことを、私が実際に値するよりも少しだけ高く評価してくれているかもしれません。彼はずっと助けになってくれてました。

ダン：
　それで、そういったことが家族の理解を展開したということですね？　あなたの甥御さんは、言ってみれば、最初の鍵でしたね。

マーク：
　私は、まったく、きょうだいや親戚に頼ることができませんでした。私は、つねにひとり者で、最も重要ではないきょうだいでした。甥は私が連絡を取っていた唯一の人だったので私は彼を頼ることができたのですが、そういったことは普通だったらありえないことでした。言ったように、彼は、私の両親にとって、そして、私にとって、大きな助けでした。彼はずっとそうであり続けてくれています。

［続く発言において、マークは、彼の社会的ネットワークが、同じ顔ぶれの人たちであっても、変化したことに言及した。カレンが指摘したのは、彼が最初に変化したのであり、彼の行動に反応して他の人たちが変化したように思われるということだった。］

ダン：
　あなたの弟と妹は、ともかく少しは気を遣うようになったのですか？

マーク：
　ええ、そうです。

ダン：
　それが今でも大きなことですよね。

第3部　情動的対話を通した生のリカバリー

マーク：

進行中です。あなたが言ったことが重要でした。あの人たちもまた、変わることができます、って。

カレン：

あの人たちのうちの誰がですか？

マーク：

個別の人としてではなく、グループとしてです。

ダン：

グループとして、というのは興味深いですね。

マーク：

変化する人たちというのがいます。あの人たちは、私が変化してきていると思っています。たぶん、「彼には、私が知っている以上のものがあるかもしれない」と考えているでしょう。

ダン：

あの人たちは、あなたのことを少しは真剣にとらえるようになりましたか？あの人たちはあなたを少しは尊重するようになりましたか？

マーク：

ええ。

ダン：

［カレンの方を向いた。］あの人たちは個別に変化するんじゃなくて、ともに変化するんだ。

マーク：

あの人たちをグループとして考えるのであれば、甥は別でした。なぜなら、彼は、私がつながり、そして信頼している人だったからです。他の人が誰も周りにいないときは彼と会話をしていました。私たちは共通の関心をもっていました。長い間、私はずっと家にいました。クリニックの［ダンの］グループ以外の誰とも話しませんでした。私は孤立の状態にとらわれていました。他の人につながることなく、誰かを理解しようとしたり違った視点から物事を眺めようとしたりしなければ、何も生じません。池はよどんでしまいます。［この表現は、モノローグに閉じ込められているように感じるときのことを鮮やかに描

き出している。〕

カレン：
〔ダンと向き合った。〕　マークが自らのことを消極的な人だと感じているという、今みたいな話が印象に残るわ。でも、彼は積極的な役割を果たしたのだと思う。私たちが言っている対話というのは、単に誰かと話すということではなく、お互いが変化する過程だと思う。私たちは本当に他の人たちを変えることができる？　彼の場合、彼が自分自身について考えていることを変え、他の人たちがそれに対して以前とは違ったふうに反応し、そういったことが、その後のことを変化させたのよ。彼はなんだか消極的な人だという気がしていたけど、彼は非常に積極的だったのだと思うわ。

ダン：
私たちは、周りに助けてくれる人は誰もいないという考えに反対しないといけなかったんだ。「弟と妹はなにもできないんです。なぜって、2人とも忙しすぎますからね」〔という考えに〕。

マーク：
その言葉は、私が考えていたことをうまく表していますね。

ダン：
でも、あなたの甥御さんはそういった考えに反対するのを助けてくれましたよね。

カレン：
彼〔＝甥〕はあの人たちの視野を展開させたのよ。マークが助けようとしたり、貢献しようとしているときにマークが体験していたストレスを私は覚えてるわ。それは信じられないくらいストレスに満ちた状況だったわ。

結論：　オープン・ダイアローグ・アプローチは、マークが精神科病院に入院させられるのを防いだ。もしそうなっていたら、きっと彼の父親は認知症のためにナーシングホームに入所させられていただろう。しかしながら、家族ミーティングがマークや家族の視点を展開させたので、家族の福祉全体に貢献しているというマークの役割をそれぞれの人が認めるようになった。この過程において、彼は自分自身に自信を得、強い興奮状態はおさまった。

6か月後： マークの母親が私に連絡をしてきたが、それによれば、マークの調子がよくないので心配しているとのことだった。彼女の報告によると、彼は気が散っているようであり、「エピソード」が再び始まったのではないかと怖れているとのことだった。私は、責任の負担がまたしても重荷になっているのではないかと思い、家族ミーティングを開いた。マーク、両親、妹が出席した。家族の話から、やはり弟も妹も両親を助けていないことがわかった。助けを求めないということで妹は母を非難し、母は助けを求める必要はないのだと言った。ミーティングの間に明らかになったことは、その人たちは、何かほかの理由でお互いに話をしていなかったということだった。インフォーマルに集まることを何か考えるとよいのではないかと私は提案した。妹は家族でピクニックをおこなうことを提案した。

2週間後： 私は、マークひとりと会ったが、彼によれば、気分はずいぶんよくなっているとのことだった。それには、家族で2回ピクニックに行ったあと母と妹が仲良くなったことが関係していた。関係が修復されると、妹はいくらか責任を引き受け、マークに、絶え間ない介助からの休息を与えることができるようになった。加えて、マークは、妹が世話をしてくれないという母親の愚痴に耳を傾ける必要がなくなった。

私の臨床実践における以上のオープン・ダイアローグ・アプローチへの振り返り

合衆国におけるピアたちは、オープン・ダイアローグを採り入れることについて、大きな希望をもっている。なぜなら、このアプローチの根底にある価値はリカバリーの根底にある価値と一致するからである。治療システムがオープン・ダイアローグを受け入れることができるようになればなるほど、ピアたちの活動は充実したものになるだろう。すでにピアたちは、政策／方針の決定者や資金提供者がこのアプローチに関心をもつようにすることにおいて重要な役割を果たしている。オープン・ダイアローグは精神保健システムの多角的な変革の不可欠な構成要素である。このことは次章で述べる。

第 11 章

コミュニティ・ライフのリカバリーに関する私の考え

　何年も前、私は夢を見た。それは、この絶望的な世界規模の闇のなか、私たちすべてを導いてくれるかもしれないものである。

　私は、8人から10人くらいのピアの輪のなかに座っていた。私たちは、グループのなかで、静かに、そして、ていねいにお互いにコミュニケーションをおこなっていた。私たちは、グループでeCPRをおこなっていた。すると、私たちの周囲には何百人もの「慢性的に正常な」人たち（まだ診断されていない人たち）がおり、荒々しい表情で走り回り、腕を必死になって振り回していた。その人たちは、ときおり走るのをやめて私たちのグループを見て、私たちが静かでまとまりのある状態にあることに首をかしげていた。とうとう、それらの慢性的に正常な人たちの1人が、私たちの落ち着きの秘密について尋ねた。グループのメンバーたちが、自分たちはお互いに耳を傾け合って対話をしているだけなのだと応答すると、その返事に対して疑惑が投げかけられた。「でも、あなたたちはどんな薬をのんでいるの？　あなたたちはどんなプログラムをやっているの？」と疑い深い人たちの1人が尋ねた。グループの人たちは、どのような薬も関係していないこと、私たちは、単に、自分たちの心に従って、心でお互いに聴き合っているだけなのだと言った。私たちのグループは厳格に課されたプログラムをおこなっているのではなかった。そうではなく、私たちは生が現在の瞬間に生じるようにうながしていたのだ。正常だというレベルを貼られた人たちのなかにはテレビカメラを持ち込む人たちもいた。しかし、その人たちが目にするのは、お互いに対してとてもオープンで人間的である人たちのグループだけであり、それがすべてだった。

　これはピアサポートのメッセージであるが、私たちが学んできたものであり、

第3部　情動的対話を通した生のリカバリー

私たちはそれをわかちあいたいと思っている。**私たちが、社会にとっての重荷や脅威として見られるのではなく、極度の情動的状態についての価値ある情報の源として活用される日が来ることを私は望んでいる。そういった情動的状態はますます多くの人たちが体験するようになってきている。私たちはすでにそういう体験をしてきたのであり、そういった体験に立ち返って、私たちが自らの人間性をリカバーするのに助けになるとわかったことをわかちあうのだ。**

　私が発見したのは、私の感情が生じたとき、それを安全な距離に遠ざけておくよりも、感情に意識を合わせた生を生きるほうが、より充実しているのだということだった。すべての物事について客観的に考えたい、世界を体験するのを避けたい、とはもう思わない。著名な人類学者であり社会科学者のグレゴリー・ベイトソン（Gregory Bateson）は、かつて次のように書いた。「私は、他のものから切り離された何か、といったものが存在すると自分が信じ込んでいるのだと突然気づくことが何度もあった」　私は、25歳のとき、川のなかの岩の上に立ち、ベイトソンの言葉に非常に似ている悟りを体験した。私はすべての他の生命体につながっているように感じた。すべて私たちは大地に触れており、その接触を通して、お互いに触れ合っているのだということに気づいた。それは、私の「生の過程」を体験した瞬間だった。それは、あたかも、半ば死んでいた一生を終えたあと、生き返ったかのようだった。私は、自らの生命の中心に触れたように感じた。初めて私は自分が十全に存在していることを感じた。だから、ベイトソンの言葉を言い換えて、今、私は次のように実感していると言いたい。「他の生命体から切り離された生命体はない」

　川のなかにいたそのとき、私がもう一つ気づいたのは、自分はそのときまで自分自身を他の人たちから切り離していたということだった。そのとき、私は思った。トラウマのために成長をやめていた、自分自身の深い部分と私はつながったのだと。（振り返ってみて、そういった気づきにたどり着くのに、そんなに急激ではない方法を見つけることができればよかったのにとは思う。）その瞬間、岩の上に立って、私は自らの「無言の内なる存在」を発見したのだ。それは、自分の一部であり、第4章の初めに私が引用した瞑想文においてルイ・エヴリーが述べているものである。

　最近、私は、リカバリーに関して話し始める際にエヴリーの瞑想文を引用し

第 11 章　コミュニティ・ライフのリカバリーに関する私の考え

た。次に、彼の言葉を吟味したいと思う。今やそれは私にとって一層深い意味をもつようになっている。

  人を愛するというのは　その人を呼び起こすことである
   最も大きな声の　そして　最も強烈な　呼びかけによって：
  それは　その人のなかで　呼び覚ますということである
   無言で　隠れているが
   私たちの声の響きを聴くと飛びつかずにはおられない存在を
   あまりにも新しいので　その存在をもっている本人でさえ　気づかないが
   あまりにも心に根差しているので　その人が　一旦見つければ
    間違いなく認識するような存在を……。
  誰かを愛することは　その人に生きるよう勧めることであり
   その人が成長するよううながすことである。
  誰かがその人を信頼しなければ　その人には成熟する勇気が生じない
   だから　私たちは　自分たちが出会うその人に
   その人が広がるのをやめてしまったところで　手を届かせる必要がある。

　私は、そういった、自らの内の無言で隠れている存在を知らなかった。内部の深いところで、私自身ではなく誰か他の人の生を生きているという感覚をもっていた。私に期待されている生を生きているだけだった。自分は家族の期待を満たさないといけないと思っていたし、家族の歴史が私の両肩に重くのしかかっているのを感じていた。自分はプリンストン大学に行く６代目の世代になるのだということをたえず思い出していた。もっと言えば、友人たちが私をボルティモアにある病院に車で連れていったとき、私は最初の無言状態を体験していたが、そのとき、私は家族の歴史を視覚化していた。私は星を見上げ、星々が、私を見下ろしている祖先の目であるかのように感じていた。その人たちは、私がその人たちの期待を満たすことができなかったことで私を叱っていた。私には、私の内部の存在が、その人たちが私に求めていると私が思っているところの、存在のあるべき姿と一致していないということがわからなかった。私の内部で心に根差した何かがあって、それは研究室での科学者の生活を心地よい

263

とは感じていなかった。エヴリーが書いているように、それは、「あまりにも心に根差しているので、その人が、一旦見つければ、間違いなく認識するような」存在である。

　私がクライシスのとき、そういった、私の内側の存在を見つけ始めていたが、それは、もっと芸術的であることを求め、人びととともにいることを求めていた。アートの教師は、私の厳格で順応主義者的な立体作品を、企業経営者による創作物だと批判したが、彼は、私のモノローグ的な思考の視覚的表現に反応していたのだ。私は、世界の１つのバージョンを生きているだけだった。それは、両親や祖先によって私に伝えられてきたバージョンだった。それは私を、心に根差した「自己」から切り離した。私はそういった人生に対して「ノー」と言い始めていた。なぜなら、私は死んだように感じていたからだ。

　　誰かを愛することは　その人に生きるよう勧めることであり
　　　その人が成長するよううながすことである。

　オープン・ダイアローグにおいては対話的空間が人びとの間に創り出され、そこから生が現れる。こういった考えは、私が自分自身の体験を思い起こすのを助けた。私は「無」生の「無」空間（"no" space of "no" life）から出てこようとしていた。だから、暗闇のなかで、私が、「かもしれない」あるいは「ノー」と言っていた人生のあと、生に「イエス」と言うことができたということは非常に決定的なことだったのだ。こういったことはバフチンの非完結性の考えとよく似ている。オープン・ダイアローグの実践では、結論、計画、解決が回避される。私は、自らの生についての思考の最終性を感じたとき、生に対して「ノー」と言っていた。私の話を聴いている人たちに対して、その人にとって「非完結性」という語が何を意味するのか尋ねることがよくある。そういった回答の１つにこのようなものがあった。柔軟で、本人が必要とすることに応じて変化し、応答的で、オープンで、永遠的で、始まりも終わりもない。

　次に示すのは、病院で働いている、女性のピアによる記述であるが、この記述は、生の（再）創造にとって存在することや応答的であることがどのくらい重要なのかを示す、よい例である。

第 11 章　コミュニティ・ライフのリカバリーに関する私の考え

　　最近入院してきた若い女性が一心不乱に絵を描いているのを目にした。一緒に座って、私も絵を描き始めた。すると、彼女は泣いた。私たちは、スピリチュアリティへの関心をわかちあった。彼女は不平を言った。病院に来れば集中的なセラピーを受けることができると言われたが、来てから、精神科医による短い医療的な検査を受けただけだった。そして、その若い女性は、今、悟りの体験をしたところだということを話した。現在の瞬間が重要なのはそこから生が始まるからだということに彼女は気づいた。彼女は、突然、そういった考えをもつようになったが、それは私が彼女に与えたサポートのためだったと言った。苦しみにある人たちをサポートする方法として、私はエモーショナルCPRを学んでいるのだと彼女に言った。彼女は私の膝をたたいて言った。「あなた、コースは合格したよ」

　これらの2人の女性の間に深い体験が生じており、それが非常に感動的なものであることがわかった。また、生を新しくする際に現在の瞬間が重要であること、そして、誰か他の人とともに現在の瞬間を体験することが重要であること、そういったことが示されていることも印象的だった。エヴリーが書いているように、「誰かがその人を信頼しなければ、その人には成熟する勇気が生じない」のだ。NECのスタッフが実施したインタビュー調査では、クライシスにある本人を信じているということを実際に示してくれる人の揺るぎない存在がリカバリーにおいて大切な役割を果たしたということが明らかにされている。

　深刻な情動的苦しみにある人たちは、まさしく私がそうであったように、自らの生の発達における中断を体験したのだと私は思っている。この中断を引き起こす最も深いトラウマは確信の蓄積から生じるが、それは、人がそうあることを心から切望しているところの「自己」になることはできないという確信の蓄積である。誰かがその生をリカバーするのを助けるときは、最も深い「自己」のところにいる本人に手を届かせる必要がある。エヴリーはそのことをうまく言っているので、再び引用したい。

　　だから　私たちは　自分たちが出会うその人に
　　　その人が広がるのをやめてしまったところで　手を届かせる必要がある。
　　　　希望がないということで見捨てられ

265

第3部　情動的対話を通した生のリカバリー

自分はひとりぼっちで　誰も気にかけてくれないと思っているがために
自分自身に引きこもり
自らを守る殻を作り始めているところで。

　自分が会う人たちに情動的なレベルにおいて手を届かせることはとくに重要である。なぜなら、そこは人が成長をやめたところであるからだ。精神病をめぐる私の個人的な体験が示しているように、言葉が意味を失うことがある。「その人が広がるのをやめてしまったところで」他の人に充分に手を届かせる唯一の方法が非言語的なコミュニケーションであるということがある。それは、微笑み、安心させるような声、やさしい身体的動き、音楽的な話し方、そういったことのレベルである。それは、動物や赤ちゃんが、とくに自分が困ったとき、私たちにもう一度何かを教え直すレベルである。私は eCPR を教えているとき、非言語的なコミュニケーションの大切さを強く思い出す。ベセスダ海軍病院での衛生下士官たちが、自分は本当に関心があるということを伝えることで私に手を届かせることができたように、私たちは、保護的な殻の内側に深く退却している人たちにつながるために、自分は本当に関心があるのだということを実際に示せる必要がある。

　ひきこもりの初期の段階で人びとに手を届かせることができれば、それがベストである。その時点で、通常、その人たちは、まだ、再びつながることが可能な社会的ネットワークの人たちの間にいる。これが、フィンランドから来たオープン・ダイアローグ・アプローチのすばらしい点である。そこで実践されているのを見ると、オープン・ダイアローグの実践者たちは、苦しみにある人やその個人的なネットワークの人たちに迅速に応答している。実践者たちは、本人やそのネットワークの人たちがやっていけるようになるまで、つながることにこだわり続ける。必要とされているつながりを家族が提供できていない場合、実践者たちは、そのことで家族を非難しないことが重要だとわかっている。不可避的に家族自身が激しい苦しみにある。そして、家族が自らの保護的な殻に退却しているということがよくある。

第 11 章　コミュニティ・ライフのリカバリーに関する私の考え

対話的リカバリーをピアとともに用いる

　この本を書いている間、2 人のピアと家族が 5 日間をある友人と過ごし、私もその場にいた。その友人は極度の情動的状態を体験していた。その状況は、非言語的なピアサポートの根本的な重要性をあらためて実際に示してくれた。私たちは、その 5 日間の間、ほぼ継続的に eCPR とオープン・ダイアローグをおこなった。私たちはその非常に重要なつながりを維持しようとした。私たちのうち何人かがそういったつながりを育めている間、彼女は落ち着き続け、簡単なフレーズを理解することができた。しかしながら、誰かが抜けたり、気を逸らせていたりすると、彼女は苦悶と苦痛で泣き叫んだ。そんなとき、彼女は、私たちが「つなぎとめる」ことを要求しているようだった。ピアの一人は、苦しみにある本人がどのような個人的な意味で言葉を使っているのかがわかる人だったが、その人から私たちが学んだのは、「つなぎとめること」というのは、手を握ってつながることを指す語であり、自分たちが作り上げたものだとのことだった。その後、私たちは、しばしば、輪になって手を握り合い、そして、最大限のアイ・コンタクトを続け、つなぎとめ合った。

　また、苦しんでいるその友人はフレーズを繰り返して発するのだが、そのような繰り返しは安心感をもたらすものだった。それは、つなぎとめる過程を強化し、私たち全員の間のつながりを強くした。私たちは、彼女のフレーズを繰り返すことで、彼女をエンパワーし、また、彼女の現実を認めるようになっていったのだと思う。そういったことが最もうまくいったのは、彼女が「つなぎとめて……つなぎとめて」と言うことができ、私たちが彼女の言葉を繰り返し、手を握ることで応答したときだった。また、こういった繰り返しは、彼女が考えていることを私たちが理解するのも助けてくれた。

　ほかのとき、彼女は、「時間はたっぷりあるよ」と頻繁に言った。最初、私たちは、つなぎとめをしながら、このフレーズを繰り返していた。私たちは、繰り返されるこのフレーズに対する彼女の反応を見たあと、徐々に、なぜ彼女がそれを言ったのかを理解した。彼女は、私たちが話したり動いたりするのが速すぎるということを私たちにわからせようとしていたのだ。それは、自分がとても急かされているように感じるということを言うための彼女のやり方だったのだ。彼女がよく繰り返していたもう 1 つのフレーズは、「それは逆説だ」だっ

た。彼女が言っている逆説というのは彼女の欲求なのだということを、私たちは理解できるようになった。それは、たとえ、彼女の行為を見ていて、薬をのんだり、短期間の強制入院サービスを探したりするよう私たちが彼女に勧める必要があるようなときでも、自発的にサポートを求めたり、投薬がないことを求める欲求であった。

サンチャゴ理論：生への対話的アプローチ

　私の以前のセラピスト、ジョージ・セムチシンは、最近、私にサンチャゴ理論を紹介してくれた。彼にとって個人的に重要なのだとのことだった。それは彼の〔セラピーの〕実践に影響を及ぼすものではないことを認める一方で、それは、彼が人生を通して学んできた直感を強化するものだと言った。フリッチョフ・カプラ（Fritjof Capra）は、彼の著書『生のウェブ』（The Web of Life）においてサンチャゴ理論を次のように述べている。

> 　生命系の過程を理解するには、意識／精神、あるいは、認識についての新しい考え方が必要である。この新しい考え方は、グレゴリー・ベイトソンによって提唱され、マトゥラーナとヴァレラによってより完全に精緻化され、サンチャゴの認識理論として知られている。
> 　サンチャゴ理論の中心的な考えは、認識、つまり、知る過程を生の過程と同一視することである。マトゥラーナとヴァレラによれば、認識というのは、自己創造、自己制作、自己生産に関係する活動である。言い換えれば、認識は生の過程そのものである。
> 　ここで私たちが、認識という概念、ひいては意識／精神という概念をラディカルに拡張していることは明らかである。こういった新しい見方において、認識は生の過程全体——知覚、情動、行動を含む——に関わり、かならずしも脳や神経系を必要とはしない。

　思考をめぐるサンチャゴ理論によれば、意識／精神と物質はもはや2つの別々のカテゴリーに属するのではないようだ。そうではなく、意識／精神と物質は、生の過程と構造というお互いに補い合う側面を表しているのだと理解されうる。最も単純な細胞に始まる、生命のすべてのレベルにおいて、意識／精神と物質、過程と構造はわかちがたくつながっている。

第 11 章　コミュニティ・ライフのリカバリーに関する私の考え

　サンチャゴ理論を敷衍すれば、精神的な苦しみを化学的アンバランスによる生物学的な疾患の一形態として狭く定義することが間違っていることがわかる。こういった考え方は生の過程的側面を否定している。薬がそれ自体でメンタルヘルスをもたらすだろうという主張は近視眼的である。精神的な苦しみは、私たちの社会的ネットワークという文脈や、私たちの生活のすべての領域（精神的、身体的、社会的、スピリチュアルな）という文脈においてのみ理解されうる。さらに、**生命系の自己創造の重要性は、自己決定という、リカバリー運動の中心的な原則を補強するものである。リカバリーというのは、人が新しい生を内部から創造するときにおこなうことである。リカバリーを誰かに向けて（to）おこなったり、誰かのために（for）おこなうことはできない。**

　対話は、認識の諸世界と生との間に架け橋を築くのだ。サンチャゴ理論が認識として提唱する、生の活動は、生命体とその環境との間の対話であり、生命体間の対話であり、生命体内部での対話である。対話は、サンチャゴ理論が生の基礎として描いている、生の過程に意味を与えるのである。メンタルヘルスの病気が、生をうながす過程においてトラウマが引き起こす中断から生じるのであれば、そういった過程の再開に対話が助けになりうるというのは合点がいくことである。

　対話的実践の支持者たちはサンチャゴ理論の主張に大きな洞察を提供している。対話の相互作用においては、これまで思い浮かべたこともなかった新しい意味が生じる。このように個人的な世界をともに編むことは、狭い主観性を超えて展開し、新しい地平を開く。皮肉なことに、私たちは、共有された苦悶を通して結びつく。対話によって、私たちは安全に自らの苦悶をわかちあうことができ、ともに夢をもつことができる。対話によって、私たちは、自分たちを分断する思考モデルを超えることができる。イヨネスコが言ったように、「イデオロギーは私たちを分断する。夢と苦悶は私たちを結びつける」のだ。

「コミュニティ・ライフの対話的リカバリー」を通して健康な世界を築く

　私たちは世界規模の重大な危機に直面している。精神的な苦しみは、少数の不幸な人たちによる独占的な領域ではない。そうではなく、私たちは、苦しみの徴候を世界中の多くの人たちに見出す。それは、私たち人類が過去 1 世紀に

269

おいて耐え抜いてきた蓄積的、集合的なトラウマによって引き起こされているものである。私たちは一度意識を獲得すれば、周囲の苦難に対するより広い感受性も獲得するようになる。2つの世界大戦、冷戦、テロリズムに関する戦争、経済的不平等、気候変動、そしてさらに多くのこと、私たちはともにそういったトラウマに支配されてきた。インターネットを経由した絶え間ない情報の嵐（しばしば苦痛なものである）がそういったことを増幅している。それらのトラウマは、私たちのコミュニティから平和と凝集性を盗み去った。世界規模のコミュニティを再構築するために、私たちには人と人との間のコミュニケーションについての新しいパラダイムが必要である。私たちには、強欲や支配ではなく理解と尊重に基づく、新しい、より発展した意識が必要である。

　トラウマが社会をモノローグ的な反応に閉じ込めてしまうことがある。危険な状況のもとでは、コミュニティが1つになることが役に立つ。監視と迅速な反応という任務に関心が集中されることがある。しかしながら、闘争・逃走反応が長引くと極度の疲労や分裂が生じる。そういったことは、私たちに個別に生じることもあるし、コミュニティとして生じることもある。社会を構成している人たちが自分たちの情動を抑え込み、権力をもっている人たちに自分たちは何をすべきなのかを教えてもらうとき、社会はモノローグ的に反応する。今日、私たちは、そういった世界規模の非人間化に直面している。

　コミュニティを癒し、再構築するために、私は「コミュニティ・ライフの対話的リカバリー」（Dialogical Recovery of Community Life）を提唱している。それは、人と人との間のコミュニケーションを増進させるための哲学と一連の実践である。この哲学は、世界中の多くの人たちの共有された当事者体験から育つものであるが、それらの人たちは、極度の情動的苦しみを耐え抜いたあと自らの生をリカバーした人たちである。私たちにわかったのは、どこにいる人であっても、私たちがリカバーしているところのトラウマを共有しているのだということだった。また、生の継続的なリカバリーが維持されうるのは、すべての人たちが、世界意識をもつ市民として私たちと一緒になる場合のみなのだということもわかった。私たちは自分だけで生をリカバーすることはできない。私たちは、展開していく、愛、信頼、共苦の輪のなかでお互いを必要としているのだ。

　機械化による、力を奪うような攻撃はこれまで以上に広がってきているので、

私たちは「人間」であることの意味を思い出す必要がある。私たちの協働的な任務は、「モノローグ的に何かをすること」(monological doing) から「対話的に存在すること」(dialogical being) へと物事の方向を変えることによって、平和で凝集的な世界コミュニティを築くことである。

私たちのトラウマ化された世界におけるコミュニティ・ライフのリカバリー

　私たちのような、メンタルヘルスの病気やアディクションからのリカバリーの当事者体験をもつ人たちは、「コミュニティ・ライフの対話的リカバリー」を通して、生の世界的なリカバリーをリードすることができる。私たちは、リーダーシップの潜在的な力をさらに開発するために、もっと大きなサポートを必要としている。私たちは大量の集合的な知恵をもっているが、自分たちが学んできたことを具体化する必要がある。緊急に、そういった、メンタルヘルス——そして、一般的な健康——への人間化されたアプローチを開発しないといけないと私は思っている。なぜならば、非人間化を進めている企業がコミュニティを解体しているが、コミュニティは健康の基礎だからである。それらの企業は、凝集性のあるコミュニティを商業主義や消費に置き換えている。今すぐに取り組みが必要な6つの領域を以下にあげる。

　すべての人のためのeCPR。どのようにして心と心で対話をするのかを学ぶことがeCPRの本質である。7年間にわたってeCPRを展開してきた私たちは、このアプローチのたましい、あるいは、諸原則を失うことなく、それをさらに広く紹介することができる。私たちのような、当事者体験をもつ人たちが、まだ診断されてない人たちよりも深くeCPRアプローチを理解できるのは明らかである。それゆえ、私たちがこのアプローチの発展と実行をリードし続ける必要がある。しかしながら、eCPRは、クライシスのためだけでなく、はるかにもっと広く用いることができる。それは日常のコミュニケーションにおいても助けになる。eCPRの使用を日々のコミュニケーション、つまり、家での、仕事での、遊びでのコミュニケーションに広げることは重要である。実際、あるファシリテーターが提案したのは、eCPRのRは、「再創造」(Re-creation) あるいは「レクリエーション」(Recreation) だということだった。まさしく、私たちは、人間

味のある世界コミュニティを再創造しようとしているのだ。

　メンタルヘルスの課題をもつ人たちに関わるオープン・ダイアローグ・アプローチを発展させ実行する。急性の精神病を治療するこのアプローチは非常にうまくいっており、さまざまなメンタルヘルスの病気に適用され始めている。しかし、オープン・ダイアローグ・アプローチは、その本質を失うことなく拡散されるよう、きちんと細かく記録される必要があるという課題に直面している。eCPR はオープン・ダイアローグを補完するものなので、2 つの実践を併せて学ぶことで、オープン・ダイアローグを学ぶのがより容易になる。マサチューセッツ大学医学校に実践者チームが作られ、フィンランドの開発者たちと密接に作業をおこなっている。そのチームは、オープン・ダイアローグを、その正真性を保ちながら合衆国に導入しようとしており、私はそのチームの一員となっている。

　メンタルヘルスの病気をもつ人たちの死亡率を小さくするための投薬最適化。平均すると、精神医学的なラベルを貼られた人たちは、一般の人たちと比べて、25 年早く亡くなっている。フィンランドにおける複数の研究が示しているのは、こういった早すぎる死に薬が大きな影響を与えているということである。急性の情動的苦しみにある人たちを助けるための唯一のツールとして薬が強調されているが、そういったことを控えることの重要性を精神保健領域の人たちに教える必要がある。極度の情動的状態は偉大な教師であって疾病ではないのだという理解を発展させる必要がある。思考を狭い医学モデルから発達とリカバリーのエンパワメント・パラダイムへと移行させることは、薬がすべてのメンタルヘルスの問題への第一の答えだとする、薬への過度の依存を小さくするのを助けるだろう。そして、私たちは、命を落とす可能性のある組み合わせで精神科治療薬を投薬されている人たちが薬から離れるのを助けるプログラムや場所を創り出すだろう。

　リカバリーの対話で文化的変化を創り出す。人びとが eCPR やオープン・ダイアローグを通して心と心の対話を理解し始め、そのような対話が身体に馴染

第 11 章　コミュニティ・ライフのリカバリーに関する私の考え

み始めると、その人たちはリカバリーの対話を通してもっと大きな組織的変化に影響を及ぼすことができる。当事者体験をもつ人たちが政策／方針の決定者をリカバリーについての対話に引き込めば、政策／方針、お金の流れは、コミュニティの対話的リカバリーをサポートする方向へと方向転換するだろう。また、こういった対話は、芸術、映画、テレビ、ソーシャルメディアを通して公におこなわれうる。人びとがリカバリーの物語を共有できるようになればなるほど、世間の人たちは、自分たちが理解していないコミュニティのことを怖れなくなるだろう。そうなれば、リカバリー・プログラムは必要なサポートを受け、当事者体験に関連するスティグマは小さくなるだろう。

私たち抜きで私たちのことを決めるな。 ヨーロッパでは、私たちのような、当事者体験をもつ人たちは「体験による専門家」(experts by experience) と呼ばれている。私たちは、リカバリーの当事者体験という専門性をもたらすのだ。それゆえ、精神保健に関する新自由委員会報告書において求められたように、私たちは、システムによるアプローチが生のリカバリーの方向に向くような変革を始める必要がある。私たちのような、体験による専門家たちは、変化のすべての場面において意味ある参加をおこなうことによって変革を実行している。つまり、サービス提供者を再教育したり、成果を評価することから、政策／方針の形成、財政改革、コミュニティを基礎とするサービスの提供まで。

リカバリー・センターおよび入院に代わるオルタナティブ。 私たちの産業化されたコミュニティが凝集的になるまでの間、周辺化された生を生きている人たちのための、代わりとなる社会的ネットワークを創り出す必要があるだろう。当事者体験をもつ人たちによって運営される、リカバリーのためのセンターやコミュニティが、こういった必要を満たすために増えてきている。また、多くのそういったセンターが、障害やアディクションをもつ人たちに向けても作られている。これらのセンターは、クライシスにある人たちのためのピアラン・レスパイト (peer-run respite) [42] から、食事や友人を必要としている人たちのためのソーシャル・センターまで、幅広い社会的ニーズに対応している。人が急性的な情動的苦しみにあって自宅で自立してやっていけないとき、入院や投獄

以外の選択肢はほとんどないのが現状である。施設は、自宅や、コミュニティを基礎とするオルタナティブよりもお金がかかるというだけでなく、トラウマをより強く生じさせる。私たちのような、当事者体験をもつ人たちは、施設化に代わる、ピア運営のオルタナティブを開発し、展開し続けるだろうと私は予測している。こういったことは、過去のコミュニティ・センターやセツルメント・ハウス[43]を再び創り出すようなことになるだろう。コミュニティ・センターを再び創り出すことは、よりよい社会を築くためのモデルになるだろうということも私は予測している。

＊

　私たちはより明るい未来をもつだろうという確信をもって、私は〔この本を〕結ぶ。私たちは世界規模での意識の変容を目のあたりにしているのだと私は思う。それは、ピエール・テイヤール・ド・シャルダン（Pierre Teilhard de Chardin）が述べている「ノウアスフィア」（noosphere）の概念に似ている。テイヤールによれば、ノウアスフィアは意識の圏域であり、その進化は愛によってうながされる。世界の意識が、人間性を、その多様性において、さらに大きく尊重し、受け入れ、理解するように変わりつつあるのがわかる。私たちは世界中で変化が生じているのを目にしている。最も深刻な状態だと診断された人であっても、また、まだ診断されていない人であっても、その人に希望をもたらす強い運動が当事者体験をもつ人たちの間にはある。1人の人が、リカバリーをめぐる私たちの真実を話すたびに、一生の障害という神話が消えるのである。私たちは、人びとがリカバーするというエビデンスである。私たちのきょうだいが希望を奪われているのを目にする限り、私たちが休むことはないだろう。

　私がこの本を書くことで目指しているのは、何より、メンタルヘルスの課題をもつすべての人たち──すでにラベルを貼られた人たちとまだラベルを貼られていない人たち──に希望をもたらすことである。その人たちもまたコミュニティにおいて十全で意味ある生を生きることができるように。私は、人びとに偽りの希望を与えていると非難されてきた。しかし、そのほうが、現在の社会によって提供されている偽りの絶望よりもよいと私は言いたい。

謝　辞

　私は、この本を、情動的苦しみを体験してきたすべての人、そして、その親族や友人に捧げる。すでに書いたように、私は、自らの心の近くにいる、私たちの運動の初期のリーダーたち、ジュディ・チェンバレン（Judi Chamberlin）、レイ・アンジカー（Rae Unzicker）、サリー・ジンマン（Sally Zinman）、レナード・フランク（Leonard Frank）、ジョー・ロジャーズ（Joe Rogers）、デイヴィッド・オークス（David Oaks）、シーリア・ブラウン（Celia Brown）、ホーウィー・ザ・ハープ（Howie the Harp）といった人たちのたましいをもち続けた。また、システムをもっとケアに満ちた場にするために私とともに闘っているすべての人たちによって、私はインスパイアされた。どのようにすれば人間でいることができるのか、どのようにすれば迷い、苦しんでいる人たちを人間的な温かさをもって助けることができるのか、そういったことについて、道を見失い、深い理解を必要としている社会にこの本を捧げる。

　加えて、執筆する勇気を与えてくれ、自分で絵を描くように勧めてくれた娘たちに感謝したい。私の妻、ティッシュ（Tish）に感謝している。彼女は、彼女の愛を通して、私が自分自身についての理解を深めるのを助けてくれた。私の母にも感謝している。彼女は、私が書き続けるよう、粘り強く励ましてくれた。キム・スミス（Kim Smith）は私の絵の清書を助けてくれた。アラン・アンドレ（Alan Andre）、アン・ウィーバー（Anne Weaver）、フランク・ゲラーチェ（Frank Gerace）の編集チームに感謝を伝えたい。ジェーン・テネンバウム（Jane Tenenbaum）、レイアウト、校正、そして、励ましをありがとう。この本に最終的に目を通してくれることで、それまでになかったまとまりを生み出すのを助けてくれたミシェル・カラン（Michele Curran）にとくに感謝したい。

付　録

「私たちの声を見つけ出す」トレーニング

「私たちの声を見つけ出す」(Finding Our Voice) トレーニングは次のような3つの目標をもっている。a) 本人の個別的な「声」の発達、b) グループとして協働的に活動をおこなえるようになること、c)〔自らの新たに発見した「声」で〕異なったさまざまな見方をもつ人たちと対話をおこなえるようになること。

　トレーニングのなかで自らの個別的な「声」を発達させるとき、その人は自らの「自己」やグループに人間的につながる諸段階を体験するのである。こういったことには、怒りを情熱に変えること、自らの目的を見つけ出すことが含まれる。多くのピアについては、こういったスキルが充分には発達させられてこなかった。かつてモノローグに閉じ込められていた人たちは、他の人たちと交渉するためのスキルを発達させる必要があるかもしれない。トレーニングのなかで、参加者たちは、対話に参加するために、そして、対話をうながすために不可欠なスキルを学び、グループのなかで協働できるようになる。参加者たちは、ともに計画を作ることで〔トレーニングを〕終えるが、そのあと、それぞれの人がグループの人たちに対してプレゼンテーションをおこなう。次に示すのは、エンパワメントの12の原則であり、それらは「私たちの声を見つけ出す」トレーニングの核となっている。

原則1：ピアサポート (Peer Support)

「私たちの声を見つけ出す」トレーニングにおける最初のステップで、参加者

たちは人間的なレベルでお互いにつながる。これはピアサポートの本質である。当事者運動は、ピアサポートがどれだけ重要なものになりうるのかを本能的に学んできた。私たちは、自分たちの最も深い真理を他の人たちとわかちあうことで、人間としての完全さに気づき、個人的な、そして、グループとしての発達を育むのである。

　私たちは他の人たちと結びつきながら発達する。与えることと受け取ることによって、わかちあうことと信頼することによって、さらに、私たちはエンパワーされ、人と人との間の力動に気づくのである。最も重要な発達は相互信頼や相互理解といった結びつきを通して実現するのだということを私たちは学ぶ。私たちは、他の人たちとの結びつきにおいてのみ自分自身のことを知ることができる。それと同じように、他の人たちとの対話に参加することによってのみ自分自身の「声」を見つけ出すことができる。おそらく、対話のレッスンで最も苦労するのは、自らの意識／精神を他の人の考えや信念に向けてオープンにすることの価値に気づくことである。こういったことは自分自身の「声」を明らかにするのに大切である。つまり、〔他の人の考えや信念にふれて〕多様な可能性を考えることで、自分自身の視点を築きやすくなるのである。ただ、他の人の見方を受け入れるには内的な安全が少々必要である。他の人のものの見方によって自らの視点が乗っ取られるのではないかと怖れるのは珍しいことではない。私は、自らが成長していくなかでそういったふうに感じていたのをはっきりと思い出すことができる。私は、親密さについて大きな困難を抱えていた。なぜならば、ガールフレンドが私の生を牛耳るようになるかもしれないことを不安に思い、自らの意見を声にすることができなくなるかもしれないことを怖れていたからだ。しかしながら、一旦、自分自身の「声」をもつようになると、もはや親密さは怖くなくなった。

原則2．生のリカバリーの諸原則 (Principles of Recovery of Life)

　精神保健に関する新自由委員会の会合が2002年に始まったが、その当初から、私は、なんとしてでも、委員会の最終報告書のすべての部分に「生のリカバリー」や「自己決定」を重要な目標の1つとして盛り込みたかった。私は自分自身をリカバリーに関する専門家であると思っており、また、リカバリーと

いう概念によって当事者やその家族がインスパイアされるのだということが自らの活動を通してわかっていた。

　加えて、リカバリーは、委員会にとって統一をもたらすテーマとしても働きうるのだということがわかった。なぜなら、精神保健の領域は、異なったさまざまな検討必要事項があり、すでにバラバラだったからだ。〔反対であるという〕合意が形成されていない事柄、たとえば、強制治療を用いること、そういったことに反対することで人びとをまとめるのは至難の業である。〔人びとをまとめるには、〕一般的におこなわれている強制治療のようなことを非難するよりも、リカバリーにつながるオルタナティブを主張するほうが役に立つことが多い。

　私たちのような、メンタルヘルスの問題の当事者体験をもつ人たちは、リカバリーの根底にあるすべての原則のなかで、自己決定が最も重要だと考えている。私たちが委員会の概要報告において示したのは、精神保健システムを、リカバリーを基礎とするシステムへと変化させるための計画であったが、そういった変化は、個人とグループ、両方のレベルで自己決定を採り入れることを通して実現するものだとされた。私は、目標や目指す対象について、ビジョン声明の形で勧告を要約するよう委員会に働きかけた。ビジョン声明は次のように始まっている。「私たちには、精神疾患をもつすべての人がリカバーする未来が見える」　委員会が示した原則のなかには、次のような声明がある。「リカバリーは、単なる症状軽減ではなく、生活や人生の課題に対処することをめぐるものである」　委員会の報告書で示されている第２の目標は、「リカバリーを基礎とする、当事者や家族主導のシステムを実現させる」ことである。これらの原則は委員会の報告書の不朽の遺産であり、全国のアドボカシー活動に肯定的な影響を及ぼしてきたことは明らかである。

原則３：自分自身における肯定的な態度や信念（A Positive Attitude and Belief in Oneself）

　肯定的な世界観は伝播しやすい。肯定的な態度をもつことで、人は制止しがたい力（force）となる。その人の態度は他の人たちに影響を与える。そういったことを他の人たちが求めていても、いなくても。新自由委員会に出席していた人たちの多くは公にはリカバリーの概念を支持していなかったが、私的には、

それに対する私の熱意に抗うのに苦労していた。その人たちは、自分が、その概念がもつ希望に共感できることに気づいていた。ある委員は身内についての自らの物語をわかちあってくれた。それによれば、その身内はある精神疾患をもっており、その人たちは、私が主張している、希望に満ちた複数のアプローチを家族が少しでも採り入れることができればと強く願っているとのことだった。

　人びとは視覚化できることしか達成しないのだと私は思っている。自分たちが達成するのを思い描くことができない目標については達成しようとしないものだ。委員会の会合で、私は部屋を見渡し、ジョージ・バーナード・ショー（George Bernard Shaw）の戯曲『メトセラへ還れ』（Back to Methuselah）〔邦題『思想の達し得る限り』〕の一節を心のなかに思い浮かべることで、否定的なことに対抗していた。

　　あなたは「なぜそうしないといけないの？」（Why?）って言いますよね。いつも「なぜそうしないといけないの？」って。あなたは何かを見ると、「なぜそうしないといけないの？」って言いますよね。でも、私は、けっして存在することのないものを夢見ます。そして、言います。「やってみたら？」（Why not?）

　私は、物事はそのままの姿で留まり続けないといけないと信じることを拒んでいた。そういったものの見方を要約して示しているのがマーティン・ルーサー・キング・ジュニアである。彼は、1963 年の「ワシントン大行進」（March on Washington）で「私には夢がある」のスピーチをおこなった。私は、彼のスピーチを私なりに変えたものを心のなかで繰り返している。**「私には夢がある。いつの日か、精神疾患というラベルを貼られたすべての人がリカバーし、コミュニティにおいて、十全で尊重される生を送るという夢が」**　人びとのリカバリーの要因で最も頻繁に挙げられるものの 1 つは、自らの生における、自分を信じてくれた人の存在である。そういった存在は、人が自分自身や自らの諸原則を信じるのを助けてくれる。そして、それらの諸原則は現実に近づくのである。

第4原則：反応型の怒りを情熱的なアドボカシーに変容させる（Transforming Reactive Anger into Passionate Advocacy）

　おそらく、トラウマの最も大きなダメージは、自らの最も深い「声」を表現したり、本当の「自己」を築くことが妨げられることである。私たちは、本当の「自己」を築いたり、内なる「声」を見つけ出すことができない場合、抑え込まれてきた怒りや怖れの噴出を体験する。この怒りは何かに反応する形で突然姿を現すことがあるが、そういった形はアドボカシーがうまくいくのを妨げてしまう。当事者が役員会に参加したり、意思決定の場で証言をおこなう場合、その人たちは、怖れのために黙ってしまうか、あるいは、怒りを爆発させて自らの証言を台無しにしてしまうか、どちらかであることが多い。よい当事者リーダーは、自分自身の気づきを深めることや、自らの怒りの源を理解することに取り組んでいる。私たちは、自らの怒りが正しい憤りの感情に根差しているのだということに気づくようになる。そういった憤りは、自らの「声」が無価値化されたときの、傷つけられるようなあるいは屈辱的な過去の体験によって引き起こされるものだ。「私たちの声を見つけ出す」プログラムで、私たちはそういったことに綿密な注意を払い、参加者が自らの怒りに気づけるようにしたり、それを戦略的に用いてコミュニティに肯定的な変化を起こせるようにしたりする。

　アラスカから来た2人のアドボケイトが言った。「怒りは使うためのものであって、ただ存在するためのものではない」　このように、怒りの背後にあるエネルギーや憤慨は、抑え込まれるのではなく、建設的な情熱へと変容させられ、そこから、影響力をもつ活動がうながされる。怒りを建設的に用いることは精神保健アドボケイトとしての最大の課題だろうと私たちは思っている。個人あるいはグループに関して、怒りの表現は、意識を変えるための、また、建設的な会話を導く際の、重要なきっかけである。熟練したアドボケイトは、怒りを用いて目標を達成することに深く精通するようになる。

　言ってみれば、怒りに関する私たちの困難は、そもそも精神疾患だとラベルを貼られるということはどういうことなのかに関係している。このことについては、精神疾患という語の起源を見ておくことが役に立つ。精神疾患という医学的記述が存在する以前は、他の言葉が、今私たちが精神疾患だとラベルづけしている状態を説明していた。おそらく、最も目につくのは「マッドネス」

(madness) という語である。英語でマッド (mad) という語は少なくとも2つの意味をもっている。精神疾患というラベルを貼られた私たちのような人たちについては、あまり臨床的ではない領域において、狂っている (mad)、すなわち、頭がおかしい (crazy) と考えられる。ときに私たちは狂った人と呼ばれていた。しかし、頭がおかしい人というラベルを貼られていない場合、マッドだと言われることは、その人が怒っているということを意味する。普通の人がマッドの状態になり、診断されていない場合、その人は話を聴いてもらえる。

　私たちのピアの1人がこういった区別を非常にうまくとらえていた。彼女が言ったのはこうだった。彼女は精神保健の部局で働いていたが、同僚たちがしょっちゅう自分たちの仕事についてお互いに怒りを向け合っているということに気づいた。その人たちは怒りを表現するが、その人たちの行動が抑えつけられるということはなかった。そして、その人たちにとってそういうことは規範になっているようだった。しかしながら、彼女が怒りを表現すると、とがめるような厳しい表情をされた。ラベルを貼られていない同僚たちは保護的な調子で尋ねた。「気分は大丈夫？」あるいは「具合が悪いの？」あるいは「薬を増やすということを考えてみてもいいんじゃないかな」と。

　つまり、怒りについては、そして、怒りを表現する人たちに対する態度については、非常に異なった2つの意味があるのだ。ラベルを貼られていない人たちは日常生活の一部として怒りを表現することができ、具合がよくないに違いないなどと言われることはない。ほかにも、このように意味がずらされた例外というのはある。たとえば、女性は、怒りの表現において、男性ほどは大きな自由を与えられていない。つまり、怒りを頻繁に、あるいは、大声で表現しすぎる女性には面倒な女 (b***h) というラベルが与えられる。そして、精神保健の領域において怒りを表現する人たちにはBで始まる別のラベル、ボーダーライン (borderline) が与えられる。実際、スーパーバイザーたちは、トレーニングの間、しょっちゅう私に言っていた。ボーダーライン人格の人 (いつもきまって女性なのだが) に関わっているかどうかわかる最善の方法は、その人があなたを怒らせるかどうかだと。

　怒りは、職業的な状況であれ、個人的な状況であれ、ほとんどつねにパワーの問題と結びついている。ピアサポートが計り知れない価値をもつのは、パワー

がより等しくされた状況で自らの怒りを自由に表現する機会のためである。精神保健の世界においては、他の関係性のほとんどすべてがパワーのアンバランスを含んでおり、当事者はより低い位置に置かれている。精神保健以外のところでもそうだが、通常、小さい力しかもたない関係性において怒りを表現することは危険である。しかし、怒りの表現は、パワーを獲得する道につながることが多い。次に示す記事では、さまざまな当事者が、自分はどのように怒りを用いてきたのかを表している。

体験を重ねたアドボケイトたちは怒りを用いることについて何を言っているのか？

　グループに向けて話すときは、自分が話しかけている人たちの思考パターン、偏見、情動に対して、非常に注意深くかつオープンに耳を傾けるべきである。自分が話しかけている人たちの視点を理解する必要がある。そうすれば、怒りから共苦にまで広がる、情動のパレット全体を効果的に用いることが可能となる。こういった点では、何らかの情動がどれだけ用いられるのかということは、アドボケイトと聴衆との間のダンスの重要な部分である。

　私たちはこういったことをアラスカ州議会との関係において成功させた。政治的な変化の実現に向けて取り組む過程において、私たちの文化におけるスティグマへの怒りを用いて議員が動くように働きかけることで、さらなる変化をもたらすことができるようにした。──アドボカシーをおこなっている二人組

*

　私は、自らの怒りをバネにしてさらに多くの知識を得たので、はっきりした声でしっかり、かつ、穏やかに話すことができる。言葉というのは紙に書き出すとさらなる意味をもつことがある。私はそういったことをして自らの考えを修正したので、言葉は、そんなに明らかには怒りに満ちたものにはならなかった。──アドボケイトの女性

*

　私のリカバリーの最初の頃、私の怒りは、もっとフラストレーションと絶望

に満ちていた。専門職者について言えば、私の言っていることに耳を傾けてくれる人は誰もいなかった。私がその人たちが決めた流れに従わないと、その人たちは私に関わりたがらなかった。自分に関わってくれる人を見つけることで、〔その人たちとの〕関係を切ることができたのだと思う。

　今、私はリカバーした状態にいるが、自らの怒り——それは他の何よりもフラストレーションに満ちていると私は感じ続けている——を、他の人たちがリカバーするのを助けたいという、私の欲求を強化するツールとして使っている。私は、怒りに留まり続けたままで健康であり続けることはできない。怒りは否定性や恨みにつながる。——アドボケイトの女性

*

　私自身は、自分が特定の行動を起こし始めるとき、あるいは、他の人たちが行動しないとき、怒りが沸き上がる。私はかなり洗練されたふるい分けシステムをもっているが、ときおり怒りが激怒の方向に傾いてしまう。私は、毒のある電子メールを書き始めたり、電話をかけたりするが、そうしないと、アドボケイトとしての短期的、長期的な力が損なわれてしまう。自分は怒りの尺度の最も低いところにいるときに力を発揮できるのだと、私は思う。

　通常、私の怒りは抑え込まれる。そこから、フラストレーションが生じる。そういったことは、私にじわじわと悪影響を及ぼすが、メッセージを運ぶにはよい立ち位置を提供してくれる。私は、〔メッセージを運んだりするのではなく〕怒りに留まっているとき、まったくイライラしていて、なんというか、醜い。抑え込むというやり方は、昔、家族から学んだものである。

　ジェームズ・C・コールマン (James C. Coleman) の『心理学と有効な行動』(Psychology and Effective Behavior) において関連する部分が出てくる。「多くの状況において、怒りや敵意は、建設的な行動につながる正常な反応である。自分自身あるいは他の人たちに対する独裁的かつ不当な扱いによって生じる怒りや敵意は、社会変革のための活動において建設的に用いられるだろう」——アドボケイトの男性

*

ブッダによれば、「怒りにしがみつくことは、燃えている石炭を拾い上げ、自分自身が焼け焦げているのに、それを怒りの対象に投げつけようとするようなものである」

　「私は、他の人の考え、言葉、行動に対して無力である。私は、自らの考え、言葉、行為の焦点に責任をもっているのである」

　「怒りを感じることが私に知らせてくれるのは、私が自分自身に対してフェアではなかったということ、あるいは、フェアでないと私が感じているやり方で他の人が話したり、ふるまったりしたということである」——アドボケイトの女性

＊

　自分がアドボカシー・グループの一員で、自分たちが、たとえ控え目なものであっても目標を達成できたとき、私は怒りが自分から幾分かなくなっていくように感じる。——アドボケイトの女性

　体験を重ねたアドボケイトによる、怒りの有効な使用についての考えや振り返りは次のような結論を示している。

- 生(なま)の怒りはアドボカシーの妨げとなる。
- 怒りは、健康な反応である。それは、情熱的な欲求を映し出している。そういった欲求は、肯定的な変化を生じさせ、私たちの必要を満たす。
- 前もって自らの怒りやフラストレーションを理解し表現することで、社会変革が容易になったり、社会変革に向けて〔人びとが〕動機づけられることがある。
- 私たちが、怒りが•ある•と感じているのではなく、自分は怒りを•使う•ことができると感じているとき、怒りは最も有効である。
- 人は、アドボカシー・グループに参加することでより大きな力を与えられるが、参加すること それ自体がフラストレーションや怒りを小さくする。
- アドボカシーは、グループ〔活動〕の一環としておこなわれる場合、一層重要なものとなる。なぜならば、グループの凝集性によって怒りを情熱に

変えるのがより容易になるからである。グループに参加することで人はより大きな変化を生じさせることができる。そして、そこから、さらに怒りやフラストレーションが小さくなるということも起こる。
・怒りを腐らせてしまうと、それは私たちを侵食し、協働的で凝集性のあるコミュニティを作るのに積極的に寄与する、私たちの可能性を破壊してしまう。

発達モデルに基づけば、「怒りは使うためのものであって、ただ存在するためのものではない」という知恵を学び受け入れることをアドボケイトの成長として考えることができる。私にとって、そういったことは、自分は何者なのかということについての大きな感覚を発達させることを意味していた。私がアドボカシーをするようになった最初の頃、私はあまりにも怒りを強く感じていたので、怒りに対する自分自身の反応、あるいは、他の人たちの反応を見つめる機会がほとんどなかった。私は、中道的な余地を残さず過度に当事者のほうに偏っているとして、相手にされていなかった。

第5原則：目的（Purpose）

目的を明らかにし、意味を見つけ出すことで、私たちの生に方向性が与えられ、私たちの活動に焦点が与えられる。私たちはすべて、目的の感覚をもつことなくこの世に投げ込まれているように思われる。目的の感覚を得ることは、精神疾患と呼ばれる苦しみの多くの根底にある基本的で意味に満ちた問いを解くことにつながる。私たちの多くは、出口を消極的あるいは積極的に探すのではなく、自らの生に資源を投入したり、自らの生を方向づけるための目的を見つけないといけなかった。エンパワメントは目的を見つけ出すことと関係している。なぜならば、目的を見つけ出すことで、私たちの生がエンパワーされるからである。自らの目的をわかちあってくれる人たちを見つけたとき、私たちの決意は強固なものとなり、その力は深められる。

私たちの多くにとって、大きな事柄への関心を伴う当事者運動は、私たちの生に意味と目的を与えてきた。そして、私たちの共有された目的は、情熱や、他の人たちとのつながりを強化する。また、目的は伝播するようになる。目

的を探し求めている他の人たちは、自らの周囲の人の目のなかにそれを感じるとき、それに参加したいと思う。私たちが目的を広くわかちあえれば広くわかちあえるほど、個別のレベルとグループのレベルにおいて、私たちは強くなる。目的は2つの主要な構成要素をもっている。

　夢とビジョン。私たちは、自分が気づいていようが気づいていまいが、夢とビジョンを通して生きている。アメリカの先住民たちはそういったことを「ビジョンの探究」（vision quest）と呼んだ。また、アメリカの神話学者、著述家、講演者である、ジョセフ・キャンベル（Joseph Campbell）は、そういったことを、シンプルに、「至福についていくこと」（following your bliss）と述べた。私の、ビジョンの探究は、深刻な苦しみのときにやってきた。精神科病院で隔離され、生きる力が自分から消えていくように感じていたとき、私は、精神科医になって精神保健システムを人間的なものにするのだと思った。その夢は、それ以来、私を導いてきた。

　振り返りとフィードバックの時間を伴う具体的なステップ。行動を伴わない夢は活力を失い、死ぬ。夢を伴わない行動が持続不可能であるのと同じように。たとえ小さなものであっても、夢の実現に向けてのステップは不可欠である。私は、自らの夢を友人たち、家族、セラピストとわかちあうことから始めた。続いて、私は医学校に入ったが、コース全部を履修するだけの充分な自信を感じるまで、コースを1つずつ履修した。振り返ることは、自らの行動が夢から逸れていないかどうか、そして、それが目標を実現するための最も効果的な方法なのかどうか、私たちがそういったことを意識するようになるのを助けてくれる。信頼できる、協力者や仲間のアドボケイトからのフィードバックは、私の決意が強固なものになるのを助けてくれた。

第6原則：実際的で優先順位がつけられたアドボカシー計画（Practical Prioritized Advocacy Plan）

　すでに存在する政策／方針を変更しようとするのであれば、充分に準備をするのがよいだろう。簡潔で優先順位がつけられた行動計画は不可欠である。なぜならば、計画を伴わない原則は、たなざらしにされ、ほこりをかぶったまま

になる。提案された計画は、明確に描かれた実行可能なステップをもっている必要がある。計画は明確に書かれる必要があり、すべての人たちが理解できる形で書かれる必要がある。すべての当事者アドボケイトが、計画が基づいている原則をはっきりと述べることができないといけない。

　私たちは、新自由委員会の概要報告のための勧告を検討しているとき、頭に残りやすい頭字語を用いて、リカバリーを基礎とする、当事者主導の「リカバリーへのステップ」(STEPs to recovery) 計画を描いた。ステップ (STEPs) というのは次のような語を表している。サービスとサポート (Services and supports)、トレーニングと教育 (Training and education)、評価と質の保証 (Evaluation and quality assurance)、計画作りと政策／方針の策定 (Planning and policy development) である。

　細切れの計画作りに落ち着いてはいけない。つねに、大きな全体像を意識／精神のなかにもち続けないといけない。システムのすべての主要な構成要素を、生じるべき真の変容に向けて変化させないといけない。だから、あなたの大きな計画を、すべての人が理解できるような簡潔な形にして、説明したり説明文書を配布する機会を可能な限り設けよう。どんな計画についても、優先順位をつけるということは非常に重要である。まず最初に、政策／方針がこなければならない（STEP という語の最後になってはいるが）。なぜなら、意思決定のレベルにおいて変化がなければ、持続する変化は生じない。単なる宥和政策である。政策／方針の変化は思考や態度を束縛から解放し、抑圧的な実践を反転させる。政策／方針の変化は、あとに続くすべての当事者主導の変化に対して妥当性と信用を与える。たとえば、新自由委員会の勧告は、アドボケイトたちが、退役軍人管理局、アメリカ心理学会 (American Psychological Association)、医療機関認定合同委員会 (Joint Commission on Accreditation) をリカバリー・アプローチの方向に移行させるのを助けた。また、政策／方針の変化は、変化を実現するために資金を移行させることも意味する。整理された状態を保ち、もれなくすべてのポイントを取り上げるためには、番号の振られたリストを使うことが役に立つ。そういったリストは、必死に戦っている最中でも容易に思い出すことができる。

第7原則：粘り強さ、忍耐、辛抱強さ (Persistence, Perseverance, and Patience)

　サリー・ジンマンは、粘り強さ、忍耐といった力の最良の例である。彼女は、

カリフォルニア州における強制のない精神保健システムを目指して、たゆみなく、かつ、粘り強く活動をおこなってきた。そういった目標に到達しようとするなかで妨げもあったが、ジンマンは、友人そして敵から等しく尊敬を勝ち取った。かつて、カリフォルニア州の精神保健局の局長は、彼女のアドボカシーに対して、彼がそれに完全には同意できない場合でさえどれだけすばらしく思っていたのかを私に語った。しかしながら、私が、サリーのグループへの予算を増額すべきだと主張をおこなったところ、彼は、その人たちは少ない予算でもすでに大きな効果を上げているので予算を増加することはできないと言った。

　私自身のことで言うと、新自由委員会の報告書のビジョン声明にリカバリーを組み入れるために粘り強くないといけなかった。すでに述べたような戦略に加えて、私は、報告書の最終の編集・執筆の時点まで、粘り強く主張をおこなった。提案された書類のすべてを読むことは非常に重要である。なぜなら、力のある地位にいる人たちのなかには、提案された改革を土壇場になってひっくり返すことが可能であることをわかっている人たちもいるからである。最後の最後まで、自分が信じることを主張し続けよう。あなたが作成を手伝う書類であれば、どんな書類であっても、最後に目を通す権利をもっているということを主張しよう。

第8原則：存在感—誇り、凛とした落ち着き、丁寧さ (Presence - Through Pride, Poise, and Politeness)

　私は、公的なものであれ、私的なものであれ、新自由委員会の会合をけっして欠席しなかった。こういったことはパラノイアに基づくものではなく、良識に基づくものであった。私や他の当事者たちが報告書に盛り込もうと一所懸命活動をしてきた諸原則をなかったことにしたいと思っている多くのメンバーがいるということを私は知っていた。私がそこにいるとき、その人たちはそういったことを簡単にはできなかった。

　存在感：　存在することに加えて、「存在感」を発揮することが重要である。存在感という言葉で私たちが言いたいのは、社会的に可視化される必要である。つまり、あなたが部屋のなかを歩くとき、人びとが立ち上がって注目するということである。人びとは、あなたのことを、気骨があり、自信に満ちており、

簡単にはこき使うことができない人だと感じる。存在感は、見えなくされることの反対である。私たちのような、精神疾患というラベルを貼られた人たちは、見えなくされることの苦痛をしばしば体験してきた。黒人をめぐる同様の不可視性は、ラルフ・エリソン（Ralph Ellison）によって彼の小説『見えない人間』（Invisible Man）のなかで雄弁に述べられている。エリソンは、見えなくされるという自らの感覚を迎え撃つためには、部屋のなかで何百もの電球をつける必要があるということを述べている。

　誇り：　誇りは、存在感のきわめて重要な構成要素であるが、内なる達成感と安心感であり、多様な形で現れうる。人の姿勢というのは、誇りの外向きの現れである。身体を直立させればさせるほど、背筋を伸ばせば伸ばすほど、よい。存在感に含まれる多くの特徴を列挙することは可能であるが、つかみどころのない、より創発的な性質があり、そこが最も重要であるように思われる。それは、この章で述べられている、たくさんの他のPを足し合わせたものに関係しているのではないかと私たちは思っている。きっと、情熱的な（passionate）人たちはより大きな存在感をもっている。しかし、存在感が情熱を増幅するというのもある。パワー（power）をもつ人たちは存在感をもっており、加えて、存在感がパワーを増大させる。粘り強さ（persistence）が存在感を高めるが、反対もまた真である。肯定的な（positive）人たちはより存在感が大きいということがよくある。目的（purpose）も大きな役割を果たしている。深く感じられた目的をもっている人に出会うと、私たちはその人の存在感をより深く感じる。そういった人というのは、確固たる原則（principle）や信念をもっている。存在感というのは、表情、目の輝き、一歩を踏み出す際の躍動感、姿勢のまっすぐさ、声の強さといった、多くの非言語的な形を通して現われる。また、他の人たちとつながれることも存在感に不可欠である。過程の細かい点に関心を向けたり、自分はすべての発言に注目しているのだということを示すことは、他の人たちをより正直にさせ続ける。

　凛とした落ち着きと丁寧さ：　これらの要因は、礼儀というものを超えて、内なる中心性および内なる平和の外向きの表現である。こういった状態を達成

できるとき、そのことが意味するのは、より大きな決意をもって視点を持続できるということであり、そういった視点を明確に伝えることができるということである。凛とした落ち着きというのは、あなた自身や周りの他の人たちに対して、あなたは自らの立ち位置についてすでに深く考えたのでそこから簡単には動かされないと実感させるような存在様式である。凛とした落ち着きの状態にあると、さらに敬意を得、さらに真剣に受け止められる。丁寧さというのは、明らかなものが何もないときに、他の人へのアプローチを見つけるための方法である。あなたは、丁寧さのアプローチを通して、あなたの魅力で、人びとの鎧を脱がせることができる。丁寧さのアプローチは、衝突と激怒ではなく、共通の基盤と平和を見つけ出すのだ。

第9原則：説得（Persuasion）

　説得の技法の裏にある本質的な構成要素は、レトリックの実践に価値が置かれていた古典的な世界におけるものから、ほとんど変化していない。レトリックと説得は、西洋の伝統における正式なリベラル・アーツ教育の主要な部分であり、市民の議論の基礎であった。しかしながら、効果的な説得の原則は、二千年の間、大部分は変わらないままではあるが、その技法を実践すること——世界をインスパイアし、変えること——をゆるされた人たちはもはや社会的な身分によっては限定されていない。古代ローマにおいては、レトリックや説得の技法を習得することは、自由民である人たちに限定されていた。ローマで暮らす聡明な奴隷に対して数学や工学のような実用的な技法が教えられることはあったが、奴隷たちは歴史、文学、哲学、レトリックを学ぶことは禁じられていた。なぜならば、無力な者に説得というきわめて重要なツールを与えると、他の人たちがインスパイアされ、究極的には、社会不安や社会的機能不全が生じると考えられていたからだ。ローマの自由民——力を保持していた人たち——のみが他者を説得する方法を学ぶことをゆるされていた。

　私は、古代ローマでの、リベラル・アーツ（「自由な人の技法」を意味するラテン語から来ている）における教育に関する制約と、精神保健当事者と共有される情報の制約とが似ていると思っている。自由民であれ、権限を与えられた専門職者であれ、権力をもつ人たちというのは、通常、言語と、他者を説得するトレー

ニングを所有する者でありたいと思うものである。

　しかし、幸運なことに、今日では、トレーニングや実習によって、説得の技法は、それを習得できる人であれば誰でもアクセスできるようになっている。バーモント州の精神保健アドボケイトであった故リンダ・コーリー（Linda Corey）は、自分が自由に使うことができる最も効果的な説得のツールは、効果的に表現された個人的な物語であると述べた。彼女は、個人的な物語は、とくに体験した本人によって直接伝えられる場合、退けたり忘れるのが難しいとしている。〔聴く〕人が、他の人の顔をじっくり見たり、声のなかに苦痛を聴き取ったり、何かを成し遂げたときの幸せや誇りを感じたり、そういったことができるとき、情動的な影響は忘れられない重要なものとなりうる。同じ物語を間接的に読んだり聞いたりする場合、その説得力はずいぶん低く、影響は長くは続かない。そういったことは、パトリック・コリガン（Patrick Corrigan）による調査研究によって証明されている。

第10原則：公の場でプレゼンテーションをおこなうこと（Public Presenting）

　自分自身や自らの考えを他の人たちに向けて効果的にプレゼンテーションする技法を学ぶことは、個別の、そして、集合的なエンパワメントの不可欠な側面である。精神的な苦しみを体験しているときに自分には声が聞こえると思っていた多くの人たちは、自分自身の内なる、生の「声」を得たときに自らのリカバリーが大きくうながされたと語っている。私が先に明らかにしたように、こういったことは、友人たち、家族、職場の人たちの間で自らの見解や立場を効果的に表現する可能性のことを言っているのだ。でも、これは、強いられているように感じてまで人前で話さないといけないということではない。自らの「声」を表現し、貢献をするには、それ以外の方法も多くある。

　一般的に、精神疾患のラベルは、他の人たちが私たちの言葉を信じるのを困難にする。だから、私たちは、姿を見えるようにして、可能な限り信用されるようにする必要がある。私のことを言うと、子どもの頃、人前で話すことが恐怖だった。大勢の人たちの前で話すとき、膝は本当に震えていた。私がそういった怖れを克服できたのは、自分が強く感じている大義をもつことによってであった。今、私は、自分自身のためだけでなく、システムのなかにいる無数

の声なき人たちのために語っているのだと思う。リンダ・コーリーが述べたように、「公の場で声をあげないとあなたの考えは狭くなってしまう。公の場で語れば協力者やサポートが作り出される」。

聴衆に向けて話をするとき、あなたの心から聴衆の心に向けて話そう。あなたが伝えたい、自らの心のなかのメッセージを見つけ出し、あなたの情熱を使おう。次に示すのは、私が公の場で話すときに意識／精神のなかにとめている、12の価値ある事柄だ。

1. **あなたの聴衆を知る**。その人たちに手を届かせる最良の方法について考えよう。どのような服装がいいのだろう？　その人たちはスライドや図表やグラフをどのくらい必要とするのだろう？　聴衆に向けて、はっきりと、直接的に、そして、聴衆がすでにある程度は馴染みのある事柄について、話すのがベストである。よく専門職者はスライドや図表やグラフを使いたがるが、私は、それらのうちのいくらかを使ったあと、質問を投げかけることにしている。当事者たちに話す場合、私は、会話から始め、その人たちが根拠を必要としていると思われる場合にのみスライドを付け足している。

2. **場所を下見しておく**。〔話をするのが〕病院、あるいは、臨床の場である場合、友人と一緒に〔下見に〕行こう。トラウマ的な記憶が引き起こされるかもしれないので、〔大丈夫かどうか〕歩き回って確かめておこう。

3. **最も重要な点を考え、それを書きとめて、準備をする**。まずは、あなたの話全部を書き出して、リハーサルをしてみるのがよいかもしれない。やがて、〔最も重要な点のみを書きとめて〕心からプレゼンテーションをおこなうようになると、さらに心地よくなるだろう。心を基礎とするプレゼンテーションは、聴衆の深い自己に、より直接的に手を届かせることができる。心地よいと感じることをしよう。

4. **あなたと聴衆との間には物がなければないほどよい**。演台や演壇や机は人間的なつながりを妨げがちである。私は自由に動き回れるほうがよい。だか

ら、移動しながら使えるマイクの方が望ましい。人間的なつながりは、信頼が生じやすくするのに重要である。

5. **オーバーヘッド・プロジェクターやパワーポイントは適度に使う。** 2つとも口頭での説明の補足として役に立つことはあるが、使いすぎたり、量が多すぎると、人びとは、あなたのプレゼンテーションの人間的な面に集中できなくなってしまうかもしれない。「パワーポイントで死んでしまう」のは避けよう。パワーポイントについては、5／10／20ルールというのがある。スライドは5枚、時間は10分、フォントのサイズは20ポイントということである。大きな紙の束を取りつけたイーゼルやホワイトボードが役に立つ。なぜなら、人びとはグループの人たちの目の前で自分たちの言葉を目にすることができるからである。小さなグループ（25人より少ない）に向けてプレゼンテーションをおこなう場合、イーゼルやホワイトボードは、スライドやオーバーヘッド・プロジェクターよりも好ましい。

6. **あなたのプレゼンテーションについてのフィードバックを求める。** 建設的な批判に耳を傾けよう。私たちは、フィードバックを通して向上するようになるのだ。参加者に、評価の用紙に記入してもらうようにお願いしよう。

7. **情動的な表現によって、あなたの個人的なリカバリーについてできるかぎりたくさんわかちあう。** トラウマ的な要素を多く示しすぎるのはよくない。なぜなら、それらが、聴衆の間に反応を引き起こすかもしれないし、あるいは、他の形であなたが聴衆の共感を失うような状況を生み出すかもしれないからである。情熱と情動をもってリカバリーについてのあなたの個人的な物語を語れば、深いレベルで聴衆に手が届く。マヤ・アンジェロウ（Maya Angelou）は言った。「私は次のようなことを学んだ。人びとはあなたが言ったことを忘れるだろう。人びとはあなたがしたことを忘れるだろう。しかし、人びとは、あなたが人びとにどのように感じさせたのかを忘れることはけっしてないだろう」

8. **地元の文化や関心について学ぶ。** 聴衆が情熱をもっているもの——たと

えば、地元のサッカーチーム——について、あるいは、地元の重要な場所について知っておこう。

9. **聴衆を対話や会話に引き込む**。そういったことをすることは、場の堅苦しさを小さくし、あなたと聴衆との間の架け橋として働く。質問をすることは会話を進めるよい方法である。たとえば、「あなたにとってリカバリーは何を意味しますか？」など。

10. **酢よりも蜂蜜のほうがハエをたくさんつかまえることができる**[44]。あなたが聴衆を支えることができる領域を考えてみよう。その人たちの活動がさらに意味あるものになるのを助けたり、その人たちの生がさらに肯定的なものになるのを助けたり、そういったことを試みよう。希望やリカバリーというのは、たいていの人たちが満足する肯定的なメッセージであることが多い。

11. **1つの話題や1つの視点についてわめき散らすのは避ける**。強い否定的な反応を引き起こす話題に焦点をあてることで聴衆を遠ざけてしまうということがないようにしよう。あなたあるいは聴衆がもつ「ツボ」を刺激してしまうような話題に気をつけよう。次のように言うことで、会話をそういった話題から遠ざけるようにしよう。「個人的には……を心地よく感じないのです」や「……に代わるものを考えたほうがよいかもしれませんよ」のように。たとえば、何年も前、私は、カナダの看護師のグループに強く反応し過ぎてしまった。私は強制治療に対するオルタナティブに関して話していたのに、その人たちは、セラピーの強制的な形態〔の必要性〕を論じることを私に求めた。私は怒り、怒りはそのまま表され、私はその人たちとのつながりを失った。〔今は、〕私は、自分自身の考えをきちんと脇に置いて他の人たちの話を聞くことに焦点をあてた、対話の原則を使おうとしている。

12. **可能なところでユーモアを盛り込む**。これまで述べたことは難しいことであり、大きなストレスが生じる可能性がある。みんなが笑うことのできることを見つけよう。誰かを笑い物にして生じるユーモアや過度に馬鹿げたユー

モアではなく。ある人は、自分が笑うことが好きなのは、混乱することと笑うこととを同時にするのは難しいからだと言った。

第 11 原則：手を結ぶこと（Partnering）

　この原則には 2 つの主要な構成要素があるが、それは、当事者体験をもつ他の人たちと手を結ぶ必要、そして、まだラベルを貼られていない人たちと手を結ぶ必要である。

　当事者体験をもつ人たちと手を結ぶことは、あなたが自らの「声」を得たり見つけ出したあとの基本的なステップである。つまり、あなたの「声」は、グループに参加することによって大きく増幅されるということである。コンシューマーたちとサバイバーたちがグループを作ろうとしたとき、歴史的な困難が生じた。もともと、自分たちのことをコンシューマーだとする人たちと、自分たちをサバイバーと呼ぶ人たちとの間には溝があった。

　しかし、多くの要因が、2 つのグループの間の分裂に橋を架けるのを助けた。共通の基礎としてリカバリーに焦点をあてることは両方のグループにとって非常に建設的なことだった。加えて、「当事者体験をもつ人」という語を採り入れることが 2 つの派閥を 1 つにした。（当事者体験という場合のその具体的な形はそれぞれ違ったかもしれないが。）これらの要因は、2006 年に、全国精神保健リカバリー連合（National Coalition for Mental Health Recovery: NCMHR）という名前で、私たちの運動が初めて全国規模のグループを結成するのを助けた。

　当事者体験をもつ人たちとまだラベルを貼られていない人たちとが手を結ぶためには、アドボカシー組織から人に来てもらって、どうやって協働すればよいのか、そして、ときに妥協すればよいのかを学ぶ必要がある。精神疾患だとラベルを貼られた人たちは、そういったラベルをもたない人が尊重や尊厳をもつことなくそれらの人たちを見る際のちょっとしたしるしに非常に敏感である。それゆえ、すべての参加者が基本的な諸価値を共有していることが、そういったパートナーシップを創り出すときには非常に重要である。そういったパートナーシップのよい例は、全国障害リーダーシップ連盟（National Disability Leadership Alliance: NDLA）の結成であった。NCMHR は NDLA の設立メンバーであった。NDLA は障害をめぐる 15 の全国規模のグループから成り、「私たち抜きで私た

ちのことを決めるな」という共通する価値によって一つにまとまっている。専門職者あるいは親によって運営されているかもしれない、障害をめぐる他のグループと違って、NDLAは、障害をもつ人たちによって運営されるグループのみから成っている。

第12原則：政治（Politics）

　政治というのは力（power）の行使のことである。だから、ある意味で、エンパワメントの12個のPは、本来、政治についてのものなのだ。情熱の力、原則の力、粘り強さの力、肯定的な態度をもつことの力、存在感の力、人間的なつながりの力、計画作りの力、目的の力、語ることの力がある。これらはすべて、決定や政策／方針に影響を及ぼすことができる。力は、周囲の世界を変える可能性で測定されうるものである、という定義があるが、そういったことはこの定義に馴染む。

　エンパワメントという語は当事者運動にとってずっと重要だった。なぜなら、私たちは、自分たちのリカバリーが自分たちにかかっているということをわかっているからだ。個人のリカバリーはそれぞれの人にかかっており、それぞれの人は、自分が十全で意味ある生を送れるようにする決定を支持、主張したり、そういった決定をおこなう。グループとしての私たちのリカバリーは、私たちが社会に十全に参加できるようにする政策／方針を支持、主張する、私たちの力量にかかっている。当事者運動における私たちの多くは自らの「声」を得た。しかし、アドボケイトたちが自分たち同士で、また、協力者たちとともに活動をおこなうことがうまくいっていないので、集合的な声を創り出すのが難しくなっている。私たちにとって、協力者たちとともに活動をおこなうことで集合的にことを起こす方法を学ぶことは大切である。

　私が新自由委員会の委員をしているとき、他の委員会メンバーに、何百万人ではないとしても、何千人もの他の人たちを自分は代表しているのだということに気づいてもらいたかった。私は、さまざまな背景や関心を表している、当事者体験をもつ人たちからの証言をできる限り多く採り入れるよう努めた。加えて、新自由委員会が継続している間、オルタナティブ大会（Alterntive Conference）や全国権利擁護・アドボカシー協会（National Association for Rights

Protection and Advocacy: NARPA) の大会で聴き取りをおこなった。それぞれの聴き取りは録音され、文字起こしされた。全部で 100 を超える証言が集まり、それらはすべて委員に送付した。私は、頻繁に、当事者たちやアドボケイトたちに対して、委員会の活動について質問紙を用いた調査をおこなった。そして、その人たちのコメントを要約して他の委員に送った。また、委員会のウェブサイトにはパブリックコメントを載せるコーナーがあり、そこで当事者からの 1,000 を超えるコメントを誰でも読むこともできた。

　協力者を通した、力の政治は、劇場型の政治によって補うことができるだろう。新自由委員会は、エビデンスに基づく実践に関する小委員会を設けたが、私は、ミズーリー精神保健研究所（Missouri Institute of Mental Health）のジーン・キャンベル（Jean Campbell）に話してもらいたいと思っていた。しかしながら、小委員会の議長は、議事内容は決まっており、ジーン・キャンベルは壁際に座らないといけないと言い放った。スピーカーのテーブルは、アメリカ精神医学会（American Psychiatric Association）やマネージドケアの会社のリーダーたちなど、精神保健の世界の名士たちから成っていた。しかしながら、テーブルの前のほうに空いている席が 1 つあった。私は、議長が見ていないとき、ジーンを招いてその席に座らせた。議長がテーブルの隣の人に発言を求めることになったが、それはジーンだった。彼女をテーブルから移動させれば状況はややこしくなっただろう。そして、結局、彼女は話すことができた。必要であれば、劇場型のやり方であなたの場所を確保しよう！

　政治ということでは、力をシステム内部で使うことと、システムの外で活動する際に力を使うこととの間の違いを知っておくことが重要になることがある。内部のアドボケイトは、外部のアドボケイトに対して閉ざされている会合や文書において変化をもたらすことができる。反対に、外部のアドボケイトは、内部のアドボケイトが言えないことを自由に言うことができる。新自由委員会のメンバーであった間、私は、委員会の充て職メンバー（ex-officio member）のうちの 1 人が、隔離や拘束のない環境をもつ権利を求めて活動をしている人たちに共感的であることに気づいていた。また、私は、その人が、委員会の正規のメンバーではないこと、そして、それゆえ、そういった勧告を報告書に盛り込むことができないということを知っていた。そこで、私は、内部のアドボケイト

として、そういった言葉が報告書のすべての版に確実に含まれるようにした。最終的にそういった言葉は報告書に盛り込まれた。

文　献

Andersen, T. Human Participating: Human "Being" is the Next Step for Human "Becoming" in the Next Step. In: *Collaborative Therapy*. Anderson, H. and Gehart, D. (Eds.). New York: Routledge, pp. 81-93. 2007.

Bakhtin, M. *Problems of Dostoevsky's Poetics*. Emerson, C. (Ed. and Translator). Minneapolis: U. of Minnesota. 1984.〔ミハイル・バフチン著、望月哲男・鈴木淳一訳『ドストエフスキーの詩学』筑摩書房、1995 年〕

Barker, P. *Ghost in the Road*. New York William Abrahams. 1995.

Bateson, G. and Bateson, M.C. *Angels Fear: Towards an Epistemology of the Sacred*. New Jersey: Hampton Press. 2004.〔グレゴリー・ベイトソン＆メアリー・キャサリン・ベイトソン著、星川淳・吉福伸逸訳『天使のおそれ：聖なるもののエピステモロジー』青土社、1988 年／新版：星川淳訳、1992 年〕

Bentall, R. P. *Reconstructing Schizophrenia*. London: Routledge. 1990.

Bohm, D. *On Dialogue*. London: Routledge Classic. 2004.〔デヴィッド・ボーム著、金井真弓訳『ダイアローグ：対立から共生へ、議論から対話へ』英治出版、2007 年〕

Buber, M. *Between Man and Man*. New York: Collier Books. 1965.〔第 1 章「対話」(マルティン・ブーバー著、植田重雄訳『人間の復興』河出書房新社、1964 年、田口義弘訳『ブーバー著作集 1　対話的原理 I』みすず書房、1967 年、田口義弘訳『我と汝・対話』みすず書房、1978 年、植田重雄訳『我と汝・対話』岩波書店、1979 年)。第 2 章「単独者への問い」(佐藤吉昭・佐藤令子訳『ブーバー著作集 2　対話的原理 II』みすず書房、1968 年)。第 3 章「教育論」(山本誠作訳『ブーバー著作集 8　教育論・政治論』みすず書房、1970 年)。第 4 章「性格教育について」(山本誠作訳『ブーバー著作集 8　教育論・政治論』みすず書房、1970 年)。第 5 章「人間とは何か」(児島洋訳『人間とは何か』理想社、1961 年)〕

Chamberlin, J. *On Our Own*. Lawrence, MA: National Empowerment Center. 2002.〔ジュディ・チェンバレン著、中田智恵海監訳『精神病者自らの手で：今までの保健・医療・福祉に代わる試み』解放出版社、1996 年〕

Corrigan, P. W. Changing Stigma through Contact. *Advances in Schizophrenia and Clinical Psychiatry*, 1, pp. 614-625. 2005.

Deci, E. L., and Ryan, R. M. A Motivational Approach to Self: Integration in Personality. In: *Nebraska Symposium on Motivation*. R. Dienstbier (Ed.). *Vol. 38. Perspectives on Motivation*. Lincoln, NE: Univ. of Nebraska Press. pp. 237-288. 1991.

Dorman, D. *Dante's Cure*. New York: Other Press. 2003.

Epston, D. and White, M. *Experience, Contradiction, Narrative, and Imagination*. Adelaide, Australia: Dulwich Center Publications. 1992.

Évely, L. *that man is you*. New York Paulist Press. 1963.

Fisher D. B. Promoting Recovery. In: *Learning About Mental Health Practice*. T. Stickley and T. Basset (Eds.). Chichester, UK John Wiley & Sons. 2008.

Fisher, D. B., and L. Spiro. Finding and Using Our Voice. In: *Handbook of Mental Health Self-help*. L. Brown (Ed.). New York: Springer Publishing. 2010.

Fisher, D. B., Romprey, D., Filson, B., and Miller, L. *From Relief to Recovery*. Gains Center, New York. 2006.

Freire, P. *Pedagogy of the Oppressed*. New York: Herder and Herder. 1970. 〔パウロ・フレイレ著、小沢有作・楠原彰・柿沼秀雄・伊藤周訳『被抑圧者の教育学』亜紀書房、1979年、三砂ちづる訳『新訳 被抑圧者の教育学』亜紀書房、2011年〕

Garety, P. and Freeman, D. Cognitive Approaches to Delusions: A Critical Review of Theories and Evidence. *British Journal of Critical Psychology*. 38: 113-154. 1999.

Goffman, I. *Asylums: Essays on the Social Situation of Mental Patients and Other Inmates*. New York: Anchor. 1961.（アーヴィング・ゴッフマン著、石黒毅訳『アサイラム：施設被収容者の日常世界』誠信書房、1984年）

Harding, C. M., Brooks, G. W., Asolaga, Strauss, J. S., and Breier, A. The Vermont Longitudinal Study of Persons with Severe Mental Illness, I. Methodology, Study Sample, and Overall Status 32 Years Later. *American Journal of Psychiatry*. 144: 718-728. 1987.

Harrop, C. and Trower, P. *Why Does Schizophrenia Develop at Late Adolescence?* London: Wiley Press. 2003.

Isaacs, W. *Dialogue and the Art of Thinking Together*. New York: Currency. 1999.

Jablensky, A. and Cole, S. W. Is the Earlier Age of Onset of Schizophrenia in Males a Confounding Variable? *British Journal of Psychiatry*. 170: 234-240. 1997.

Jablensky, A., Sartorius, N., Ernberg, G., Anker, M., Korten, A., Cooper, J. E., Day, R., and Bertelsen, A. *Schizophrenia: Manifestations, Incidence and Course in Different Cultures. A World Health Organization Ten-Country Study. Psychological Medicine Monograph Supplement 20*. Cambridge, UK: Cambridge University Press. 1992.

Jablensky, A. and Sartorius, N. What Did the WHO Studies Really Find? Schizophrenia Bulletin. 151:

253-255. 2008.

Karon, B. and VanDenBos, G. *Psychotherapy of Schizophrenia*. New York: J. Aronson. 1981.

Laing, R. D. *The Divided Self: An Existential Study in Sanity and Madness*. New York: Penguin. 1965.〔R・D・レイン著、阪本健二・志貴春彦・笠原嘉訳『ひき裂かれた自己：分裂病と分裂病質の実存的研究』みすず書房、1971 年、R・D・レイン著、天野衛訳『引き裂かれた自己：狂気の現象学』筑摩書房、2017 年〕

Louw, D. J. Ubuntu: An African Assessment of the Religious Other. Presented at Annual Meeting of the American Academy of Religion, San Francisco. Nov. 1997. https://www.bu.edu/wcp/Papers/Afri/AfriLou.htm

Louw, D. J. *Ubuntu and the Challenges of Multiculturalism in Postapartheid South Africa*. Utrecht, Netherlands: Expertisecentrum Zuidelijk. 2002.

Nasar, S. *A Beautiful Mind*. New York: Simon and Shuster. 1999.〔シルヴィア・ナサー著、塩川優訳『ビューティフル・マインド：天才数学者の絶望と奇跡』新潮社、2002 年〕

National Empowerment Center, http://www.power2u.org/downloads /SAMHSA%20Recovery%20 Statement.pdf. 2006.

Perry, J. W. *Far Side of Madness*. Putnam, Connecticut: Spring Publications. 1974.

Pfeiffer, F. *Meister Eckhart*. (Translated by C. de B. Evans.) London: Watkins. 1924.

Read, J. Childhood Adversity and Psychosis. https://www. youtube .com/watch?v=Y6do5bkUEys, 2013.

Seikkula, J., Aaltonen, J., Alakare, B., Haarakangas, K., Nen, J. K., Lehtinen, K. Five-year Experience of First-episode Nonaffective Psychosis in Open-dialogue Approach: Treatment Principles, Follow-up Outcomes, and Two Case Studies. *Psychotherapy Research*. 16: 214-228, 2006.

Seikkula, J. and Olson, M. E. The Open Dialogue Approach to Acute Psychosis: its Poetics and Micropolitics. *Family Process*. 42: 403-418. 2003.〔斎藤環訳「精神病急性期へのオープンダイアローグによるアプローチ：その詩学とミクロポリティックス」斎藤環著・訳『オープンダイアローグとは何か』医学書院、2015 年〕

Seikkula, J. and Trimble, D. Healing Elements of Therapeutic Conversation: Dialogue as an Embodiment of Love. *Family Process*. 44: 461-475. 2005.〔斎藤環訳「治療的な会話においては、何が癒す要素となるのだろうか：愛を体現するものとしての対話」斎藤環著・訳『オープンダイアローグとは何か』医学書院、2015 年〕

Stern, D. N. *The Present Moment in Psychotherapy and Everyday Life*. New York: W. W. Norton. 2004.〔ダニエル・N・スターン著、奥寺崇監訳『プレゼントモーメント・精神療法と日常生活における現在の瞬間』岩崎学術出版社、2007 年〕

Tiedens, L. Z. Anger and Advancement Versus Sadness and Subjugation: The Effect of Negative Emotion Expressions on Social Status Conferral. *Journal of Personality and Social Psychology*. 80: 86-94. 2001.

Teilhard de Chardin, P. *Phenomenon of Man*. New York: Harper Collins. 1959.〔ピエール・テイヤール・ド・シャルダン著、美田稔訳『現象としての人間』みすず書房、1964 年、美田稔訳『現象としての人間 [新版]』みすず書房、2011 年〕

Trevarthen, C. Action and Emotion in Development of the Human Self, Its Sociability and Cultural Intelligence: Why Infants Have Feelings Like Ours. In: J. Nadel and D. Muir (Eds.). *Emotional Development*. Oxford: Oxford University Press. pp. 61-91. 2005.

Wunderink, L., Nieboer, R. M., Wiersma, D., Sytema, S., and Nienhuis, F. J. Recovery in Remitted First-episode Psychosis at 7 Years of Follow-up of an Early Dose Reduction/discontinuation or Maintenance Treatment Strategy: Long-term Follow-up of a 2-year Randomized Clinical Trial. *JAMA Psychiatry*. 70: 913-920. 2013.

訳者あとがき

　本書は、Daniel Fisher, *Heartbeats of Hope: The Empowerment Way to Recover Your Life*, National Empowerment Center, 2016 の全訳である。本書の意義を述べるにあたって、本文中にも登場し、ダニエル・フィッシャーさんと長らく運動をともにしてきた故ジュディ・チェンバレンさんの著書、*On Our Own*（邦題『精神病者自らの手で』解放出版社）の内容に少し触れておきたい。同書においては、精神医療サバイバーたちが自らの手で運営する組織の意義が強調されているが、同時に、そういった組織の活動が精神医療システムに取り込まれてしまう危険性についても指摘されている。チェンバレンさんは、そのような状況に対抗するには、当事者の手による活動において意識覚醒（consciousness raising）の過程が充分に展開される必要があることを述べている。そして、フィッシャーさんが著した本書においては、チェンバレンさんが示した意識覚醒の過程が、リカバリーの過程としてさらに深く探究されているということができるだろう。

　近年、わが国の精神保健福祉領域において、精神疾患の体験をもつ人たちが事業所などに雇用され、「ピアサポーター」として支援をおこなうようになってきた。しかし、「ピアサポーター」が、ピアサポートに必要なことを身につけることのできるコミュニティが不在のまま、雇用が進められている現状がある。根を下ろす先をもつことができない「ピアサポーター」が作られているということである。本来、ピアサポートは、人と人とが対等な関係において、正直に自らの体験を語り、ていねいに仲間の語りに耳を傾ける行為、そして、そういった行為を通して生まれる情動的なつながりを通して、展開されるものである（本書の第11章の冒頭に出てくる夢の場面は、このような過程が展開される場を端的に描いている）。そのような場は、医学モデル的な（本書でいうところのモノローグ的な）

価値観や感覚から解放される場であり、意識覚醒の場でもある。ピアサポーターとして支援をおこなうのであれば、そのような場で得ることのできる知恵や体験が不可欠である。現在、「ピアサポーター」の「養成研修」が各地で、あるいは全国規模で実施されているが、ピアサポートをおこなう人にとってまず必要なのは、そのような研修ではなく、意識覚醒の場をもつコミュニティに継続的に参加し、アンラーン (unlearn：学び捨てる) し続けることであろう。本書において示されているように、医学モデルやモノローグに対して従順であることはリカバリーを妨げる。人びとがともにそれらから解放される過程が、ピアサポートの核となる過程なのではないのだろうか。こういった文脈をふまえると、本書で描かれているリカバリーの過程がもつ意義は大きい。それは、本来「ピアサポーター」にどのようなコミュニティが必要なのかを教えてくれ、そして、そのようなコミュニティを無視して「ピアサポーター」が作り出されている現状を認識することを可能にしてくれる。

　また、本文中で述べられているように、そのようなコミュニティは、なにも「精神疾患」のラベルを貼られた人たちにとってのみ意味をもつものではけっしてない。すべての人たちにとって意味をもつものである。にもかかわらず、自分には関係ないと感じている人たちがあまりにも多すぎるように思う。とりわけ、専門職者とされている人たちはそういった場を、患者・クライエントを援助するのに必要な社会資源としてとらえることはあっても、自分自身のリカバリーのための場であると感じることはほとんどないのではないかと思う。アディクションの人たちに関わっている専門職者の間で次のようなことが言われている。「本人、家族、関係者の順に回復は遅い」 専門職者は「関係者」に含まれる。とりわけ、強制医療の場で働く人たちが精神医療システムをよい方向に変えようとするのであれば、自らのリカバリー、すなわち解放が必要とされるのではないだろうか。本書が、専門職者とされる人に読まれる場合、ご自身のリカバリーのために読まれることがあれば、とてもうれしい。

　本書で用いた訳語について少しだけ触れておきたい。原著では authentic という語がしばしば用いられているが (authentic Voice など)、なかなか適切な訳語が見つからない語の一つである。フィッシャーさんはこれまでに二度来日しているが (2005 年と 2015 年)、二度目の来日の際には eCPR のトレーニングを開催

することになった。そして、トレーニングのためのワークブックの翻訳を私がおこなうことになったが、そこでも authentic という語がしばしば登場した。そのとき、私の頭によみがえったのは、ある人から聞いた以下のような話だった。ある大学のソーシャルワークに関する授業で、教員と学生が authenticity の訳語を見つけ出す作業をおこなった。1コマかけて話し合いがおこなわれ、その授業の終わりにその人たちが合意した訳語は「根っこ感覚」だった。そこで、私は、authentic の訳語として「心に根差した」という語を用いることにした。すると、その語が、eCPR という文脈に非常によく馴染むということがわかった。そして、本書でも「心に根差した」という訳語を用いることにした。

　翻訳の作業を進めるなかで、著者のフィッシャーさんにはほんとうにお世話になった。私の度重なる些細な質問すべてに辛抱強く答えていただき、著者の考えに対する理解を深めることができた。心より感謝したい。1998年に、フィッシャーさんの自宅で、チェンバレンさんに紹介され、初めてお目にかかってから20年以上が過ぎた。二度の来日を含む、その間、フィッシャーさんとのつながりを通して、大切なことを学び、心に響く深い体験をすることができた。そういった学びや体験をふりかえりながら翻訳という作業を進めることができ、とても幸せだった。

　また、完成前の原稿を読み、コメントや指摘をいただいた、大阪府立大学の大学院生および修了生のみなさん、心に響く、励みとなる感想をいただいた、江間美才子さん、月崎時央さんに感謝の気持ちを伝えたい。

　作業の進捗を見守り、応援してくださった三田優子さんにも感謝したい。

　出版という仕事を通して、原著に込められた貴重なメッセージと著者の「声」が日本の人たちに届くのを可能にしていただいた、明石書店の安田伸さん、上田哲平さんには、心よりお礼を申し上げたい。お世話になりました。

　そして、最後になったが、作業の始まりから終わりまで、短くない期間、見守り続けてくれた松田十代子さんには心より感謝している。ありがとう。

　　2019年7月

松田　博幸

訳　注

1) 本書では、recover という動詞を訳す際に「リカバーする」という語をあてた。日本語の文法に則れば、「リカバリーする」のほうが正しいのかもしれないが、動詞のもつ動的なニュアンスが損なわれると感じたためそのようにした。なお、recover 以外の動詞についても同様の翻訳をしている場合がある。
2) 本書では mind の訳語として意識／精神という語をあてた。
3) たとえば、脳内の神経伝達物質のバランスが崩れている状態。
4) 昔ながらの精神医療に対抗するもの。
5) ワイルダーの戯曲『わが町』の第3幕では、若くして亡くなったエミリーが、同じ町の亡くなった人たちがいる墓場から自らの12歳の誕生日に戻って自らの人生を眺める。
6) 本書では、spirit という語と soul という語が出てくるが、前者をたましい、後者を魂と訳し分けた。
7) TED は、世界についての深い理解を探究している人たちを、あらゆる学問や文化から受け入れる世界的なコミュニティであり、新しい考えを提案する短いトークを後援している。（原著における注より）
8) 実際には大阪でのことだった。著者の記憶違いであると思われる。
9) 激しい咳などを伴う病気。
10) 南部の黒人奴隷が北部の州やカナダに逃げるのを秘密裏に支援していた組織。
11) 小学校に入学する前の予備的な学習をする教育機関。kindergarten。
12) 魚のすり身のコロッケ。
13) 炭酸飲料の一種。アルコールは含まれない。
14) イギリスの自動車メーカー、ボクスホール（Vauxhall）の自動車。
15) イギリスで販売されるようになった整髪料。
16) もともとの意味は、口論。bicker。
17) 1953年から1963年までアメリカで放映されたホームコメディ。日本でも放映された（『ビーバーちゃん』）。男性は仕事、女性は家事と育児という性別分業の浸透した家庭を表すのに引き合いに出されることがある。
18) アメリカの化学会社。
19) 短く細長い板を一定間隔で縦に並べ、長い横木で固定したフェンス。
20) サボテン科のウバタマから得られる幻覚作用のある物質。
21) 『大鴉』のなかで、部屋のなかに飛び込んできたオオガラスが発し続ける唯一の言葉。nevermore。
22) 邦題は『うづしほ』『メールストロムの旋渦』などさまざまなものがある。
23) 精神科病院の名前。
24) フリー・クリニックは無料あるいは定額の診療所。
25) 1950年代にアメリカで起こった、保守的な社会体制に抵抗し、人間性の解放を求める、ビート運動に参加していた人たち、あるいは、その世代の人たち。ビート・ジェネレーション、ビー

訳　注

ト族とも呼ばれる。
26) 好奇心から他の人がしていることに鼻（nose）を突っ込む人のこと。
27) その集団療法を進める臨床心理士のシェルドン・コップのこと。
28) ジェリー・ジェフ・ウォーカーが作った曲。留置場でボージャングルズと名乗る老芸人と出会ったことから作られたとされる。
29) 数学の証明問題の解答などの結びに用いられる語。
30) 原語は consumer/survivor movement である。コンシューマー（consumer）は消費者、サバイバー（survivor）は生きのびてきた人であるが、本書では、コンシューマー／サバイバーを当事者と訳した。ただし、consumer/survivor/ex-patient movement はコンシューマー／サバイバー／元患者運動と訳した。
31) ケイトリンの愛称。
32) 鎮痛剤の1つ。
33) 会員のなかで親の立場にある人たちの力が強いため、日本では、NAMIは家族会としてとらえられ、団体名の訳語に家族という語が入れられることが多い。しかしながら、本書では原語に沿ってこのような訳語を用いた。
34) アフリカなどで見られる巨大なアリ塚のことだと思われる。
35) 簡素な生活をよしとする人たち。
36) 著者に確認したうえで補足した。
37) ゼウスに授乳したヤギの角。豊かさの象徴。
38) たとえば、people with disabilities など。(disabled people といった言葉は人を後に置く言葉である。)
39) 生まれてすぐの赤ちゃんが、くー、あー、などの声を発する（coo）こと。
40) 手紙の最後などに書く言葉。o はハグ、x はキスを表す。ooxxoo は、ハグ、ハグ、キス、キス、ハグ、ハグ。ここでは情動的なことを表す言葉として使われている。
41) 数学の x 軸、y 軸を表す。ここでは論理的なことを表す言葉として使われている。
42) クライシスにある人が短期間滞在して入院を回避できる、当事者運営による場。
43) 貧困世帯が多い地域に住み込み、地域の人びととともに文化的活動をおこなったり、社会を変革する運動をおこなう拠点。19世紀にイギリスで作られるようになり、その後アメリカにも広まった。
44) ことわざの1つ。

【著者紹介】

ダニエル・フィッシャー（Daniel Fisher）

生化学の博士号を取得後、国立精神保健研究所（National Institute of Mental Health）において神経化学の研究をおこなう。統合失調症の診断を受けたあと、愛情に満ちた結びつきやピアサポートを通してコミュニティでの生活をリカバーする。精神保健システムを人間的なものにするために諸活動を展開。医師免許を取得し、40年間にわたって精神科医として地域で活動する。また、ナショナル・エンパワメント・センター（National Empowerment Center）を設立。精神保健に関する新自由委員会（New Freedom Commission on Mental Health）のメンバーを務め、全国精神保健リカバリー連合（National Coalition for Mental Health Recovery）の設立にも関わる。エモーショナルCPRの開発に携わり、普及に努めている。本書の執筆もそのような諸活動のひとつである。結婚し、2人の娘の父。アメリカ合衆国マサチューセッツ州ケンブリッジ在住。

【訳者紹介】

松田博幸（まつだ　ひろゆき）

大阪府立大学地域保健学域教育福祉学類准教授。大阪府立大学大学院社会福祉学研究科博士後期課程単位取得退学。専門は社会福祉学。著書に『社会福祉実践における主体性を尊重した対等な関わりは可能か：利用者－援助者関係を考える』（共著、ミネルヴァ書房、2015年）、『対論 社会福祉学〈4〉ソーシャルワークの思想』（共著、中央法規出版、2012年）など、訳書にピーター・B.ラービ著『哲学カウンセリング：理論と実践』（共訳、法政大学出版局、2006年）、ジュディ・チェンバレン著『精神病者自らの手で：今までの保健・医療・福祉に代わる試み』（共訳、解放出版社、1996年）などがある。

希望の対話的リカバリー
――心に生きづらさをもつ人たちの蘇生法

2019年9月15日　初版第1刷発行

著　者　　ダニエル・フィッシャー
訳　者　　松　田　博　幸
発行者　　大　江　道　雅
発行所　　株式会社　明石書店
　　　　〒101-0021　東京都千代田区外神田 6-9-5
　　　　　　　　　　電話 03（5818）1171
　　　　　　　　　　FAX 03（5818）1174
　　　　　　　　　　振替 00100-7-24505
　　　　　　　　　　http://www.akashi.co.jp
組版・装丁　明石書店デザイン室
印刷・製本　モリモト印刷株式会社

（定価はカバーに表示してあります）　　　ISBN978-4-7503-4891-9

|JCOPY|〈出版者著作権管理機構　委託出版物〉
本書の無断複製は著作権法上での例外を除き禁じられています。複製される場合は、そのつど事前に、出版者著作権管理機構（電話 03-5244-5088、FAX 03-5244-5089、e-mail: info@jcopy.or.jp）の許諾を得てください。

精神科病院長期入院患者の地域生活移行プロセス
作られた「長期入院」から退院意思協同形成へ

杉原努 著

■A5判／上製／240頁 ◎3200円

精神保健福祉士たちと協同しながら退院への意思を持ち続け、地域生活を実現した過程を詳述。先行研究の整理や精神科医療の現状把握を行いつつ、退院した人たちへの豊富なインタビューの分析を通して、日本の精神科医療と精神保健福祉の今後のあり方を示す。

●内容構成●

第1章 精神科病院長期入院患者に関する問題意識および研究目的
第2章 「希薄な施策の結果」としての長期入院患者
第3章 「観点のある退院支援の必要性」の確認と実践
第4章 M-GTAを使用した研究
第5章 密室の中のディスエンパワメント
第6章 暮らす力を得ていく
第7章 働きかけの強化と構造的変革の必要性

自閉症スペクトラム"ありのまま"の生活
自分らしく楽しく生きるために
小道モコ、高岡健著 ◎1800円

エビデンスに基づく学校メンタルヘルスの実践
自殺・学級崩壊・いじめ・不登校の防止と解消に向けて
長尾圭造編著 三重県医師会学校メンタルヘルス分科会編 ◎2500円

当事者と家族からみた障害者虐待の実態
数量的調査が明かす課題と方策
増田公香著 ◎3500円

QOLと現代社会
「生活の質」を高める条件を学際的に研究する
猪口孝監修 村山伸子、藤井誠二編著 ◎3800円

地図でみる日本の健康・医療・福祉
宮澤仁編著 ◎3700円

メンタルヘルスと仕事：誤解と真実
労働市場は心の病気にどう向き合うべきか
OECD編著 岡部史信、田中香織訳 ◎4600円

図表でみる世界の保健医療
OECDインディケータ(2015年版)
OECD編著 鐘ヶ江葉子訳 ◎6000円

障害学研究
障害を社会・文化の視点からみる障害学の研究誌
障害学会発行 障害学研究編集委員会編集
【年1回刊】

〈価格は本体価格です〉